中医医院护理质量
监测指标的应用与评价

刘淑娟　包　月　张艳秋　主编

山东科学技术出版社
·济南·

图书在版编目（CIP）数据

中医医院护理质量监测指标的应用与评价 / 刘淑娟，包月，张艳秋主编. -- 济南：山东科学技术出版社，2024.10. -- ISBN 978-7-5723-2252-5

Ⅰ．R47

中国国家版本馆 CIP 数据核字第 2024FD7321 号

中医医院护理质量监测指标的应用与评价
ZHONGYI YIYUAN HULI ZHILIANG JIANCE ZHIBIAO DE YINGYONG YU PINGJIA

责任编辑：夏元枢
装帧设计：侯　宇

主管单位： 山东出版传媒股份有限公司
出 版 者： 山东科学技术出版社
　　　　　　地址：济南市市中区舜耕路 517 号
　　　　　　邮编：250003　电话：（0531）82098088
　　　　　　网址：www.lkj.com.cn
　　　　　　电子邮件：sdkj@sdcbcm.com
发 行 者： 山东科学技术出版社
　　　　　　地址：济南市市中区舜耕路 517 号
　　　　　　邮编：250003　电话：（0531）82098067
印 刷 者： 济南普林达印务有限公司
　　　　　　地址：济南市市中区二环西路 12340 号西车间
　　　　　　邮编：250001　电话：（0531）82904672

规格：16 开（170 mm×240 mm）
印张：27.75　字数：410 千
版次：2024 年 10 月第 1 版　印次：2024 年 10 月第 1 次印刷
定价：80.00 元

主　编　刘淑娟　包　月　张艳秋
副主编　（以姓氏笔画为序）
　　　　　许凤秀　张　敏（1987）　徐龙猛　高　瞻　程　丽
编　委　（以姓氏笔画为序）

王　田	王　玥	王　婷	王凤展	王恒梅	牛　娟
尹　琦	孔沙沙	田　华	田红红	付冬雪	毕研艳
朱田田	朱衍娇	刘　甜	刘玉佩	刘晓彤	刘淙淙
刘超男	刘雅楠	刘馨馨	许　静	孙　悦	李　云
李　妍	李迎迎	吴雅晶	邱亚茹	宋　波	张　玲
张　洁	张　敏（1996）	张力凡	张天津	张双方
张成成	张秀春	张滢辰	赵　宸	赵娜娜	侯　坤
栾文雪	高　韦	高　妍	高　鹏	梅　洋	曹怡昕
韩国冬	程琳琳	魏春阳

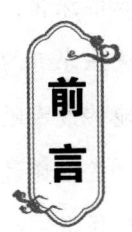

前言

护理质量的提升已成为医疗服务质量改进的重要方向,护理质量监测指标作为关键工具及抓手,敏感、客观、真实地反映了护理质量的水平,通过对结构、过程及结果指标的监测,为护理质量的评价提供科学、客观的依据。因此,构建与实施护理质量监测指标,对于提高中医医院护理质量具有重要意义。

在医疗服务领域,护理质量管理和监测指标的有效使用是保障患者安全和提高医疗服务质量的重要组成部分。护理质量管理作为医疗管理的核心领域之一,其主要目标是通过系统化的方法,持续改进护理服务的质量,从而提升患者的整体健康体验和治疗效果。监测指标则是护理质量管理中一个关键的工具,它们能够反映出护理服务中的关键问题,从而帮助医疗机构识别改进的方向和策略。本文将探讨监测指标与护理质量管理的定义、背景及其关系,旨在为相关领域的研究和实践提供深入的理解和指导。监测指标,通常指的是能够在一定程度上反映护理质量水平的量化指标,这些指标对护理服务质量的变化非常敏感,能够迅速反映出护理过程中存在的潜在问题。这些指标包括但不限于感染率、压力性溃疡发生率、跌倒事件、药物管理错误等。

这些指标的设定基于大量临床数据和研究，能够帮助医疗机构识别护理过程中可能出现的风险点，并采取相应的改进措施。监测指标的背景源于医疗质量管理的不断演进。传统的医疗质量评价多依赖于医疗结果和患者满意度，而在近年来，随着对护理质量认识的深化，监测指标逐渐成为评估护理服务质量的重要工具。这些指标不仅关注患者的最终健康结果，更关注护理过程中的细节，以确保每一个环节都能够最大限度地保障患者的安全和健康。护理质量管理是一个系统化的过程，旨在通过不断改进护理实践、提升护理人员的技能以及优化护理流程，来确保提供高质量的护理服务。护理质量管理的背景包括医疗行业对服务质量的高度重视，以及对患者安全和健康的不断追求。现代护理质量管理强调基于证据的实践，通过科学的数据分析和系统的质量改进方法来实现护理服务的持续改进。护理质量管理的主要目标包括：提高患者安全度，即通过减少医疗差错和不良事件的发生，提升患者的安全保障；提升护理效果，即确保护理干预能够有效达到预期的治疗效果，改善患者的健康状况；优化护理流程，即通过评估和改进护理流程，提高护理服务的效率和效果；提升患者满意度，即通过提供人性化和高质量的护理服务，提高患者的满意度和整体体验。监测指标在护理质量管理中扮演着至关重要的角色，它们不仅是护理质量的"风向标"，还能为护理质量管理提供数据支持和改进方向。具体来说，监测指标与护理质量管理之间的关系体现在以下几个方面：指标驱动的质量改进，即监测指标通过量化护理过程中的关键问题，帮助护理管理者识别和优先处理质量改进领域。例如，压力性溃疡发生率高提示需要优化患者的护理计划和皮肤保护措施。数据支持的决策制订，即护理质量管理依赖于数据驱动的决策过程。监测指标提供了客观的、可量化的数据，支持护理管理者在制订质量改进策略时做出科学和有效的决策。监测与评估，即监测指标可以用来监测护理服务的质量水平，并评估改进措施的效果。通过定期跟踪这些指标，医疗机构可以评估护理质量改进措施的实际效果，并根据评估结果调整策略。增强透明度和问责制，即监测指标的公开和透明化,有助于提升护理服务的问责制。通过对外发布监测指标数据,医疗机构能够增强社会对其护理服务质量的信任,并促进内部员工对质量改进的重视。监测指标与护理质量管理是提升医疗服务质量和保障患者安全的两个关键要素。监测指标通过对护理服务中的关键问题进行量化,帮助医疗机构发现和解决潜在的质量问题。护理质量管理则通过系统化的方法不断改进护理服务的各个方面,以实现高质量的患者护理。两者的结合不仅能够提升护理服务的整体质量,还能够为医疗机构提供科学的改进依据和有效的管理工具。未来,随着医疗服务的不断发展,监测指标与护理质量管理将继续发挥重要作用,让患者得到更加安全和优质的护理服务。

在医疗保健领域,护理质量的提高是提升整体医疗服务水平的重要组成部分。特别是对于中医医院而言,护理质量的管理与改进不仅涉及现代护理理念的应用,还包括中医护理特色的融合。构建和实施护理质量监测指标是提升护理质量的关键手段。护理质量监测指标能够为护理实践提供科学依据,促进质量改进,从而有效提升中医医院的护理服务水平。本书将探讨构建与实施护理质量监测指标对提高中医医院护理质量的意义,分析其在实际应用中的作用,并提出相应的建议。

通过应用科学合理的指标体系,中医医院能够更好地评估和改进护理服务,确保患者的安全,提高护理质量。同时,护理质量监测指标的实施还能够促进护理专业的发展,增强医院管理效能。然而,实施过程中需要面对数据收集、指标选择、人员培训等挑战。通过有效的对策和措施,医院可以克服这些挑战,实现护理服务的持续改进和提升。未来,中医医院应继续关注护理质量监测指标的研究与实践,不断推动护理质量的提升,为患者提供更加安全、优质的护理服务。

中医医院护理质量监测指标不仅涵盖了国家级、省级常见的护理质量监测指标,还结合了中医护理的特点及优势,加入了专科指标,运用整体观念及辨证施护的个体化护理方案以更好地适应中医护理实践的需求。在探讨中医医院护理质量监测指标的构建与实施过程中，我们充分体会到中医护理质量管理是一门需要不断探索和实践的科学，通过构建和实施护理质量指标体系，可以不断提高中医护理服务的质量和效率，为患者提供更加优质、安全、有效的护理服务。对书中疏漏及不足之处，恳请各位读者反馈宝贵意见！

编者

2024 年 5 月

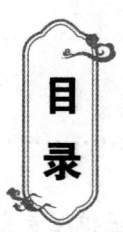

目录

第一章 护理质量监测指标概述 ··················· 1

第一节 护理质量监测指标与质量管理概述 ··················· 1

第二节 护理质量监测指标解释 ··················· 26

第三节 护理质量监测指标监测体系的构建 ··················· 27

第二章 通用护理质量监测指标 ··················· 38

第一节 床护比 ··················· 38

第二节 护患比 ··················· 42

第三节 每住院患者24小时平均护理时数 ··················· 47

第四节 不同级别护士配置占比 ··················· 49

第五节 护士离职率 ··················· 52

第六节 住院患者身体约束率 ··················· 54

第七节 住院患者跌倒发生率 ··················· 57

第八节 住院患者院内压力性损伤发生率 ··················· 61

第九节 置管患者非计划性拔管率 ··················· 66

第十节 导管相关感染发生率 ……………………………… 71

第十一节 呼吸机相关性肺炎发生率 ……………………… 74

第十二节 护理级别占比 …………………………………… 77

第十三节 锐器伤发生率 …………………………………… 79

附　录 ………………………………………………………… 82

第三章 中医护理质量监测指标 …………………………… 92

第一节 中医院校/中医护理专业护士占比 ……………… 92

第二节 非中医院校毕业护士中医知识培训合格率 …… 94

第三节 中医护理技术操作考核合格率 ………………… 95

第四节 中医护理文书书写合格率 ……………………… 97

第五节 中医护理技术临床实施率 ……………………… 98

第六节 中医护理操作烫伤发生率 ……………………… 100

第七节 患者对中医护理技术使用的依从率 …………… 101

第八节 开展中医护理技术项目数 ……………………… 103

第四章 临床护理质量监测指标 …………………………… 105

第一节 神经内科护理质量监测指标 …………………… 105

第二节 心内科护理质量监测指标 ……………………… 107

第三节 内分泌科护理质量监测指标 …………………… 108

第四节 胸外科护理质量监测指标 ……………………… 110

第五节 骨关节科护理质量监测指标 …………………… 112

第六节 手足外科护理质量监测指标 …………………… 115

第七节 口腔颌面外科护理质量监测指标 ……………… 116

第八节 介入诊疗科护理质量监测指标 ………………… 118

第九节 营养专科护理质量监测指标 …………………… 120

第十节 静脉治疗专科护理质量监测指标 ……………… 121

第十一节　呼吸科护理质量监测指标 …………………………… 124

第十二节　消化科护理质量监测指标 …………………………… 127

第十三节　血液科护理质量监测指标 …………………………… 129

第十四节　骨科护理质量监测指标 ……………………………… 132

第十五节　神经外科护理质量监测指标 ………………………… 135

第十六节　产科护理质量监测指标 ……………………………… 138

第十七节　新生儿科护理质量监测指标 ………………………… 144

第十八节　急诊护理质量监测指标 ……………………………… 146

第十九节　手术室护理质量监测指标 …………………………… 151

第二十节　消毒供应室护理质量监测指标 ……………………… 155

第二十一节　血液净化室护理质量监测指标 …………………… 158

第二十二节　康复科护理质量监测指标 ………………………… 163

第二十三节　中医科护理质量监测指标 ………………………… 164

第二十四节　重症医学科护理质量监测指标 …………………… 166

第五章　临床科室专科指标 …………………………………… 172

第一节　静脉血栓栓塞高风险患者踝泵运动落实率 ………… 172

第二节　膝关节镜患者术后静脉血栓栓塞发生率 …………… 175

第三节　粗隆间骨折患者静脉血栓栓塞风险评估准确率 …… 177

第四节　腰椎术后腹胀发生率 ………………………………… 179

第五节　腰椎术后患者恐动症发生率 ………………………… 181

第六节　中医外治法用于关节置换术后减轻肿胀疼痛有效率 … 183

第七节　肛肠疾病患者术后尿潴留发生率 …………………… 186

第八节　造口患者造口周围粪水性皮炎发生率 ……………… 190

第九节　患者肠镜检查知识知晓率 …………………………… 193

第十节　结肠镜检查前肠道清洁合格率 ……………………… 195

第十一节　住院患者肠镜术后腹胀发生率 …………………… 197

第十二节　肠内营养腹泻发生率 ……………………………… 199

第十三节	乳腺癌患者术后患肢功能锻炼的准确率	200
第十四节	肾穿刺患者术后尿潴留发生率	203
第十五节	耳穴压豆缓解眼科手术前焦虑性失眠的有效率	206
第十六节	产后催乳成功率	208
第十七节	先兆流产住院患者焦虑发生率	209
第十八节	辅助生殖患者黄体支持用药后硬结发生率	211
第十九节	经桡动脉冠状动脉介入术后张力水疱发生率	215
第二十节	急性心肌梗死患者便秘发生率	219
第二十一节	慢性心力衰竭患者集束化中医护理康复策略实施率	221
第二十二节	吞咽障碍患者吞咽功能评估准确率	224
第二十三节	洼田饮水试验护士操作不合格率	226
第二十四节	慢性阻塞性肺疾病患者呼吸功能锻炼执行率	228
第二十五节	肢体功能障碍患者桥式运动实施率	231
第二十六节	类风湿关节炎患者关节功能锻炼执行率	234
第二十七节	糖尿病药物规范注射率	238
第二十八节	餐后2小时血糖漏测率	239
第二十九节	化疗患者静脉炎发生率	242
第三十节	使用血管活性药物静脉炎发生率	244
第三十一节	皮下注射低分子肝素皮下瘀斑发生率	248
第三十二节	穴位注射后皮下血肿发生率	250
第三十三节	静脉留置针使用规范率	255
第三十四节	留置针静脉炎发生率	257
第三十五节	压力性损伤高危患者风险评估合格率	261
第三十六节	间歇性清洁导尿患者健康教育知识掌握率	264
第三十七节	输血规范执行率	266
第三十八节	患者转科交接单书写合格率	269
第三十九节	ICU患者谵妄发生率	271

第四十节　透析间期体重增长<5%的维持性血液透析
　　　　　　患者达标率 ·· 274
　　第四十一节　手术病理标本送检合格率 ····················· 277
　　第四十二节　待灭菌包器械清洗合格率 ····················· 279
　　第四十三节　麻醉恢复室患者低体温发生率 ·············· 281

第六章　护理质量评价标准 ·· 284
　　第一节　医院护理通用评价标准 ······························· 284
　　第二节　门诊系统护理质量评价标准 ························ 302
　　第三节　急诊重症系统护理质量评价标准 ················· 307
　　第四节　病房系统护理质量评价标准 ························ 331
　　第五节　特殊护理单元护理质量评价标准 ················· 345
　　第六节　专科小组护理质量评价标准 ························ 404

第一章 护理质量监测指标概述

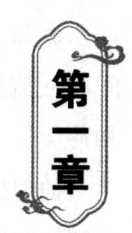

第一节 护理质量监测指标与质量管理概述

一、基于"三维质量结构理论"的护理质量监测指标概述

(一)结构维度

结构维度主要关注医疗机构的基本设施、人员组成、管理制度等静态要素,这些要素是保障护理质量的基础。在护理质量监测指标中,结构维度的指标通常包括以下几个方面。

人员配备:如护理人员的数量、专业水平、学位等级和资质情况等。一个医疗机构如果缺乏合格的护理人员,必然会影响到护理质量。

护理设施:包括护理床位的数量、设备的完善程度、清洁卫生情况等。良好的护理设施是保障护理质量的前提。

管理制度:包括护理流程、护理记录、护理质量监控等。完善的管理制度可以提供良好的护理保障,确保护理工作的有序进行。

(二)过程维度

过程维度则聚焦于护理过程中的具体操作过程、交流协作、护理技术等动态要素。这些要素直接关系到护理服务的实施效果和患者的体验。在护理质量监测指标中,过程维度的指标通常包括以下几个方面。

护理操作过程:如接诊、评估、制订护理计划、护理执行等。这些环节的规范与否、过程的顺畅与否都对护理质量有着直接的影响。

护理交流协作：包括护理人员之间的交流协作、护理人员与患者之间的交流协作等。良好的交流协作可以提高护理的效率和质量，减少误解和冲突。

护理技术：如护理人员的专业水平、技术操作的规范与否等。高水平的护理技术是提高护理质量的重要保障。

（三）结果维度

结果维度主要评估护理工作所产生的效果和影响，包括患者的治疗效果、护理后的身体状况改善情况、患者满意度以及护理安全等方面。这些指标直接反映了护理工作的成效和护理质量的水平。在护理质量监测指标中，结果维度的指标通常包括以下几个方面。

护理效果：如患者的治疗效果、护理后的身体状况、改善情况等。这些方面直接反映了护理工作的实际效果。

患者满意度：包括对护理服务的满意程度、护理人员的态度和技术水平等。患者满意度是评价护理质量的重要指标之一。

护理安全：如护理操作的安全性、医疗事故的发生情况等。护理安全直接关系到患者的生命和健康，是评估护理质量不可或缺的一方面。

综上所述，基于"三维质量结构理论"的护理质量监测指标涵盖了结构、过程和结果三个维度，为全面评估和提升护理质量提供了有力的支持。在实际应用中，医疗机构可以根据自身情况选择合适的指标进行监测和评估，以推动护理质量的持续改进。

监测指标在质量管理中扮演着关键角色。通过关注这些指标，管理者可以有针对性地进行整体管理。护理质量监测指标反映了护理工作的特点，这些指标符合质量管理的原则，并与患者健康结果密切相关。这些指标是可测量且直观的。虽然管理者可以直接感受到指标带来的便利，但也应注意，指标背后隐藏着更深层的含义。指标管理不仅仅依赖于对数字本身的判断，还要通过这些数字，把握背后的事实和逻辑。这标志着从基础管理到高级管理的进步。

二、护理质量监测指标的发展

（一）初期发展阶段

护理质量监测指标的概念最早可以追溯到 20 世纪初，当时主要关注的是护理服务的基本标准，如护士的数量和患者的满意度。在这个阶段，护理质量监测指标相对简单，主要依靠护理人员的直观观察和记录。

（二）标准化阶段

20 世纪 70 年代到 80 年代，随着医学和护理学科的不断发展，护理质量监测指标开始逐渐标准化。各地区开始制订统一的护理质量标准，以确保护理服务的一致性和可靠性。这一阶段的标志性事件是国际护士会和美国护士学会等机构开始提出系统化的护理质量评价框架，推动了护理质量监测指标的标准化进程。

（三）现代化阶段

进入 21 世纪后，护理质量监测指标的发展进入了现代化阶段。随着信息技术和数据分析技术的进步，护理质量监测指标逐渐从传统的手工记录转向电子化、数据化方法。护理质量监测指标的内容也越来越丰富，不仅包括护理服务的基本要素，还涵盖了患者安全、护理效果、护理过程等多个方面。

三、护理质量监测指标的现状

（一）指标体系的多样化

目前，护理质量监测指标体系已经涵盖了多个方面，包括患者满意度、护理过程指标、护理结果指标等。具体指标包括但不限于：①患者满意度，即患者对护理服务的总体满意度，通常通过问卷调查等方式获得；②护理过程指标，如护理干预的及时性、护理措施的实施情况等；③护理结果指标，患者健康状况的改善程度、护理相关并发症的发生率等。

（二）数据采集和分析技术的应用

现代护理质量监测指标的采集和分析越来越依赖于信息技术。电子健康记录、护理信息系统（nursing information system，NIS）等技术的应用，使得数据采集更加便捷，数据分析更加准确。这些技术不仅提高了护理质量监测指标的准确性，还促进了护理服务的实时监控和改进。

（三）质量改进的反馈机制

护理质量监测指标不仅用于评价护理服务的现状，还用于推动护理服务的改进。通过对护理质量监测指标的分析，可以发现护理服务中的问题和不足，从而制订相应的改进措施。例如，医院可以根据患者满意度调查结果，改进护理服务流程和人员培训，以提高整体护理质量。

四、护理质量监测指标面临的挑战

（一）数据的准确性和完整性

尽管信息技术的发展使数据采集更加便捷，但数据的准确性和完整性仍然是护理质量监测指标面临的挑战之一。不完整或不准确的数据可能导致护理质量监测指标的结果失真，从而影响护理服务的改进。

（二）指标的选择和权重

护理质量监测指标的选择和权重分配也是一个复杂的问题。不同的医疗机构可能对护理质量监测指标的关注点不同，这可能导致指标的选择和权重存在差异。此外，一些指标可能难以量化，例如患者的主观体验，这对指标的科学性和公正性提出了挑战。

（三）护理人员的培训和参与

护理质量监测指标的实施需要护理人员的积极参与和支持。然而，一些护理人员可能对质量指标的意义和应用不够了解，这可能影响指标的有效实施。因此，对护理人员进行相关培训和宣传是提高护理质量监测指标有效性的关键。

五、未来的发展趋势

（一）个性化护理质量监测指标

随着精准医疗的发展，未来的护理质量监测指标将更加个性化。根据患者的具体情况和需求，制订个性化的护理质量监测指标，以提高护理服务的针对性和有效性。例如，针对慢性病患者的长期护理需求，可以制订特定的护理质量监测指标，以更好地满足患者的个性化需求。

（二）综合质量评价体系

未来的护理质量监测指标将更加注重综合评价。除了传统的护理过程和结果指标外，还将综合考虑患者的心理、社会等方面的因素。例如，通过综合评估患者的心理健康状况、生活质量等因素，全面评价护理服务的效果。

（三）人工智能和大数据的应用

人工智能和大数据技术的发展将对护理质量监测指标的分析和应用产生深远影响。通过人工智能算法对大量护理数据进行分析，可以更准确地识别护理服务中的问题和趋势，提供更加科学和合理的改进建议。此外，大数据技术的应用将使护理质量监测指标的监测和分析更加实时和动态。

六、护理质量监测指标的意义

（一）提升患者安全

1. 预防和减少护理相关不良事件

护理质量监测指标在提升患者安全方面扮演着至关重要的角色。通过系统化的指标监测，医疗机构能够识别护理过程中潜在的风险点，并采取相应措施加以改进。这种监测不仅能够揭示护理中的问题，还能促使护理团队主动进行改进，显著降低不良事件的发生率。例如，通过监测并发症的发生率，如感染、褥疮等，医院可以及时发现问题所在。这种监测包括对手术部位感染、静脉导管相关感染、褥疮的发生率进行跟踪和分析，从而揭示护理过程中的薄弱环节。

通过对这些指标的持续追踪，医疗机构可以在问题发生之前采取预防措施。例如，发现褥疮发生率增加时，护理团队会立即检查患者的体位变换频率和皮肤护理措施，进而调整护理计划。若监测到感染率上升，医院可能会重新审视消毒流程和无菌操作规范。通过这种方式，护理质量监测指标可以帮助医疗机构在早期阶段识别问题并进行干预，减少了由护理不当引发的医疗纠纷和患者投诉。

此外，护理质量监测指标的监测还能够帮助医疗机构建立起科学的护理标准和流程。通过对不同医院和科室的数据进行比较分析，机构可以发现护理中普遍存在的问题，并通过制订和实施最佳实践指南来解决。这种数据驱动的决策过程不仅能够提升护理质量，还能确保患者在接受护理时的安全性，降低由于护理失误导致的健康风险。

2.增强患者对护理服务的信任

护理质量监测指标的监测对增强患者对护理服务的信任也具有深远的影响。高质量的护理服务能够显著提升患者的安全感和信任感。通过系统化的护理质量指标监测，医疗机构能够提供透明的护理质量信息，使患者对护理服务有更清晰的了解。这种透明度不仅增加了患者对医疗机构的信任，还能够提升患者的整体满意度。

在医疗服务中，患者往往希望获得高质量、可靠的护理服务。通过公开护理质量监测指标，医疗机构能够向患者展示其对护理质量的重视程度和改进措施。这种透明性使患者能够了解到医疗机构在护理过程中所采取的具体措施和效果，从而对医院的服务有更高的信心。例如，医院可以定期公布有关患者感染率、褥疮发生率等指标，并展示其改进措施和结果。这种公开的信息让患者了解到，医院不仅关注他们的安全，还在不断努力提升护理质量。

改善患者的整体体验对增强患者对护理服务的信任也至关重要。患者感受到医院对护理质量的重视，会更加愿意配合护理计划，从而使护理效果得到提高。此外，患者的信任感增加还可能会使他们在康复期间更加积极配合治疗和护理，进一步促进治疗效果和患者恢复。这种良性循环不仅提升了患者的整体满意度，还增强了医院的声誉和患者的忠诚度。

（二）改善护理效果

1.评估护理干预的有效性

（1）监测护理干预效果的准确性

护理质量监测指标的监测能够准确评估护理干预的效果，这是其最基本且最重要的功能之一。通过对患者健康状况的系统监测和数据分析，医疗机构能够获得护理干预是否达到预期效果的客观证据。例如，某些质量指标如患者的痛苦评分、康复进展速度和并发症发生率等，可以帮助医疗团队评估不同护理措施的有效性。通过对这些指标的持续跟踪和分析,医疗机构能够识别哪些护理干预措施有效,哪些需要调整,从而优化护理方案。

(2)数据驱动的决策支持

护理质量监测指标的收集和分析为医疗决策提供了数据支持,帮助医疗机构制订更加科学的护理策略。例如,通过对大量患者数据的统计分析,医疗团队可以发现特定护理干预措施在某些情况下效果显著,而在其他情况下效果有限。这样的数据驱动的评估方法不仅有助于改进现有的护理措施,还能指导未来的护理干预策略,确保每项措施都能发挥其最优效果,提升患者的总体治疗效果和满意度。

(3)促使护理质量持续改进

护理质量指标的定期监测和分析能够揭示护理过程中的不足之处,为护理质量的持续改进提供依据。医疗机构可以通过对指标数据的分析发现问题的根源,例如发现某一护理环节中存在的漏洞或不一致之处。基于这些发现,医疗机构可以制订针对性的改进措施,不断优化护理流程,提升护理质量。长期以来,这种持续改进的机制有助于建立一个高效、科学的护理质量管理体系,推动医疗服务的全面提升。

2. 指导个性化护理方案的制订

(1)满足不同患者的个性化需求

每位患者的护理需求和健康状况都有所不同,这就需要个性化的护理方案来满足他们的具体需求。护理质量监测指标提供的数据可以帮助医疗机构深入了解不同患者群体的特点,分析他们的护理需求,从而制订更加个性化的护理方案。例如,对于慢性病患者,可能需要长期的健康监测和持续的支持,而对于急性疾病患者,则可能需要更为密集和针对性的护理。通过分析这些数据,医疗机构可以为每位患者提供最适合其健康状况和需求的护理服务,提升护理效果。

(2)提高护理服务的精准性

通过护理质量监测指标的监测,医疗机构能够对患者的具体健康状况进行深入了解,并根据这些信息制订更加精准的护理方案。例如,通过对患者的历史健康数据、病种特征以及护理效果的分析，可以制订出针对性的护理措施，从而提高护理服务的精准性。这种个性化的护理方案不仅能够更好地满足患者的需求，还能有效地提高治疗效果和患者的整体满意度。

（3）优化资源配置

个性化护理方案的制订还能够帮助医疗机构更合理地配置资源。通过对不同患者群体护理需求的分析，医疗机构可以更有效地分配护理人员和医疗资源，确保每位患者都能获得充分的关注和护理。例如，医疗机构可以将更多的资源投入到急需护理的患者身上，同时为那些病情稳定的患者提供适度的护理服务。这样不仅能够提高护理服务的效率，还能确保资源的有效利用。

3. 促进跨学科团队合作

（1）提高护理团队的协作能力

护理质量监测指标监测的数据分析不仅有助于制订个性化护理方案，还能够促进跨学科团队的合作。通过共享和分析护理质量监测指标数据，护理团队、医生、药剂师以及其他医疗专业人员可以更好地协作，共同制订和实施护理计划。这样的跨学科合作不仅能够提高护理服务的整体质量，还能为患者提供更全面的治疗方案。

（2）促进专业发展和培训

护理质量监测指标的监测还可以为护理人员的专业发展和培训提供依据。通过分析质量指标数据，医疗机构可以识别护理人员在实际工作中存在的技能和知识上的不足，从而有针对性地开展培训。这不仅能够提高护理人员的专业水平，还能进一步改善护理服务的质量，促进患者的健康和满意度。

（三）支持管理决策

护理质量监测指标不仅仅是评估护理服务效果的工具，更是推动医疗机构科学决策、优化资源配置和提升护理质量的重要手段。通过深入分析护理质量数据，管理者可以获得宝贵的见解，从而制订更加有效的策略和改进措施。以下详细阐述了护理质量监测指标在支持管理决策方面的两个主要意义：提供科学的决策依据和优化资源配置。

1. 提供科学的决策依据

护理质量监测指标监测的首要意义在于为管理层提供科学的决策依据。护理质量监测指标涵盖了护理服务的各个方面，包括患者满意度、护理事件发生率、护理人员工作负荷等。通过系统化的数据收集和分析，管理者可以获得关于护理服务质量的全面视图。这些数据不仅能揭示护理服务的现状，还能反映出潜在的问题和改进空间。

科学的决策依据主要体现在以下几个方面。①数据驱动的改进：传统上，护理服务的改进往往依赖于经验和主观判断，但这种方法可能导致决策的片面性和偏差。护理质量监测指标的监测通过提供客观的数据支持，使管理者能够基于实证分析制订改进措施。比如，通过对患者护理满意度的调查，管理者可以明确服务中最受关注的方面，从而有针对性地进行改进。②识别优势和不足：通过对护理质量监测指标的监测和分析，管理者可以识别出护理服务中的优势和不足。例如，某些医院可能在控制感染方面表现优秀，而另一些则在患者沟通上有所欠缺。通过这样的分析，医院可以对症下药，强化优势领域，同时改善不足之处。③监控和评估效果：实施改进措施后，护理质量监测指标可以作为监控和评估效果的工具。管理者可以通过持续跟踪这些指标，评估改进措施的实际效果，并根据实时数据进行调整和优化。这种动态调整的能力有助于确保护理服务始终保持在最佳状态。④支持战略规划：护理质量监测指标监测不仅有助于短期改进，还能支持长期战略规划。通过分析历史数据和趋势，管理者可以预测未来可能面临的挑战，并制订相应的战略规划。这种前瞻性规划有助于医院在面对不断变化的医疗环境时保持竞争力。

总之，护理质量监测指标的监测为管理层提供了数据驱动的决策依据，使得管理决策更加科学和准确，有助于推动护理服务的持续改进和提升。

2. 优化资源配置

优化资源配置是提升护理服务质量的关键因素之一。医疗资源的合理配置涉及人力资源、设备资源和时间资源等多个方面。护理质量监测指标的监测能够揭示资源使用中的问题，从而帮助医疗机构进行有效的资源优化。

具体来说，护理质量监测指标监测对资源配置的优化作用体现在以下几个方面。①揭示资源使用问题：护理质量监测指标监测可以揭示资源配置中的各种问题。例如，数据可能显示某些科室存在护理人员不足的问题，导致护理服务质量下降，或者发现某些设备的使用效率低，未能充分发挥其作用。通过这些数据，管理者可以针对具体问题进行调整，以提高资源使用的效益。②优化人力资源配置：护理人员是医疗服务中的重要资源。通过分析护理质量数据，管理者可以识别出人力资源配置的不均衡现象。例如，某些部门可能因为工作负荷过大而导致护理质量下降，而其他部门则可能存在人员冗余。根据这些分析结果，管理者可以重新调整人员配置，确保每个部门都有适当的人力资源，以提升整体护理质量。③资源配置的动态调整：医疗环境和护理需求是不断变化的，因此资源配置也需要动态调整。护理质量监测指标提供了实时的数据支持，使管理者能够及时了解资源使用情况，并根据实际需要进行调整。这种灵活的资源配置方式有助于应对医疗服务中的变化，提高服务的适应性和有效性。④成本控制：资源的优化配置还涉及成本控制。通过分析护理质量监测指标，管理者可以识别出资源使用中的浪费现象，从而制订更为经济的资源配置方案。有效的成本控制不仅有助于提升护理服务质量，还能降低医院的运营成本，实现经济效益和社会效益的双赢。

（四）促进护理服务持续改进

护理质量监测指标监测在现代医疗体系中扮演着至关重要的角色，其核心目标不仅在于评估当前护理服务的质量，还在于推动护理服务的持续改进。以下内容将详细探讨护理质量监测指标监测的两个主要意义：形成改进反馈机制和促进护理人员的专业发展。

1. 形成改进反馈机制

护理质量监测指标监测的一个重要作用是形成有效的改进反馈机制。通过对护理质量监测指标的定期监测和分析，医疗机构能够系统地评估护理服务的现状，发现潜在的问题，并制订和实施改进措施。这一过程涉及以下几个关键方面。

（1）问题识别与数据驱动决策

护理质量监测指标监测提供了一个客观的数据来源，通过对这些数据的深入分析，医疗机构能够识别出护理服务中的不足之处。例如患者满意度、护理并发症发生率、护理过程中的错误率等，都能揭示护理服务中的潜在问题。通过系统分析，医疗机构可以迅速发现哪些方面存在问题，比如某种护理操作的成功率低、某些患者群体的满意度不足等。这种数据驱动的决策方法，使问题的识别更加准确，改进措施的制订更加科学。

（2）制订针对性改进措施

一旦问题被识别出来，医疗机构可以依据监测结果制订针对性的改进措施。例如，如果数据表明某种类型的并发症发生率较高，医院可以进一步分析其原因，并采取相应的改进措施，如修订护理操作规程、增加相关培训或引入新的护理技术。通过这种方式，护理服务能够针对实际问题进行优化，避免了盲目改进带来的资源浪费。

（3）实施与评估改进效果

改进措施实施后，持续监测和评估改进效果是关键步骤。护理质量监测指标监测不仅仅是一个单次的活动，而是一个持续的过程。通过定期监测，医疗机构可以评估改进措施的实际效果，确保改进措施真正解决了监测反应的问题。例如，如果引入了新的护理技术，后续的数据可以帮助评估这种技术的实际效果是否符合预期，从而进行进一步的调整或优化。这样，改进措施可以不断被调整和优化，形成一个闭环的反馈机制。

2. 促进护理人员的专业发展

护理质量监测指标监测不仅对机构层面的改进具有意义，对护理人员的专业发展也具有重要作用。通过对护理过程指标的详细分析，能够识别出护理人员在某些技能或知识方面的不足，从而为其提供针对性的培训和发展机会。这一过程包括以下几个方面。

（1）识别培训需求

护理质量监测指标监测的结果能够揭示护理人员在实际工作中的表现。例如，数据显示某些护理操作的错误率较高，或者某些护理任务的完成质量较差。这些结果可以帮助管理者识别出需要进一步培训的领域。通过分析这些数据，医院能够确定哪些护理人员需要提高特定的技能，进而制订具体的培训计划。

（2）提供有针对性的培训

一旦培训需求被识别出来，医疗机构可以制订有针对性的培训方案。例如，如果监测结果表明某些护理人员在急救操作方面存在不足，可以安排相关的急救培训课程。通过这种以数据为基础的培训方法，能够确保培训内容紧贴实际需求，提高培训的针对性和有效性。这样的培训不仅提升了护理人员的专业技能，也增强了他们在工作中的自信心和工作满意度。

（3）促进职业发展

通过持续的专业发展和培训，护理人员能够不断提升自己的技能水平和职业素养。这不仅对护理人员个人的发展具有积极意义，也有助于提升整个护理团队的综合素质。护理人员在获得技能提升的同时，还能够获得更多的职业发展机会，如晋升或参与高级护理项目。这样，不仅提升了护理人员的职业发展空间，也为医疗机构培养了更为优秀的护理团队。

（4）提高整体护理服务质量

护理人员的专业发展和技能提升直接影响护理服务的质量。通过持续的培训和改进，护理人员能够更好地满足患者的需求，提高患者的护理体验。这种提升不仅体现在具体的护理操作上，还体现在整体服务质量的提高上。护理服务质量的提升，最终将有助于提高患者的满意度和治疗效果，形成一个良性循环。

七、建立指标对管理的意义

建立指标的管理通常包括四个阶段：①制订目标和计划；②按照计划实施；③评估实施过程；④根据评估结果调整行动，确保目标达成。由此可见，目标为管理者提供了方向，但实施前还需要具体的操作步骤，而"指标"就是这些步骤的关键。在围绕目标建立指标的过程中，管理者将目标具体化，并明确核心行动步骤。同时，指标也成为评估行动有效性的标准。换句话说，管理者通过指标的表现可以直观判断行动是否偏离了目标。

（一）实现组织目标通常是管理者的首要任务

管理领域强调目标管理，认为目标管理能够让组织成员团结一致，共同推动组织发展。目标管理的关键在于将目标细化为具体的行动指导，使得每个组织成员的工作都能有明确的方向。从指标与目标的关系来看，目标的细化过程与指标的建立过程是相互一致的。因此，合理的指标对于实现组织目标至关重要。

（二）"以数据（证据）说话"做决策

管理者在做决策时需要"以数据（证据）说话"，这有助于避免主观和情感干扰。然而，关键在于明确数据的来源和应用。通过构建和应用指标，管理者可以将科学管理方法落到实处，从而提供一个有效的切入点进行管理工作。

（三）建立指标对护理管理的意义

建立指标对护理管理的意义深远且重大，它不仅是护理质量管理的重要基石，更是推动护理服务持续改进和优化的关键手段。以下是建立指标对护理管理的几个核心意义。

1. 量化评价护理质量

通过建立具体、可量化的护理质量监测指标，可以对护理工作的各个环节进行客观、科学的评价。这些指标能够清晰地反映出护理工作的实际效果，如患者满意度、并发症发生率、护理差错率等，从而为护理管理者提供直观、准确的数据支持。

2. 明确改进方向

通过对指标的监测和分析，护理管理者可以及时发现护理工作中存在的问题和短板，明确改进的方向和重点。例如，如果某项指标显示患者疼痛管理效果不佳，那么管理者就可以针对这一问题制订相应的改进措施，如加强疼痛评估、优化疼痛治疗方案等。

3. 促进护理团队协作

建立指标体系有助于增强护理团队之间的沟通与协作。团队成员可以共同关注指标的变化趋势,分享成功的经验和做法,探讨存在的问题和解决方案。这种基于数据的团队协作模式有助于形成积极向上的工作氛围,提高护理工作的整体效能。

4. 提升患者满意度

护理质量监测指标往往与患者体验和满意度密切相关。通过优化护理质量监测指标,如提高护理服务的及时性、准确性和个性化程度,可以显著提升患者的满意度和信任度。这对增强医院品牌形象、提高患者忠诚度具有重要意义。

5. 推动护理学科发展

建立科学的护理质量监测指标体系有助于推动护理学科的不断发展和完善。通过对指标的研究和应用,可以探索更加先进、有效的护理理念和技术手段,推动护理学科向更高水平迈进。同时,这也为护理教育和人才培养提供了重要的参考和依据。

6. 实现精细化管理

随着医疗改革的不断深入和医疗市场竞争的日益激烈,护理管理需要向精细化、科学化方向发展。建立指标体系有助于实现护理工作的精细化管理,通过对各项指标的细致分析和精准调控,可以确保护理工作的每一个环节都达到最优状态,从而提高整体护理质量和效率。

7. 强化决策支持

护理质量监测指标为护理管理者提供了强有力的决策支持工具。通过对指标数据的定期审查和分析,管理者能够迅速识别出哪些领域需要改进,哪些策略有效,从而制订出更加合理、科学的决策。这种基于数据的决策方式有助于减少主观臆断,提高决策的准确性和有效性。

8. 促进护理质量持续改进

护理管理的核心目标之一是确保护理服务质量的持续改进。通过建立并不断优化护理质量监测指标体系,护理管理者可以建立起一个闭环的质量改进机制。这包括设定质量目标、监测指标表现、分析原因、制订改进措施并评估效果等步骤。通过这个机制,护理管理者可以系统地解决存在的问题,推动护理质量的持续提升。

9. 提升护士职业素养

护理质量监测指标不仅仅是对护理工作的客观评价，也是对护士职业素养的一种鞭策。当护士了解到自己的工作表现会被具体指标所衡量时，他们会更加注重提升自己的专业技能和服务水平。这种激励机制有助于激发护士的工作热情和责任感，推动他们不断学习、不断进步，为患者提供更加优质、专业的护理服务。

10. 增强医院竞争力

在医疗市场竞争日益激烈的今天，护理服务质量已经成为医院竞争力的重要组成部分。通过建立科学、全面的护理质量监测指标体系，医院可以全面展示自己的护理实力和优势，吸引更多的患者前来就诊。同时，通过持续改进护理服务质量，医院还可以提高患者的满意度和忠诚度，增强医院的品牌影响力和市场竞争力。

11. 促进跨领域合作和适应医疗模式变革

护理质量监测指标不仅仅是护理部门内部的事务，它还需要与其他医疗部门紧密合作才能实现最佳效果。例如，感染控制指标需要护理部门与感染管理部门的密切合作；患者安全指标则需要护理部门与医疗、药剂等多个部门的共同努力。通过建立跨领域的护理质量监测指标体系，可以促进不同部门之间的沟通与协作，形成合力，共同推动医疗质量的提升。随着医疗模式的不断变革和发展，护理工作也需要不断创新和适应。通过建立灵活的护理质量监测指标体系，可以及时反映医疗模式变革对护理工作的影响和要求，为护理工作的创新和发展提供方向。例如，在推动以患者为中心的护理模式中，可以建立更加关注患者体验和感受的护理质量监测指标，以更好地满足患者的需求。

综上所述，建立指标对护理管理的意义非常重大且多维。它不仅有助于提升护理质量、保障患者安全、提高患者满意度和忠诚度，还有助于推动护理学科的发展和完善、实现精细化管理、提升护士职业素养、增强医院竞争力以及适应医疗模式的变革等。

八、护理质量监测指标的特点

假设我们围绕一个明确的管理目标或结果建立了三个指标。在这个设想中，管理目标或结果与这些指标在表盘上是联动的。假如目标（或结果）是a，也可能是b，那么a与b之间的差异即为目标（或结果）的变化幅度。由于指标是对目标的具体化，目标值的变化会引起指标值的变化。指标值对目标值变化的敏感度越高，说明指标本身的"敏感性"越强。

每当管理目标或结果发生微小变化时，管理者会在某个指标值上看到显著反映，这个指标就是"监测指标"。通过观察监测指标的变化，管理者可以洞察整体管理状况的变动，实现从点滴中发现问题。这是监测指标的作用和特点。

由于时间和精力有限，每位管理者关注的范围也受限，这被称为管理者的"管理幅度"。因此，业界提倡"重点管理"，主张管理者应集中精力于关键点。监测指标正是重点管理的核心体现，因为按"敏感度"排列的众多指标通常符合"二八法则"，即大部分管理目标和结果的差异可以通过少数监测指标来反映。一个管理者的能力，往往体现在是否能有效开发和运用监测指标来进行日常管理。

护理质量监测指标在护理管理中扮演着至关重要的角色，它们具有一系列显著的特点，这些特点使得护理质量监测指标成为评价、监测和改进护理工作质量的有效工具。以下是护理质量监测指标的主要特点。①高度敏感性和特异性：护理质量监测指标具有高度敏感性，能够准确反映护理服务中的微小变化或潜在问题。同时，它们也具备特异性，即能够针对特定的护理服务或患者群体进行精确评估，避免了评价的泛化。②可量化性和可测量性：护理质量监测指标通常是可量化的，可以通过具体的数值或比例来表示。这些指标可以通过科学的方法进行收集和测量，确保数据的准确性和可靠性。③实用性和可操作性：护理质量监测指标的设计考虑了实际操作的可行性，使得护理人员和管理者能够轻松收集和使用这些数据。同时，这些指标也具有较高的实用性，能够直接指导护理工作的改进和提升。④全面性和系统性：护理质量监测指标体系通常包括多个方面的指标，如结构指标、过程指标和结果指标等，能够全面反映护理服务的各个方面。这些指标之间相互关联、相互补充，形成了一个系统的评价网络。⑤关注患者体验和结局：与传统的护理质量评价指标相比，护理质量监测指标更加关注患者的内心感受和护理结局。通过评估患者的满意度、疼痛程度、并发症发生率等指标，可以更加直观地了解护理服务的实际效果。⑥动态性和时效性：护理质量监测指标是动态变化的，能够反映护理服务在不同时间点的表现情况。同时，这些指标也具有时效性，能够及时发现护理服务中的问题并采取相应的改进措施。⑦引导性和改进性：护理质量监测指标不仅用于评价护理服务的质量，更重要的是能够引导护理工作的改进和提升。通过分析指标数据，可以明确改进的方向和重点，推动护理服务质量的持续改进。⑧符合质量管理规律：护理质量监测指标的设计符合质量管理的基本规律，如管理循环法（plan do check act，PDCA）等。这些规律为护理服务的持续改进提供了有力的理论支持和实践指导。

综上所述，护理质量监测指标具有高度敏感性、可量化性、实用性、全面性、关注患者体验和结局、动态性和时效性等特点。这些特点使得护理质量监测指标成为评价、监测和改进护理工作质量的重要工具，有助于推动护理服务质量的不断提升。

九、护理质量监测指标的筛选

在筛选护理质量监测指标时，首先，必须突出护理工作的特点，否则难以识别出具有高度专业性和指导性的指标；其次，要突出质量管理的要求，否则这些指标不能有效应用于质量管理；最后，须强调指标的少而精，以便为护理质量管理带来"以点及面"的改进效果。

（一）护理工作的维度

护理工作以患者为中心，体现了专业照护的特点。护理人员需要经过长时间的规范培训才能胜任岗位，为患者提供合格的护理服务。而"照护"不仅仅关注"疾病"，还需关注患者的整体需求。因此，护理服务不仅包括基于专业技术的理性思考和规范操作，还涵盖了护理人员在与患者平等交流的基础上，对患者的痛苦给予额外的关心和照顾。因此，在从护理工作的特点出发筛选护理质量监测指标时，应包括既能体现护理专业技术的指标（如重症监护室感染发生率），也能反映护理对患者安全关注的指标（如跌倒发生率和跌倒伤害发生率）以及身心体验的指标（如约束使用和疼痛管理）。

护理工作范围广泛，涉及医生、医技人员、药剂人员以及管理者等多个岗位的工作。许多与患者健康结局相关的事件与护理工作有一定联系，但不完全相关，对于这种情况，可以考虑将护理人员能够在潜在问题出现时及时采取防范措施的事件纳入指标范围。事实上，国际护理界目前强调护理人员在医疗服务中的"领导力"。如果护理人员能够在关键时刻准确发出警示并引导医疗团队避免不良事件，从而提升医疗服务质量，这就是"领导力"的最佳体现。

（二）质量管理的维度

质量管理理论强调，质量结果不是偶然产生的，它需要在特定的软硬件条件和环境下，通过一系列操作过程实现。因此，许多影响质量的问题往往在工作开始前就已埋下伏笔。质量管理体系通常从"结构""过程"和"结果"三个方面入手。对于护理质量监测指标的选择，除了关注护理工作的结果（如感染率和不良事件发生率），还应包括能够影响护理过程和结果的结构性因素，例如反映护理人力数量和素质的指标。

考虑结构性指标是质量管理基本原则"防范为主"的体现，即从源头预防问题。质量管理还通过监控工作过程和结果中的不良事件来引导业务工作，通过建立负性指标来促使减少错误，从而保证高质量的服务。此外，质量由一线人员决定，因此，质量管理特别关注一线护理人员的感受及其工作环境。将这些因素纳入指标中，有助于管理者识别影响护士工作效率和质量的环境因素，为通过改善工作环境和氛围提升护士绩效，从而提升护理质量提供依据。

（三）敏感的维度

如前所述，选择高敏感度的指标是为了让管理者通过有限的信息掌握质量工作的核心问题。因此，护理质量监测指标应关注护理质量的"短板"，这使得大部分监测指标基于与护理工作密切相关的不良事件制订。虽然这与质量管理"防范为主"的原则出发点有所不同，但结论一致，即在质量过程和质量结果指标中，主要考虑负面指标。同时，构建监测指标也体现了"重点管理"的思想。监测指标应关注护理质量工作的关键点和重点。例如，护理过程指标关注护理工作流程中的关键环节，而护理结果指标则关注影响患者健康的潜在风险。考虑到监测指标对实际工作的指导作用，事件结构性问题应是管理者能够通过努力进行影响的，而过程和结果性问题应是护理人员通过执行工作规范或改进工作流程可以改变的。因此，护理质量监测指标必须基于护理工作的实际情况来制订。

护理质量监测指标的筛选是一个科学且系统的过程，旨在通过选择合适的质量监测指标来提高护理质量、提升患者满意度，并为护理研究提供有效的数据支持。

（四）筛选原则

1. 相关性

质量监测指标应与护理过程和目标紧密相关，能够准确地反映护理行为和结果，对评估护理过程中的关键环节和重要影响因素具有敏感性。

2. 可测性和可操作性

指标应能够通过客观的测量方法进行评估，结果应具有可比性和可重复性。同时，测量方法应简单易行，不应过于烦琐和复杂，以提高评估的效率和准确率。

3. 敏感性

指标应能够及时、准确地反映护理干预的效果，以便及时调整护理计划和改进护理措施。

4. 可行性

指标的收集和评估过程应能够在实际护理工作中进行，并能够得到相关人员的支持和配合。同时，指标的数据应易于获取和记录，不应增加护理人员的工作负担。

5. 临床意义

指标应能够对患者的健康和生活质量产生实际的影响，并能够指导和改进护理工作。选择具有临床意义的护理质量监测指标可以使护理工作更具针对性和实效性，提高患者的护理体验和满意度。

（五）筛选方法

1. 明确护理目标和需求

根据具体的护理环境和护理对象，明确护理工作的主要目标和需求，确定需要监测和评估的方面。

2. 参考相关标准和指南

参考国内外护理领域的标准和指南，如《综合医院分级护理指导原则》、美国护士学会相关规定等，了解常见的护理质量监测指标及其定义。

3. 邀请专家评定

邀请护理领域的专家对初步拟定的质量监测指标进行评定，确保指标的科学性和合理性。

4. 问卷调查和数据分析

对临床护理人员和患者进行问卷调查，收集关于初步拟定指标的意见和建议。同时，利用数据分析方法评估指标的敏感性和可行性。

5. 确定最终指标

根据专家评定、问卷调查和数据分析的结果，确定最终的护理质量监测指标。这些指标应能够全面、客观地反映护理质量，并为护理工作的持续改进提供有力支持。

（六）常见的护理质量监测指标

1. 结构指标

如基础护理质量、患者专科护理质量等，反映护理工作的基本条件和资源投入情况。

2. 过程指标

如接受护理时数、分级护理落实率、高危风险处理合格率等，反映护理工作的实施过程和关键环节的执行情况。

3. 结果指标

如患者身份识别准确率、护士专科技能合格率、患者对护理技能及服务态度的满意度等,反映护理工作的最终效果和患者满意度情况。

十、监测指标的应用原则

(一)打通信息渠道,确保数据的可获得性和可靠性

指标的可测量性在管理中尤为重要,主要体现在指标值的直观性。为了充分发挥指标的作用,首先必须保证可以获得计算这些指标所需的信息和数据。不仅要确保指标值准确反映真实情况,还要保证数据信息的可靠性。如果由于条件限制只能进行抽样,则需要确保抽样的代表性。

护理质量监测指标相关的信息比医疗服务指标更难获取,因为护理相关的信息尚未有相应的标准,且大多数医疗机构缺乏必要的护理服务记录。即使是护理工作结果(如不良事件)的记录,也由于缺乏系统性和规范性,难以直接用于管理。因此,缺乏数据来源是管理者在利用护理质量监测指标进行护理质量管理时面临的首要困难。

为了通过护理质量监测指标建立基于数据的质量管理系统,管理者需要立即考虑以下问题:①计算这些指标所需的数据来源是什么?②如何采集数据以确保其可靠性?③在当前条件下,如何获取这些信息?④未来如何发展信息系统以支持监测指标管理?需要强调的是:首先,不必等到信息技术硬件和软件完全齐备或电子信息系统畅通后再开展监测指标管理。只要信息流较为可靠,即便是通过手工报表,也可以开始使用;其次,虽然强调信息可靠性很重要,但信息通常在使用过程中会逐渐准确。因此,不必等到信息完全无瑕后再行动。可以在对信息可靠性有一定把握后立即应用,在使用过程中发现问题并逐步完善信息渠道,提升信息质量。

1. 打通信息渠道

通过打通信息渠道,建立稳定的数据采集系统,可以确保监测指标所需的数据能够持续、稳定地获取。这包括确定数据采集的源头、采集频率、采集方式等,以形成一套完整的数据采集流程。通过完善数据传输渠道,可以建立高效、安全的数据传输机制,确保采集到的数据能够及时、准确地传输到数据处理和分析的系统中。这包括采用适当的数据传输协议、加密技术等

手段，保障数据传输过程中的安全性和可靠性。通过建立数据共享平台，可以在保障数据安全和隐私的前提下，推动数据在不同部门、不同层级之间的共享。通过数据共享平台，可以实现数据的集中存储、统一管理和高效利用，为监测指标的应用提供有力支持。

2. 确保数据的可获得性

明确数据来源，对于每一个监测指标，都需要明确其数据来源和获取方式。这有助于确保在需要时能够迅速、准确地获取相关数据。优化数据获取流程，通过优化数据获取流程，可以减少不必要的环节和障碍，提高数据获取的效率。例如，可以采用自动化采集工具、建立数据接口等方式，实现数据的快速获取和传输。加强数据备份和恢复，为了防止数据丢失或损坏对监测指标应用造成影响，需要加强数据的备份和恢复工作。通过定期备份数据、建立数据恢复预案等措施，确保在数据丢失或损坏时能够迅速恢复数据。

3. 确保数据的可靠性

对采集到的数据进行严格的质量控制，包括数据清洗、校验和修正等过程。通过去除错误数据、异常值等干扰因素，提高数据的准确性和可靠性。通过数据验证和审核，对监测指标的计算过程和结果进行严格的验证和审核。这有助于确保计算结果的准确性和合理性，避免因为计算错误或理解偏差导致误导性的结论。通过数据更新和维护，确保数据的时效性和准确性。随着时间和环境的变化，监测指标所需的数据也会发生变化，因此需要定期更新和维护数据。同时，也需要关注数据的变化趋势和规律，为监测指标的应用提供更有价值的参考信息。

（二）重视指标的内涵，避免仅仅关注数值

指标的直观数值虽然方便了管理，但如果管理者仅仅依赖数值而忽视其背后的实际情况，管理就会变得"机械化"。这种机械化的管理无法应对复杂多变的实际情况，也失去了指导实践的意义。因此，管理者在使用监测指标时，应避免在获得指标值后立即作出判断或决策，而应考虑以下几个问题。

1. 评估指标值的可靠性

形成指标值的过程包括数据采集和分析，管理者看到指标值后，应首先评估信息的可靠程度。例如，如果对信息的可靠性只有 75% 的把握，那么对指标值的信赖也不应超过 75%。因此，指标值作为决策依据时，应保留一定的弹性，或者在决策时间未到时，寻求更多证据再做决定。

2. 考虑指标值的影响因素

与实验室中的指标不同，管理实践中的指标受到真实世界中多种因素的干扰，稳定性较差。在实验室中，指标值的变化通常只受干预条件的影响，而在管理实践中，单凭指标值的波动来判断质量变化可能过于草率。因此，管理者在应用指标值时，应关注组织内外部环境的变化，并结合历史数据和同行资料进行纵向和横向比较，以获得更真实的情况。

3. 关注指标可能带来的负面激励

许多管理实践已经证明，指标往往是"双刃剑"。例如，医疗费用管理常通过"次均费用"来控制门诊费用，但这种做法往往导致次均费用下降同时诊疗人次增加，最终总费用上涨。护理质量管理中也可能出现类似问题。质控指标的设置旨在引导员工"遵守规范、避免差错"，但在实际操作中，管理对象可能会采取策略性行为来应对。管理者需要对此做好准备，并在使用指标管理时配套相应的措施。

4. 理解指标背后的意义

每个监测指标都是对某一特定领域或方面的量化描述，它们反映了某种现象、趋势或问题的存在。因此，在查看监测指标的数值时，我们首先要做的是理解这个数值所代表的具体意义。比如，患者满意度指标的数值提升，可能意味着护理服务质量的改善；而医疗差错率的下降，则可能反映了医疗安全管理的加强。

5. 分析指标的影响因素

监测指标的数值变化往往受到多种因素的影响。因此，我们需要对影响这些指标的因素进行深入分析。这有助于我们更准确地理解指标数值变化的原因，从而采取有针对性的措施来改进工作。例如，如果发现某科室的患者投诉率上升，我们就需要分析是医护人员服务态度问题、沟通不畅还是其他因素导致的，然后采取相应的改进措施。

6. 关注指标之间的关联

监测指标之间往往存在一定的关联关系。这些关联关系可能反映了不同领域或方面之间的相互影响和制约。因此，在评估监测指标时，我们需要关注它们之间的关联关系，以形成对整体情况的全面认识。例如，患者满意度与医疗差错率之间可能存在负相关关系，即医疗差错率的下降可能有助于提高患者满意度。

7. 避免片面追求数值目标

有时，我们可能会过于关注监测指标的数值目标，而忽视了它们背后的实际意义和影响因素。这种片面追求数值目标的行为可能会导致我们采取一些不切实际的措施来提升数值，而这些措施可能并不能真正解决问题或改善情况。因此，我们需要避免这种倾向，始终将关注点放在监测指标所代表的实际问题和改进空间上。

（三）认真反馈，适当辅导，不断改进

在实施监测指标管理时，建议将质量监测指标的目标进行细化，使各个岗位成员明确其目标、任务和行为准则。这样可以在质量问题发生时，追踪问题的根源并进行有效的改进。监测指标管理一般包括三个步骤：设定指标、监测与评估、反馈与辅导。一旦明确了指标责任人，反馈和辅导将变得更加精准和有针对性。

明确责任的核心目的是帮助成员理解问题的根本原因，并寻找有效的改进措施，而不是仅仅追究责任。提升质量依赖于团队整体素养的提高和责任心的增强，因此合理的反馈是至关重要的。反馈方式可以根据管理风格和团队文化而有所不同，可能是温和的，也可能是严格的；可能是私下沟通，也可能是公开讨论。关键是让反馈者感受到反馈的真诚和公正，并能从中获得改进的具体方向。

每次反馈都应有明确的计划，目的在于提醒责任人注意质量问题，并提供改善建议。反馈内容应包括：对指标监测结果的详细解读，指出潜在问题；

鼓励责任人分析问题的根源,并提出切实可行的改进措施;结合管理经验给出具体建议。通过持续分析、学习和沟通,团队素养和质量水平将得到有效提升,从而实现目标管理,并使患者受益。

认真反馈,包括以下几点。①及时反馈:确保收集到的监测指标数据和相关信息能够迅速传达给相关人员。延迟的反馈可能导致错过重要的改进时机或使问题恶化。②全面反馈:反馈内容应涵盖监测指标的数值、变化趋势、影响因素以及与预期目标的对比等。全面的反馈有助于接收者全面了解情况,从而作出准确的判断。③清晰准确:反馈的信息应清晰、准确,避免模糊或误导性的表述。这有助于减少误解和沟通成本,提高反馈的有效性。

适当辅导,包括以下几点。①个性化辅导:根据接收者的背景、能力和需求,提供个性化的辅导和支持。不同的接收者可能对监测指标的理解和应用存在差异,因此辅导应因人而异。②针对性建议:基于监测指标的分析结果,提出针对性的改进建议。这些建议应具体、可行,能够帮助接收者明确改进方向和实施步骤。③鼓励与引导:在辅导过程中,应注重鼓励和引导接收者积极参与改进工作。通过肯定他们的努力和成就,激发他们的积极性和创造力;同时,引导他们关注问题的本质和根本原因,以便从根本上解决问题。

不断改进,包括以下几点。①设定明确目标:基于监测指标的反馈和辅导结果,设定明确的改进目标。这些目标应具体、可衡量、可达成,并与整体战略和愿景保持一致。②制订行动计划:为实现改进目标,制订详细的行动计划。行动计划应包括具体的措施、责任人、时间表和预期成果等要素,以确保改进工作的有序进行。③跟踪与评估:在改进过程中,持续跟踪监测指标的变化情况,并评估改进工作的效果。通过对比改进前后的数据和效果,评估改进措施的有效性和可持续性;同时,及时调整和优化行动计划,以适应新的情况和挑战。④持续改进文化:将"认真反馈,适当辅导,不断改进"的理念融入组织文化中,形成持续改进的良好氛围。通过鼓励员工积极参与改进工作、分享经验和教训等方式,推动组织不断向前发展。

第二节 护理质量监测指标解释

一、监测指标的定义

监测指标指的是对社会经济总体运行、环境状况、生产过程或其他特定领域进行跟踪监测，以评估其是否偏离既定目标、是否保持平衡或符合特定标准的统计指标。这些指标通过量化数据来反映被监测对象的实际状况，为决策者提供科学依据。主要有以下几个要点。

跟踪监测：监测指标是对某一领域或对象的持续观察和记录，旨在捕捉其动态变化。

量化评估：通过数值或比例的形式，将监测结果量化，以便于分析和比较。

目标导向：监测指标通常与特定的目标或标准相关联，用于评估被监测对象是否达到或偏离了这些目标或标准。

决策支持：监测指标为决策者提供了关于被监测对象实际状况的信息，有助于制订和调整政策、计划或措施。

二、指标意义

阐述护理质量监测指标在护理质量监测中的意义。

三、计算公式

用于计算护理质量监测指标结果的公式，明确分子与分母内容。

四、说明

在使用公式计算某质量指标时，对可能出现的特殊情况的说明。

五、数据收集方法

收集符合医疗机构实际情况的质量监测指标计算公式中分子和分母数据的方法。

六、指标分析建议

对医疗机构获得的质量监测指标数据如何分析,给出建议。由于大多数指标缺少公开的、可对比的数据,因此只进行原则上的说明,随着国家护理质量数据平台的数据积累,会逐步推动相关内容的完善和丰富。

第三节　护理质量监测指标监测体系的构建

一、构建护理质量监测指标监测体系的主要步骤和要点

（一）明确构建目标

首先,需要明确构建护理质量监测指标监测体系的目标,包括提高护理服务质量、保障患者安全、促进护理工作的持续改进等。这些目标将指导整个体系的构建过程。

（二）确定质量监测指标

质量监测指标是构建监测体系的核心。这些指标应能够反映护理服务的关键环节和患者安全的重要方面,包括但不限于以下几个方面。

患者结局指标:如患者死亡率、感染率、并发症发生率等,这些指标直接反映护理服务的最终效果。

过程指标:如护理人员操作规范率、护理记录完整率、患者皮肤护理合格率等,这些指标反映护理过程中的操作质量和规范性。

满意度指标:包括患者对护理服务的满意度、护士对工作环境和待遇的满意度等,这些指标反映患者和护士对护理服务的感受和体验。

（三）建立数据采集和处理系统

为了确保质量监测指标能够得到有效监测,需要建立数据采集和处理系统,包括以下几个方面。

确定数据来源:利用医院信息系统（hospital information system, HIS）、护理记录、患者反馈等多种途径获取数据。

制订数据采集标准:确保数据的准确性和可比性,制订统一的数据采集

标准和格式。

数据处理与分析：采用统计学方法对收集到的数据进行处理和分析，如描述性统计、趋势分析、因果分析等，以揭示数据背后的规律和问题。

（四）建立反馈和改进机制

监测体系的核心在于发现问题并及时改进。因此，需要建立有效的反馈和改进机制。

定期监测：根据实际需要确定监测频率和周期，对质量监测指标进行定期监测。

结果反馈：将监测结果及时反馈给相关部门和人员，如护理部、科室主任、护士长等，以便他们了解护理服务的质量和存在的问题。

制订改进措施：根据监测结果和反馈意见，制订针对性的改进措施，并落实到实际工作中。

持续改进：建立持续改进机制，对改进措施的实施效果进行跟踪和评估，不断调整和优化监测体系。

（五）加强人员培训和教育

为了提高护理人员的质量意识和参与度，需要加强人员培训和教育。

培训内容：包括质量监测指标的定义、监测方法、数据分析技巧以及改进措施的实施等。

培训方式：可以采用讲座、研讨会、工作坊等多种形式进行培训，确保培训内容的针对性和实效性。

考核与激励：对参加培训的人员进行考核，并根据考核结果进行激励和表彰，以提高其参与度和积极性。

（六）借助信息化手段

随着信息技术的不断发展，可以借助信息化手段来提高监测体系的效率和准确性。

建立电子病历系统：实现护理记录的电子化存储和传输，提高数据的可获取性和可追溯性。

开发 NIS：集成质量监测指标的监测和分析功能，实现数据的实时收集和动态分析。

运用大数据分析技术：对海量护理数据进行深度挖掘和分析，发现潜在的问题和规律，为质量改进提供科学依据。

二、护理质量管理手段

护理服务质量受护理机构的组成结构、服务流程、患者健康结局的影响；好的护理服务是以最小的风险和最低的成本为患者提供最适宜的服务。被证明成熟有效且国内外通用的护理质量管理手段，不外乎"结构—过程—结果"三个层面。

（一）结构层面

结构是指护理机构对服务对象资源的安排，包括人、财、物的投入及制度流程的建立、人员培训等，属于预防成本，也是服务质量提升的保障。

放诸四海皆准的指标参数很难被顺利操作，参考标准因简化了很多临床上看不见或具有文化性质的因素，因此通常只是最低标准。护理质量的标准视人、事、时、地、物的不同应有所调整。不是花钱越多质量就越好，结构层面的花费是为了保持良好的护理质量而必须投入的质量规划成本、培训成本、流程控制成本等。结构本身是静态且长期的一种安排，不能反映短期或当下的护理服务质量。

本书中的结构指标，均是因地制宜选择目前性能最佳的投入，力所能及从源头上保障患者安全。

（二）过程层面

过程是指护理人员是否按标准作业程序、规章制度或行业指南操作程序为患者提供护理服务，其标准必须符合专业要求而非服务者心中的期望。过程标准通常以流程的方式出现，要求符合简单、迅速、安全和精细的条件，在保证护理质量的同时提升工作效率，注重"把对的事以对的方法一次就做对"。因为过程本身是动态的，会随着时空因素的不同而变化，所以测量难度较结构指标困难很多。本书的过程指标，充分考虑了指标的敏感度和重要性，通过实地检查、访谈患者、HIS大量信息化手段等多个维度，结合结果指标尽可能还原过程场景，为问题分析与识别提供客观数据。

（三）结果层面

结果是指患者因接受了护理服务获得的目前或未来健康状态的改变。健康状态包括生理、心理和社会的健康状况。结果层面的成本包括成功成本和失败成本。失败成本又包括因不良事件、差错、事故、纠纷、院内感染等事件而产生的健康损害和相关作用，以及负面隐形成本。

本书通过不良事件上报、HIS 数据采集、投诉反馈等手段，采集结果指标数据，通过分析识别患者安全管理中的风险点，判断结构投入是否合理、过程受益是否科学，为护理质量问题改进效果评价提供依据。

三、筛选方法

（一）文献资料法

1. 查找资料

查阅文献，查阅国家级、省级及中医医院护理相关文献资料，了解和掌握护理质量管理的最新动态和研究成果，为构建中医医院护理质量监测指标体系提供理论依据。查阅国家和省级的护理质量评价标准、相关法律法规及文件。查阅国内外医学杂志文献，了解护理专业相关知识，为构建中医医院护理质量监测指标体系提供参考。

2. 咨询专家

通过咨询专家，了解护理质量监测指标体系的构建方法，为构建中医医院护理质量监测指标提供借鉴。

3. 收集问题

收集整理临床护理工作中遇到的问题，了解患者需求及护理工作中存在的不足，为构建中医医院护理质量监测指标体系提供依据。

（二）德尔菲法

召开专家咨询会议，咨询专家主要由医院护理部、质量管理控制科、医务科、护理部主任、护士长组成。由质量管理控制科主任担任组长，由护理部主任担任副组长。专家通过对文献资料的分析、总结和归纳，结合临床工作实际及相关理论知识进行研讨，并提出修改意见。

制订问卷调查表，通过咨询专家与科室人员讨论后制订问卷调查表，发放到全院各科室征求意见。

分析、归纳调查结果，总结出护理质量监测指标体系框架图及各指标的评分标准。

（三）层次分析法

1. 层次分析法的步骤

①确定影响护理质量监测指标体系构建的主要因素；②在主要影响因素的基础上确定各影响因素的权重；③根据各因素的权重计算出各因素的相对重要性（即指标值）；④通过层次分析法对各指标进行排序和评价。

2. 采用层次分析法确定各项指标权重

首先根据重要性程度对各指标进行排序和赋值；其次对各指标进行相对重要性排序，根据权重计算出各指标的相对重要性得分；最后根据得分将各项指标分为A、B、C三个等级。采用层次分析法确定各项指标权重时要注意以下几点：①在确定各项指标权重时，应在考虑各种因素影响程度大小的基础上充分考虑专家对该指标重要性的判断；②在确定各项指标权重时应考虑到护理人员对该指标熟悉程度和掌握情况；③由于各指标得分只有一种计算方法，故对各指标进行评价时应采用多种方法进行；④由于护理人员对该指标了解程度和掌握情况不同，故对各指标进行评价时应采用不同的评价标准。

3. 根据层次分析法确定各项护理质量监测指标的权重

通过各相关专家对各质量因素重要程度的判断确定各项护理质量监测指标权重；其次根据该因素在综合因素中所占权重计算出各项护理质量监测指标的相对重要性得分；最后根据综合评价结果将各项护理质量监测指标分为A、B、C三个等级。采用层次分析法确定各项护理质量监测指标权重后，需要将其转换为相应分数后才能得出最后的评价结果。

4. 整理分析

在确定各项护理质量监测指标权重后，再通过现场咨询、电话咨询等方式征求科室医生及患者意见，对所收集到的意见进行整理分析。

四、测量护理质量监测指标数据的注意事项

（一）明确指标定义与计算标准

清晰定义：确保每个护理质量监测指标的定义明确无误，避免在数据收集和分析过程中产生歧义。

统一标准：遵循国家或行业制定的统一标准进行计算，以保证不同机构、不同时间段的数据具有可比性。

（二）数据收集与记录

多渠道来源：通过 HIS、护理记录、患者反馈等多种途径收集数据，确保数据的全面性和准确性。

规范记录：制订统一的数据采集和记录格式，确保护理人员能够按照规范进行操作，减少数据错误和遗漏。

真实可靠：对收集到的数据进行核实和验证，确保数据的真实性和可靠性。避免虚假数据对分析结果产生误导。

（三）数据处理与分析

数据清洗：在数据分析前，对数据进行清洗和整理，去除无效、错误或重复的数据。

科学方法：采用统计学等科学方法对数据进行分析和处理，以揭示数据背后的规律和问题。例如，使用描述性统计了解数据的整体情况，使用推断性统计探究数据之间的关系。

软件工具：利用专业的数据分析软件或工具进行数据处理和分析，提高工作效率和准确性。

（四）数据安全与隐私保护

遵守法规：在数据收集、处理和分析过程中，严格遵守相关法律法规和隐私保护政策，确保患者和护理人员的个人信息安全。

加密存储：对敏感数据进行加密存储和传输，防止数据泄露和非法获取。

（五）持续改进与反馈

定期评估：定期对护理质量监测指标进行评估和检查，了解护理服务的质量和存在的问题。

及时反馈：将评估结果及时反馈给相关部门和人员，以便他们了解当前的工作状况和需要改进的方向。

持续改进：根据评估结果和反馈意见，制订针对性的改进措施并落实到实际工作中。同时，不断优化和完善监测体系，以适应护理工作的变化和发展。

（六）人员培训与教育

专业培训：对负责数据收集、处理和分析的人员进行专业培训，提高其专业素养和技能水平。

强化意识：加强护理人员的质量意识和数据意识教育，使其充分认识到数据在护理服务中的重要性。

（七）明确监测目标与范围

目标导向：在测量前，应明确监测的具体目标和期望达成的效果。这有助于指导后续的数据收集和分析工作，确保数据的针对性和有效性。

范围界定：界定监测的具体范围，包括哪些科室、哪些患者群体、哪些护理环节等。这有助于缩小数据收集的范围，提高数据收集的效率和质量。

（八）考虑数据收集的难易程度与成本

难易程度：评估数据收集的难易程度，对于难以直接获取的数据，应考虑通过间接途径或创新方法进行收集。

成本控制：在数据收集过程中，要注意控制成本，避免过度消耗人力、物力和财力资源。同时，要权衡数据收集的成本与收益，确保数据收集工作的经济效益。

（九）建立数据质量控制机制

质量控制标准：制订数据质量控制标准，包括数据的准确性、完整性、及时性和一致性等方面的要求。

审核与校验：建立数据审核与校验机制，对收集到的数据进行严格审核和校验，确保数据的真实性和可靠性。对于发现问题的数据，要及时进行修正或剔除。

（十）加强沟通与协作

内部沟通：加强护理部门内部之间的沟通与合作，确保数据收集和分析工作的顺利进行。同时，要定期召开会议，分享工作进展和遇到的问题，共同商讨解决方案。

外部协作：与其他相关部门和机构建立协作关系，共同推进护理质量监测指标数据的测量工作。通过跨部门合作和资源共享，提高数据收集和分析的效率和准确性。

（十一）关注患者与家属的反馈

患者参与：鼓励患者和家属参与护理质量监测指标数据的测量工作，通过问卷调查、访谈等方式收集他们的意见和建议。这有助于了解患者和家属对护理服务的真实需求和期望，为改进护理服务提供有力支持。

反馈机制：建立患者和家属反馈机制，及时收集和处理他们的反馈意见，并将处理结果及时反馈给他们。这有助于增强患者和家属对护理服务的信任度和满意度。

（十二）测量者的身份

执行护理质量测量的人会因为自身具备的某些特殊条件，对护理质量的测量有不同的要求。护理服务的外在干扰因素太多，测量者的能力与认知往往会干扰测量结果。

避免方法：制订查检表，对测量人员集中培训，对查检方式、样本量、抽样方法、记录方式做统一要求，发现问题及时反馈，组织讨论后统一回复。

（十三）测量结果的运用

护理专业人员测量护理质量的重点是获得的护理质量监测指标是否在技术的可接受范围内，或符合专业人员共同遵守的标准。因此，测量结果多具有技术参考依据。此外，参考指标也应尽量以国家行业标准、政策要求、本院历史数据为准，以维持数据的科学性。

（十四）其他行业的影响力

医院对护理质量管理的观念有很多是从其他行业引进的，并不是因为医院不注重护理质量，而是其他行业对新的质量管理观念的接受度较高。最近几年流行的全面质量管理就是从企业管理学习来的经验。护理行业逐渐开始注意护理质量是可以具体化的事实，在测量护理质量上开始相信非技术指标、开始注意前期预防、开始由过去注重过程的测量继而注重与结果有关的指标。

（十五）数据的获取

数据的取得对测量护理质量而言也是一个具有影响力的因素。并非每一种数据都要特别设计才可以取得，一些指标可以从过去的统计数字中统计出来。即使在测量的过程中必须使用设计好的测量工具，也并不代表一定能够获得有价值的结果。例如，缺乏顶部足够的经费或无法找到足够的样本数。

总之，护理管理者运用监测指标改进护理质量，应从切实解决与患者健康结局密切相关的护理问题出发，注重目标导向和结果导向，以数据说话，避免主观臆断。通过结构—过程—结果三个维度，做好改进项目或监测项目的成本投入规划，优化工作流程，通过结果评价改善效果。过程中关注数据的科学性与规律性，与监测者和实行者不断沟通交流，达成改进共识，最终形成监测指标管理的良性循环，使广大患者受益。

五、护理质量监测指标在不良事件管理持续改进中应用的效果评价

护理不良事件是指在护理过程中发生的、非计划内出现的或不希望发生的事件，包括患者跌倒、压力性损伤、用药错误、非计划性拔管、窒息等与患者安全相关的、非正常的护理意外事件。护理不良事件严重威胁患者安全。及时发现和报告不良事件，识别风险因素，改进相关护理措施，预防不良事件再次发生，是持续改进护理质量、提升护理安全的重要途径。然而医疗机构存在严重不良事件漏报情况。

护理质量监测指标是运用数据客观评价临床护理质量及护理活动成效的科学工具，聚焦于护理质量管理，致力于提高患者安全和护理质量。随着"用证据指导改善替代经验管理"的观念日益形成共识，护理质量监测指标在中国护理质量管理方面扮演着越来越重要的角色。将护理质量监测指标应用于住院患者不良事件护理管理工作中，可以加强不良事件过程控制和管理，降低不良事件漏报率和发生率，持续改进不良事件管理和临床护理质量，为临床护理管理提供参考。

(一)护理质量监测指标可以持续改进不良事件管理成效

护理质量监测指标在一定程度上可以降低护理不良事件发生率,对护理质量有改善作用。通过制订随访清单,可以规范患者的随访过程,改善患者结局。通过建立护理质量监测指标管理小组,培训全体护理人员并达成共识,遴选与不良事件相关的护理质量监测指标进行重点监测,对监测指标监测不良结果进行真因分析和文献查阅,建立指标护理清单,帮助护理人员掌握和了解预防不良结果指标的护理过程和方法,指导护理人员实施有效护理,对不良事件管理持续改进起到了积极作用。与传统的管理相比,应用护理质量监测指标进行不良事件管理,可以为管理者提供实时数据参考,有利于管理人员发现工作中存在的不足,促进不良事件上报,同时护理质量监测指标为护理人员提供了临床护理清单,帮助和指导护理人员正确完成各项护理工作,从而降低护理不良事件发生率,达到持续改进护理质量的目的。

(二)护理质量监测指标管理可持续改进护理措施

护理质量监测指标具有便利性、时效性和动态性的优点,不仅可以有效评价护理质量,而且能正确地帮助与指导临床护理人员,有针对性地对护理问题进行持续改进。医院收治患者种类多样、诊疗结局也各异,但是护理质量监测指标涉及各类患者的通用性环节,改善敏感性指标值的过程,实际上是在改善这些通用环。例如,降低跌倒发生率其实涉及改善患者健康状况、用药指导、病区安全环境、提高医护人员对患者跌倒风险的认知和告知、安全防护措施的落实等安全的方方面面,因此,对改善患者跌倒这一指标所付出的努力,不仅仅是改善这一指标值,同时也整体性地提升了患者安全。护理不良事件发生频率最高的是跌倒、非计划性拔管、院内压力性损伤和给药错误,这些不良事件也是护理质量监测指标通用性指标。将监测指标管理和日常不良事件预防护理相结合,通过对指标数据的收集与分析,评估监测不良事件发生和漏报情况,寻找护理质量持续改进的策略,建立有效的管理对策,对改进护理质量与保证住院患者的安全具有重要的作用。通过应用护理质量监测指标,护理质量各项合格率、患者对护理工作满意度较前提升,这表明通过应用护理质量监测指标对护理不良事件进行管理,收集相关数据,能及时发现问题和分析整改，促进护理质量持续改进，有效提高患者满意度。

护理质量监测指标应用于护理质量改进，需要护理管理者了解影响指标使用的因素，实施有效措施，促进指标与日常护理相结合，才能持续改进护理质量。普遍来说，应用前后给药错误、中心导管和气管插管非计划性拔管、危重患者中心静脉导管相关血流感染（central line-associated bloodstream infection, CLABSI）发生率改善不明显。分析其原因，可能是因为使用和管理护理质量监测指标的主体是护士，医生参与敏感质量指标管理较少，以护士为主导的护理质量监测指标管理项目如压力性损伤、跌倒改善明显，而需要医护协作共同管理的项目如给药错误等改善较差，甚至加重。这可能是因为，这几项指标在日常工作中涉及医生工作较多，如严重的给药错误常常与不规范医嘱有关，气管插管非计划性拔管与患者的镇静和带管时间过长有关，中心导管常常由医生完成置管，置管时无菌操作技术及管道固定一旦不到位，就有可能发生导管相关血流感染和非计划性拔管。针对这些问题，需要护理管理者在应用指标过程中注重分析影响指标的因素，加强医护沟通和融合工作，促进医生对护理质量监测指标的协同管理，从而更好地改进护理质量，减少不良事件的发生。

总而言之，从护理质量监测指标和不良事件入手，有助于管理者以点带面地进行重点管理。通过应用护理质量监测指标对不良事件进行实时动态管理，可以降低不良事件发生率和漏报率，提升了护理工作满意度，促进了护理质量持续改进。

第二章 通用护理质量监测指标

第一节 床护比

一、指标定义

床护比,指统计周期内,监测单元实际开放的床位数与所配备的执业护士人数的比例。根据监测单元范围的不同,可分为医疗机构床护比、病区床护比、重症医学科床护比、儿科病区床护比或其他某病区床护比等。

（一）医疗机构床护比

医疗机构床护比指在统计周期内,医疗机构实际开放的床位数量与医疗机构执业护士人数的比。

（二）病区床护比

病区床护比指在统计周期内,医疗机构实际开放的床位数量与医疗机构病区执业护士人数的比。

（三）重症医学科床护比

重症医学科床护比指在统计周期内,重症医学科实际开放的床位数量与其所配备的执业护士人数的比。

（四）儿科病区床护比

儿科病区床护比指在统计周期内,儿科病区实际开放的床位数量与其所配备的执业护士人数的比。

二、指标意义

床护比反映医疗机构实际开放的床位数量和护理人力之间的匹配关系。通过了解当前实际开放的床位数量与其所配备的护理人力之间的情况，可以保障床位的基本护理人力配备，从而建立一种以实际开放床位数量为导向的护理人力配备管理模式。床护比是为医疗机构及病区护理人力配备情况提供参考、评价的指标。而评价医疗机构、病区或重症医学科基本护理人力配备的情况后，可进行同级别医疗机构之间的横向比较。

三、计算公式

$$医疗机构床护比（1:X）=1:\frac{同期医疗机构执业护士人数}{统计周期内医疗机构实际开放床位数}$$

$$病区床护比（1:X）=1:\frac{同期医疗机构执业护士人数}{统计周期内医疗机构实际开放床位数}$$

$$重症医学科床护比（1:X）=1:\frac{同期重症医学科执业护士人数}{统计周期内重症医学科实际开放床位数}$$

$$儿科病区床护比（1:X）=1:\frac{同期儿科病区执业护士人数}{统计周期内儿科病区实际开放床位数}$$

四、说明

（一）执业护士

执业护士指通过国家开设的护士执业资格考试取得护士执业资格证书、在本医疗机构注册且在护理岗位工作的护士。统计周期内执业护士人数，即统计周期初执业护士人数与统计周期末执业护士人数之和除以2。

包含：临床护理岗位护士、护理管理岗位护士、其他护理岗位护士、护理岗位的返聘护士、护理岗位的休假（含病、产假）护士。

排除：医疗机构职能部门、后勤部门、医疗保险部门等非护理岗位护士，未取得护士执业资格人员及未在本院注册的护士。

（二）实际开放床位数

实际开放床位数指在医疗机构长期实际固定开放的床位数量（无论该床

是否被患者占用，都应包含在内）。

包含：编制床位；除编制床位外，经医疗机构确认后可以常规收治患者的床位；开放时间≥统计周期 1/2 的加床床位。

排除：急诊抢救床位、急诊观察床位、手术室床位、麻醉恢复室床位、血液透析室床位、接产室的待产床和接产床、母婴同室的新生儿床、检查床、治疗床、临时加床。

（三）病区

病区指在医疗机构中有实际的住院床位，医院中住院患者接受诊疗、生活的场所，也是医院全面开展医疗、教学、科研的场所的总称（包含重症医学科）。

（四）重症医学科

重症医学科指医院中设置的独立收治危重患者的科室或病区，其人员管理、配备和使用独立于其他科室或病区。

包含：综合重症监护病房、独立的专科重症监护病房（如呼吸科重症监护病房、新生儿重症监护病房等）。

排除：科室内部设立的重症监护病房、与其他科室或病区存在人员交叉管理使用的重症监护病区。

（五）儿科病区

儿科病区指独立设置的收治 18 岁及以下儿童的科室或病区，提供全面的预防和医疗服务。

包含：儿童呼吸、消化、神经、泌尿、血液、内分泌等内外科疾病的儿童病区。

排除：新生儿重症监护病区、儿童重症监护病区、儿科门诊、急诊等。

五、数据收集方法

通过医疗机构内各种信息系统，如 HIS、医疗机构病案信息系统、医疗机构人力资源管理信息系统、医疗机构质量管理信息系统、NIS 等产生的医疗机构信息统计报表，来获取通用类数据。

如医疗机构无信息系统，可利用 Office 等办公软件建立相关的数据收集表来收集统计相关数据信息。

六、指标分析建议

建议此指标按季度及年度进行统计监测。

全年的指标值应直接利用公式获取，禁止通过各月数值的算术平均数或者各月数值的分子、分母累加获取。如执业护士人数的计算方法为统计周期初执业护士人数与统计周期末执业护士人数之和除以2。因此，当以年为周期时，执业护士人数应取1月1日执业护士人数和12月31日执业护士人数的平均数。

床护比可应用于护理人力配置的预判和护理质量与护理人力配置关联推断两个方面。在评价医疗机构及各病区护理人力配备情况、新开医疗机构及其病区配备护理人员配备时可参考使用此指标。

管理者可定期分析各个病区床护比，通过床护比的变化判断护理人力的配置是否合理，从而提前进行护理质量风险的预判，准备应对预案，以保障患者的安全，提高护理质量。

因各个医疗机构编制床位数与实际开放床位数均有一定差异，收治病种、危重患者的比例不同，且较多医疗机构病区会在实际开放床位的基础上临时加床，所以床护比作为基本的护理人力配备指标之一并不能完全评价临床护理人力配备是否合理。还应根据床位使用率、平均住院日、危重患者人数等实际护理工作量来进行护士人力配备。

如果医疗机构床护比指标的监测结果低于或高于公开的阈值上下限，在考虑监测方法可靠性的同时，也应考虑其专科特点和收治住院患者的情况等因素。同区域或同类型的医疗机构的指标可能更具有参考价值。

第二节 护患比

一、指标定义

护患比即统计周期内当班责任护士数与其负责护理的住院患者数之比。根据监测范围的不同，可分为白班平均护患比、夜班平均护患比、平均每天护患比、时点调查护患比等。

（一）白班平均护患比

白班平均护患比指统计周期内，每天白班责任护士数与其负责护理的住院患者数之比。

（二）夜班平均护患比

夜班平均护患比指统计周期内，每天夜班责任护士数与其负责护理的住院患者数之比。

（三）平均每天护患比

平均每天护患比指统计周期内，每天白班、夜班责任护士数之和与其负责护理的住院患者数之和之比。

（四）时点调查护患比

时点调查护患比指某时刻的病区责任护士数与其负责护理的住院患者数之比。

二、指标意义

该指标在反映护理人力的匹配、保障患者安全、评估护理服务质量、科学调配护理资源、提升护理工作效率、优化护理服务流程以及促进护理专业发展等方面具有重要意义。医疗机构可以通过对护患比指标的监测和分析，建立一种以护理服务需求为导向的科学调配护理人力的管理模式，为患者提供更加安全、高效、优质的护理服务。

三、计算公式

$$白班平均护患比（1：X）=1：\frac{同期白班护理患者数}{统计周期内白班责任护士数}$$

$$夜班平均护患比（1：X）=1：\frac{同期夜班护理患者数}{统计周期内夜班责任护士数}$$

$$平均每天护患比（1：X）=1：\frac{同期每天白班、夜班护理患者数之和}{统计周期内每天白班、夜班责任护士数之和}$$

$$时点调查护患比（1：X）=1：\frac{该时点住院患者数}{某时点病区责任护士数}$$

四、说明

（一）班次

班次分"白班""夜班"两类。因各医疗机构护理班次存在差异，统计以8小时为1个标准班次时长，责任护士每工作8小时计为1名责任护士数，患者每被护理8小时计为1名护理患者数。

班次的起止时间依据本单位的班次规定时间，如白班08:00~12:00，13:00~17:00（白班时长8小时），夜班16:00~次日08:00（夜班时长16小时）；或白班08:00~20:00（白班时长12小时），夜班20:00~次日08:00（夜班时长12小时）等，医疗机构间可以不同。

特殊说明：注意区分班次时长与工作时长。班次时长为班次起止时间之差，为固定值。工作时长为责任护士具体工作的时长。如某医院白班08:00~17:00，责任护士1排班08:00~13:00，责任护士2排班10:00~14:00，则白班时长为9小时，责任护士1白班工作时长为5小时，责任护士2白班工作时长为4小时。

（二）责任护士

责任护士是需要对分管患者提供连续性、整体性护理服务的执业护士。

包括：直接护理患者的护士。计算责任护士人力时，"帮班""两头班"等相关辅助护理岗位护士人力直接护理患者时也应计算在内。

排除：治疗班护士、办公班护士、药班护士、中医班护士、护士长（一般情况下，护士长不计算在内，当护士长承担责任护士的工作时才计算在内），以及其他非直接护理患者的护士。

（三）责任护士数

责任护士数指统计周期内所有责任护士之和，责任护士每工作8小时计为1名责任护士数。某班责任护士数＝某班次时段内所有责任护士上班小时数之和除以8。

1. 白班责任护士数＝白班所有责任护士工作时长之和除以8。如果某病区白班08:00~18:00（白班时长10小时），某天排班共有白班责任护士7名，其中5人每人白班时段内工作时长8小时，另外2人，每人白班时段内工作时长6小时则该白班责任护士数为（5×8＋2×6）÷8＝6.5人。

2. 夜班责任护士数＝夜班所有责任护士工作时长之和除以8。如果某病区夜班17:00~次日08:00（夜班时长15小时），某天排班共有夜班责任护士6名，其中有2个责任护士17:00~次日01:00值班，有2个责任护士01:00~08:00值班，夜班"帮班"护士2名每人工作时长4小时；则该夜班责任护士数为（2×8＋2×7＋2×4）÷8＝4.75人。

3. 统计周期内责任护士总数为累计统计周期内每天白班、夜班责任护士数之和。

4. 某时点责任护士数为医疗机构进行时点调查时，统计调查时的病区责任护士数之和。特殊说明：时点调查是横断面调查，此处的责任护士数为调查时刻正在上班的责任护士人数，直接统计人数，无须公式换算。

（四）护理患者数

护理患者数指统计周期内，责任护士护理的住院患者工作量，患者每被护理8小时计为1名护理患者工作量。某班护理患者数＝（某班接班时住院患者数＋某班时段内新入患者数）×（班次时长÷8）。新入患者包含新住院和转入患者。

包含：所有办理住院手续的患者。

排除：办理住院手续但实际未达或已达病区立即撤销住院的患者；母婴

同室新生儿。

1. 白班护理患者数=（白班接班时住院患者数+白班时段内新入患者数）×（白班时长÷8）。如某病区白班08:00~17:00（白班时长9小时）。某天白班接班时在院患者30人；白班期间，转出1人，死亡1人，转入2人，新入2人，则该班次"护理患者数"为[30（在院患者）+2（转入）+2（新入）]×（9÷8）=38.25人。

2. 夜班护理患者数=（夜班接班时住院患者数+夜班时段内新入患者数）×（夜班时长÷8）。如某病区夜班16:00~次日08:00（夜班时长16小时）。某天夜班接班时在院患者30人；夜班期间，转出1人，死亡1人，转入1人，新入3人，则该班次"护理患者数"为[30（在院患者）+1（转入）+3（新入）]×（16÷8）=68人。

3. 统计周期内护理的患者总数为累计统计周期内每天白班、夜班护理的患者数之和。

4. 某时点住院患者数为医疗机构进行时点调查时，统计调查时的住院患者数之和。特殊说明：时点调查是横断面调查，此处的住院患者数为调查时刻病区住院患者人数之和，直接统计人数，无须公式换算。

五、数据收集方法

（一）直接观察法

护理人员在工作中直接观察并记录护理患者数量。这种方法可以提供实时数据，但可能对护理人员的正常工作造成一定干扰。

（二）病历统计法

通过查阅患者的病历资料，统计每个患者接受护理的时间和护理人员的数量。这种方法可以提供详细的历史数据，但需要耗费大量的时间进行数据整理。

（三）护理记录法

依据护理记录，计算每个时间段内护理人员与患者的比例。这种方法可以提供连续的数据，但需要确保护理记录的准确性和完整性。

（四）问卷调查法

向护理人员发放问卷，了解他们在一定时间内护理的患者数量。这种方法可以收集大量的数据，但数据的准确性可能受到护理人员记忆偏差的影响。

（五）电子病历系统

利用电子病历系统中的数据，自动计算护患比。这种方法可以提供实时准确数据，但需要医疗机构具备相应的电子病历系统。例如通过护理排班信息系统，获取病区责任护士人数；通过 HIS 获取护理患者人数。

在收集护患比数据时，应根据实际情况选择合适的收集方法。同时，为了确保数据的准确性和可靠性，可以采用多种方法进行交叉验证。

六、指标分析建议

建议此指标按照天、月、季度和年度进行统计，并监测各病区及白班、夜班班次指标数据。根据管理需要，可以监测某时间段护患比。

护患比可以应用于护理人力配置的预判和护理质量与护理人力配置关联推断这两个方面。

管理者定期监测各个病区护患比，并关联护理质量结果进行综合分析，识别护理人力的配置是否合理，进而提前进行护理质量风险的预判，做好应对预案，以保障患者的安全和护理质量。

以护患比为护理人力配备的参考指标时，除考虑护患比关联护理结果质量指标分析外，还应考虑各医疗机构或病区护理的患者病种、疑难程度、护士层级能力等实际情况。

如果医疗机构此指标的监测结果低于或高于被公开的阈值，在考虑监测方法可靠性的同时，也要考虑医疗机构专科特点和护理的住院患者情况等因素。同区域或同类型医疗机构的指标可能更有参考价值。

第三节 每住院患者24小时平均护理时数

一、指标定义

每住院患者24小时平均护理时数指统计周期内，医疗机构病区执业护士实际上班小时数与住院患者实际占床日数的比。

二、指标意义

该指标可反映每个住院患者平均每天实际得到的护理时间，包括直接护理时数、间接护理时数、相关护理时数。

每住院患者24小时平均护理时数可作为动态测量的护理指标之一，与护理结构、过程和结果质量指标相关联，根据患者情况、职业环境和护士能力等因素，动态调整护理人力配置。帮助管理者了解患者所得到的护理服务时长，进而推算出护理工作负荷及患者所需的护理服务时数，合理调配护理人员。

三、计算公式

$$每住院患者24小时平均护理时数 = \frac{同期医疗机构病区执业护士实际上班小时数}{统计周期住院患者实际占用床日数}$$

四、说明

（一）医疗机构病区执业护士实际上班小时数

医疗机构病区执业护士实际上班小时数指统计周期内医疗机构住院病区所有执业护士实际上班小时数之和。

包含：病区护士上班小时数、病区护士长上班小时数、病区返聘护士上班小时数、规范化培训（以下简称"规培"）人员和进修人员执业资格注册地点已变更到本医疗机构的护士上班小时数。

排除：未取得护士执业资格人员上班小时数，非住院病区护士上班小时数，如手术室、门诊、血液透析室等。

（二）住院患者实际占用床日数

住院患者实际占用床日数指统计周期内，医疗机构住院病区每日 0 点住院患者实际占床日数的总和。注意：患者入院后于当日 24 点以前出院或死亡的，应作为实际占用床位 1 日统计。

包含：占用正规病床日数、占用临时加床日数。

排除：占用急诊抢救床日数、急诊观察床日数、手术室床日数、麻醉恢复室床日数、血液透析室床日数、接产室的待产床和接产床床日数、母婴同室新生儿床日数、检查床日数和治疗床日数。

五、数据收集方法

主要来源于医院的 HIS、档案系统、NIS 或护士排班信息。如果信息化程度较高，可以直接从系统中提取，通过护理排班信息系统，获取病区执业护士工作班次及时数；通过 HIS 或医疗机构病案信息系统、医疗机构质量管理信息系统获取住院患者实际占用床日数。否则，可以使用 EXCEL 表格建立护士排班表来计算班次的工时数，建立出入院表，来计算实际占用床日数，进而可计算每住院患者 24 小时平均护理时数。

六、指标分析建议

此指标全年的值不能通过各个月值的算术平均数获得，而应直接利用公式获取分子、分母数值以计算获得。

建议此指标按照月度、季度和年度进行统计，并监测各病区及白班、夜班班次指标数据。根据管理需要，可以测算天、周或某时间段护理时数。

管理者应定期测量并关联护理质量结果进行综合分析，识别护理人力的配置是否合理，进而提前进行护理质量风险的预判，做好应对和预案，以保障患者的安全和护理质量。

该指标作为护理人力配备的参考指标时，除考虑其关联护理结果质量指标分析外，还应考虑各医疗机构或病区收治患者病种、疑难比例不同及工作效率不同的实际情况。

如果此指标的监测结果过低或过高，在考虑监测方法可靠性的同时，也需要考虑医疗机构专科特点和收治住院患者情况等因素。同区域或同类型医疗机构的指标可能更有参考价值。

第四节 不同级别护士配置占比

一、指标定义

不同级别护士配置占比指在医疗机构或其部门中,不同能力级别的护士在全体执业护士中的分布情况。该指标的主要包括以下维度:①工作年限,指护士注册后从事护理工作的年限。②专业技术职称,指经国务院人事主管部门授权的相关机构组织评审的卫生系列专业技术职称级别。③学历(学位),指个体在教育机构的学习经历,通常指学习者最后也是最高层次的学习经历,以教育部门批准实施学历(学位)教育、具有国家认可文凭颁发权力的学校及其他教育机构所颁发的学历(学位)证书为凭证。④护理管理人员,包括护理部主任、护理部副主任、科护士长、护士长、副护士长,以及与上述类别相当且经过医院正式任命的人员;也包括虽无行政职务,但由医院人事部门认可的、在护理部从事医院护理管理工作的护理部干事。⑤病区执业护士,某病区所有取得执业资格的护士,不包括见习护士、实习护士、进修护士。

(一)不同工作年限护士配置占比

不同工作年限护士配置占比指统计周期内,不同工作年限的护士在执业护士中所占的比例。

(二)不同职称护士配置占比

不同职称护士配置占比指统计周期内,不同职称的护士在执业护士中所占的比例。

(三)不同学历(学位)护士配置占比

不同学历(学位)护士配置占比指统计周期内,不同学历(学位)的护士在执业护士中所占的比例。

（四）护理管理人员占比

护理管理人员占比指统计周期内，护理管理人员在执业护士中所占的比例。

（五）病区执业护士占比

病区执业护士占比指统计周期内，病区执业护士在全院执业护士中所占的比例。

二、指标意义

该指标对于护理管理者来说具有重要意义，因为它不仅反映了护理团队的数量和规模，还能揭示护理团队的能力结构。通过深入分析这些指标，管理者可以更好地理解护士队伍的现状，为优化护理团队配置、提升护理服务质量提供数据支持。

三、计算公式

$$某级别护士占比 = \frac{同期某级别执业护士人数}{统计周期内医疗机构执业护士人数} \times 100\%$$

$$某工作年限护士占比 = \frac{同期某工作年限执业护士人数}{统计周期内医疗机构执业护士人数} \times 100\%$$

$$某职称护士占比 = \frac{同期某职称执业护士人数}{统计周期内医疗机构执业护士人数} \times 100\%$$

$$某学历（学位）护士占比 = \frac{同期某学历（学位）执业护士人数}{统计周期内医疗机构执业护士人数} \times 100\%$$

$$护理管理人员占比 = \frac{同期护理管理人员人数}{统计周期内医疗机构执业护士人数} \times 100\%$$

$$病区执业护士占比 = \frac{同期病区执业护士人数}{统计周期内医疗机构执业护士人数} \times 100\%$$

四、说明

（一）某级别执业护士人数

某级别执业护士人数可分别统计不同工作年限、不同专业技术职称、不同学历（学位）护士的人数。

（二）计算公式

计算公式中分子统计周期内某级别执业护士人数，即统计周期初某级别执业护士人数与统计周期末某级别执业护士人数之和除以2；分母统计周期内医疗机构执业护士人数，即统计周期初医疗机构执业护士人数与统计周期末医疗机构执业护士人数之和除以2。

（三）工作年限

统计工作年限时，以护士注册后并从事护理工作算起（满12个月算1年），包含入院前在其他医疗机构注册并从事临床护理工作经历的相关年限。

特殊说明：重症监护病房（intensive care unit，ICU）工作年限统计时，以护士注册后并在本院重症监护类科室连续工作的时长为准，每满12个月算1年。在本院重症监护类科室工作中断不足1年的视为连续工作，中断超过1年的应将中断年限扣除（排除在其他医院ICU的工作年限）。

（四）职称

统计职称时，以取得相应专业技术资格证书并被所在医疗机构聘用为准。排除已取得相应专业技术资格证书但医疗机构未聘用的护士。

（五）学历

统计学历时，以已取得的最高学历（学位）证书为准。排除在读的学历/学位。

（六）护理管理人员占比

护理管理人员占比为医院监测指标，病区无须单独监测。统计时，纳入专职护理管理人员，排除病区护理责任组长等非行政职务护士。

（七）病区执业护士占比

病区执业护士占比为医院监测指标，病区无须单独监测。本指标中的病区指医疗机构有实际住院床位的病区（包含重症医学科）。

五、数据收集方法

建立医疗机构或各病区护士人力资源信息档案。

动态记录护士的工作年限、学历（学位）、专业技术资格、岗位、执业注册等变更或调整。通过信息档案或手工填报获得相关数据。

完善医疗机构信息系统，通过信息系统获取护士人力资源数据。

六、指标分析建议

建议此指标按照季度和年度进行统计。若统计时段间隔较短，可能分子数量变化较小，指标数据意义不大。

此指标全年的值不能通过各个季度值的算术平均数或者各个季度值的分子、分母的累加获得，而应直接利用公式获得。

若医疗机构此指标监测结果明显偏离目标区域同类机构阈值的上、下限，需在确保数据准确的基础上，探讨医疗机构的护士人力结构配置是否合理。

建议将此指标同住院患者院内压力性损伤发生率、非计划性拔管率等结果指标进行关联分析，研究护士的结构配置与相关指标间的关系，指导管理者合理配置护理人力资源，保证护理质量安全。

监测不同工作年限护士配置占比时，重点监测病区 5 年以下护士占比和病区 20 年以上护士占比，侧重引导大家关注高年资护士在临床一线的占比和不同工作年限护士的合理使用安排，进而关注护士的职业发展路径。

第五节 护士离职率

一、指标定义

护士离职率，指统计周期内，某医疗机构中执业护士离职人数与执业护士人数的比例。根据监测维度的不同，可以分为以下几种。

（一）不同工作年限护士离职率

不同工作年限护士离职率指统计周期内，不同工作年限执业护士离职人数在统计周期内医疗机构执业护士人数中的占比。

(二)不同职称护士离职率

不同职称护士离职率指统计周期内,不同职称执业护士离职人数在统计周期内医疗机构执业护士人数中的占比。

(三)不同学历(学位)护士离职率

不同学历(学位)护士离职率指统计周期内,不同学历(学位)执业护士离职人数在统计周期内医疗机构执业护士人数中的占比。

二、指标意义

该指标是反映医疗机构组织与护理队伍是否稳定的重要指标。医疗机构可以及时发现问题并进行改进,提高护士的工作满意度和护理质量,保障患者安全,减少经济成本。为管理者制订人员招聘、培训计划,改善管理策略等方面提供依据。

三、计算公式

$$护士离职率 = \frac{同期执业护士离职人数}{统计周期内医疗机构执业护士人数} \times 100\%$$

$$某工作年限护士离职率 = \frac{同期某工作年限执业护士离职人数}{统计周期内医疗机构执业护士人数} \times 100\%$$

$$某职称护士离职率 = \frac{同期某职称执业护士离职人数}{统计周期内医疗机构执业护士人数} \times 100\%$$

$$某学历(学位)护士离职率 = \frac{同期某学历(学位)执业护士离职人数}{统计周期内医疗机构执业护士人数} \times 100\%$$

四、说明

离职,指自愿离职,主要是指由于护士不满意自己的工作等原因自愿离职。不包括其他离职原因,如疾病、伤残、死亡、辞退或退休。新入职护士未与医疗机构签订劳动合同而离开医疗机构不纳入离职范围。岗位调整以护士执业注册为界定标准,院内岗位调整未变更注册者不纳入离职范围。

计算公式中,分母统计周期内医疗机构执业护士人数,即统计周期初医疗机构执业护士人数与统计周期末医疗机构执业护士人数之和除以2。

五、数据收集方法

建立全院护士离职数据记录表，获得数据，填写汇总表。

从医疗机构人力资源部门获取离职护士的具体信息。

建立详细的护士离职数据库，包括离职时间、原因、工作年限、职位、年龄等信息。

六、指标分析建议

建议此指标按照季度和年度进行统计。若统计时段间隔较短，可能分子数量变化较小，指标数据意义不大。

此指标全年的值不能通过各个季度值的算术平均数或者各个季度值的分子、分母的累加获得，应直接利用公式获得。

护士离职率指标结果公开报告应为医疗机构层面结果。医疗机构可以备注离职护士所属病区，采集不同病区类型护士离职情况，以便医疗机构内部分析和质量改进。

建议此指标与护士执业环境、住院患者院内压力性损伤发生率等结果指标进行关联分析，研究护士离职率的变化与相关指标间的关系，指导管理者采取合理措施稳定护理队伍，提高团队凝聚力及竞争力。

第六节　住院患者身体约束率

一、指标定义

住院患者身体约束率指统计周期内，住院患者身体约束日数在同期住院患者实际占用床日数中所占的比例。其中，相关概念包括以下几点。

（一）约束

约束是指一切用物理、药物、环境等措施来限制患者活动能力的行为。

（二）身体约束

身体约束是指通过将相关器具或设备附加在患者的身体上（这些器具或设备不能被患者自行控制或轻易移除），限制其身体或身体某部位自由活动和（或）触及自己身体的某些部位。

（三）约束用具

约束用具是指用于自伤、可能伤及他人的患者，限制其身体或身体某一部位的活动，以达到维护患者安全，保证治疗、护理顺利进行的各种用具。约束用具包括皮质或棉质的腕踝关节约束带、约束大单、软带、背心、连手套、骨盆带、背带、轮椅安全带、床栏等。约束用具不包括作为治疗方法应用的设施或物品，如矫形器、模型固定器、牵引器等。某些设施是否属于约束用具要看用途，如拉起床栏是为了支撑呼吸机管道或协助患者翻身、坐起，所以床栏就不属于约束用具。

二、指标意义

身体约束率是一个过程指标，它反映了在医疗机构中，为了限制患者活动或正常运用身体的自由，而采取的各种徒手或物理、机械约束措施的比例。这个指标的意义在于通过对住院患者身体约束率的监测，医院或护理部门能够及时获得约束用具的使用率、约束用具使用导致的不良事件和约束用具使用的其他相关信息。通过根本原因分析，找到过度使用约束用具的原因，并采取措施以减少对患者的约束，保障患者的安全。

三、计算公式

$$住院患者身体约束率 = \frac{同期住院患者身体的约束日数}{统计周期内住院患者实际占用床日数} \times 100\%$$

四、说明

（一）身体约束日数

单位时间内每位住院患者每天不限约束1个或多个部位、不限约束时长，均计为1日。

（二）身体约束排除

身体约束需要排除以下情况：术中因体位需要的约束；麻醉恢复室的约束；药物约束；床栏约束（为预防患者坠床等原因使用护栏固定于床边两侧）；因疾病需要的空间限制（如传染性疾病隔离）；矫形器、模型固定器、牵引器等治疗设施的固定；儿童注射临时制动；新生儿日常包裹等。

（三）住院患者实际占用床日数

住院患者实际占用床日数指统计周期内医疗机构住院病区每日 0 点住院患者实际占用的床日数总和。患者入院后于当日 24 点以前出院或死亡的，应作为实际占用床位 1 日统计。

包含：占用正规病床日数、占用临时加床日数。

排除：占用急诊抢救床日数、急诊观察床日数、手术室床日数、麻醉恢复室床日数、血液透析室床日数、接产室的待产床和接产床的床日数、母婴同室新生儿床日数、检查床日数和治疗床日数。

五、数据收集方法

建立全院身体约束评估及使用记录表，填写汇总表。

动态记录身体约束使用时间。

完善医疗机构信息系统，通过信息系统获得住院患者实际约束人次、约束时间、实际占用床日数等。

创建或使用现有的数据收集工具，如电子健康记录系统来记录身体约束情况。

六、指标分析建议

建议此指标的统计周期为季度和年度，也可作为横断面调查指标，每年某一个时点调查 1 次。在进行时点调查时，应统计此时正在约束状态的患者人数，约束期间的短时放松视为约束状态。

此指标全年的值不能通过各个季度的算术平均数获得，应直接利用公式获取分子、分母数值以计算获得。

医疗机构此指标的监测结果低于或高于被公开的阈值，应建议院级或科室安全管理小组专业人员进行复核。在考虑监测方法可靠性的同时，也需要考虑医疗机构专科特点和收治住院患者情况等因素。同区域或同类型医疗机构的指标更有参考价值。

医疗机构也可对患者身体约束部位、时长分别进行统计，计算得出各部位身体约束率、平均每位患者的约束时长，利于医疗机构或病区进行相关分析，提出整改措施，持续推进质量改进。

建议同步监测非计划性拔管率、跌倒发生率，以及合理镇静的比例。

建议医疗机构内部不同科室之间进行对比分析。

第七节　住院患者跌倒发生率

一、指标定义

住院患者跌倒发生率是指在医疗机构中，住院患者在没有预见性的情况下倒于地面或倒于比初始位置更低的地方的次数与总住院人次数的比例。这种跌倒可能伴或不伴有外伤。可以由生理原因（晕厥）或是环境原因（如地板较滑）造成。无论跌倒的原因是什么，所有无帮助以及有帮助的跌倒均应包含在内。对住院患者跌倒发生情况的监测包含3个指标：住院患者跌倒发生率、住院患者跌倒伤害占比和住院患者跌倒伤害某等级占比。

（一）住院患者跌倒发生率

住院患者跌倒发生率指统计周期内，住院患者发生跌倒的例次数（包括造成或未造成伤害）与同期住院患者实际占用床日数的千分比。

（二）住院患者跌倒伤害占比

住院患者跌倒伤害占比指统计周期内，住院患者发生跌倒伤害的总例次数占同期住院患者中发生跌倒例次数的百分比。

（三）住院患者跌倒伤害某等级占比

住院患者跌倒伤害某等级占比指统计周期内，住院患者中发生某等级跌倒伤害的例次数占同期住院患者中发生跌倒伤害总例次数的百分比。

（四）跌倒伤害

跌倒伤害指患者跌倒后造成不同程度的伤害甚至死亡。美国国家护理质量数据库根据跌倒对患者造成的影响做出如下分级。

跌倒无伤害（0级）：住院患者跌倒后，评估无损伤症状或体征。

跌倒轻度伤害（1级）：住院患者跌倒导致青肿、擦伤、疼痛，需要冰敷、包扎、伤口清洁、肢体抬高、局部用药等。

跌倒中度伤害（2级）：住院患者跌倒导致肌肉或关节损伤，需要缝合、使用皮肤胶、夹板固定等。

跌倒重度伤害（3级）：住院患者跌倒导致骨折、神经或内部损伤，需要手术、石膏固定、牵引等。

跌倒死亡：住院患者因跌倒受伤而死亡（不是由引起跌倒的生理事件本身而导致的死亡）。

二、指标意义

监测和评估医疗机构或部门的患者跌倒情况，通过根本原因分析和有效对策的实施，降低患者跌倒的风险及发生率，保障患者安全。此指标不仅是衡量医疗机构或部门护理质量的重要指标之一，也是保障患者安全、提升护理服务质量的重要手段。

三、计算公式

$$住院患者跌倒发生率 = \frac{同期住院患者跌倒例次数}{统计周期内住院患者实际占用床日数} \times 1000‰$$

$$住院患者跌倒伤害占比 = \frac{同期住院患者跌倒伤害总例次数}{统计周期内住院患者跌倒例次数} \times 100\%$$

$$住院患者跌倒伤害某等级占比 = \frac{同期住院患者某等级跌倒伤害例次数}{统计周期内住院患者跌倒伤害总例次数} \times 100\%$$

四、说明

（一）住院患者跌倒例次数

住院患者跌倒发生例次数为统计周期内所有住院患者在医疗机构任何场所发生的跌倒例次数之和，同一患者多次跌倒按实际发生频次计算。

计算跌倒例次数时，无帮助及有帮助的跌倒均应包含在内。其中，有帮助的跌倒是指当跌倒发生时有工作人员在患者身边，并帮助患者减轻跌倒时的冲击或阻止跌倒的发生，从而试着将跌倒带来的影响最小化，如当患者行走突感乏力时，工作人员将患者缓慢扶坐至地上。若跌倒发生时帮助患者的是其家属或访客，则此类情况视为无帮助的跌倒。在跌倒已经发生后帮助患者回到床上或椅子上也不属于有帮助的跌倒。

如果院内患者从医疗机构 A 科室转入 B 科室，在转运途中发生跌倒记在 A 科室，交接班结束后发生跌倒记在 B 科室。如果住院患者在手术室、导管室、血液透析室、内镜中心以及各检查科室等发生跌倒，可以由患者所在的住院病区上报，并备注相关科室，便于相关科室做好跌倒防范的持续改进。

（二）住院患者跌倒伤害总例次数

跌倒伤害总例次数为跌倒伤害严重度 1 级例次数、跌倒伤害严重度 2 级例次数、跌倒伤害严重度 3 级例次数和跌倒死亡例数 4 项之和，应小于或等于跌倒发生总例次数。

（三）住院患者实际占用床日数

住院患者实际占用床日数为统计周期内医疗机构住院病区每日 0 点住院患者实际占用的床日数总和。患者入院后于当日 24 点以前出院或死亡的，应作为实际占用床位 1 日统计。

包含：占用正规病床日数、占用临时加床日数。

排除：占用急诊抢救床日数、急诊观察床日数、手术室床日数、麻醉恢复室床日数、血液透析室床日数、接产室的待产床和接产床的床日数、母婴同室新生儿床日数、检查床日数和治疗床日数。

五、数据收集方法

建立全院跌倒情况记录表，准确记录跌倒发生时间、跌倒伤害等级和处理措施。

完善医疗机构相关信息系统，通过不良事件上报系统获得跌倒发生例次数和跌倒造成不同程度伤害的例次数；通过 HIS 获取住院患者实际占用床日数。

六、指标分析建议

建议此指标的统计周期为季度和年度，也可根据实际情况确定，如按月统计。若统计时段间隔较短，可能会因为分母数量小导致该率的数值高。

此指标全年的值不能通过各个月值的算术平均数获得，应直接利用公式获取分子、分母数值以计算获得。

若医疗机构此指标的监测结果低于目标区域同类机构的阈值下限，需要探讨当前医疗机构跌倒监测方法的可靠性是否能够保证。

若医疗机构此指标的监测结果低于被公开的阈值下限，在考虑监测方法可靠性的同时，也需要考虑医疗机构专科特点和收治住院患者情况等因素。同区域或同类型医疗机构的指标可能更有参考价值。

若医疗机构此指标的监测结果高于被公开的阈值上限，应建议院级或科室专业小组人员进行分析并持续推进质量改进。

建议医疗机构关注二级以上跌倒伤害发生率，并进行相关分析，提出整改措施，持续推进质量改进。

建议同步监测住院患者跌倒相关信息（附录1），包括跌倒的时间、地点、跌倒前患者活动能力、发生过程、跌倒风险评估工具等信息，有利于医疗机构或病区进行分析并提出针对性整改措施，进行质量改进。

第八节 住院患者院内压力性损伤发生率

一、指标定义

压力性损伤,又称为褥疮、压疮,是指由强烈和(或)长期存在的压力或压力联合剪切力导致的发生在皮肤和(或)皮下组织的局限性损伤,表现为局部组织受损,表皮完整或开放性溃疡,可伴有疼痛感,通常发生在骨隆突处或皮肤与医疗设备接触处。压力性损伤分期依照《压力性损伤临床防治国际指南2019》界定为1期、2期、3期、4期、深部组织损伤期和不可分期。院内压力性损伤是指患者入院24小时后新发生的压力性损伤。院外带入压力性损伤是指患者在院外及入院24小时内发生的压力性损伤。

（一）住院患者院内压力性损伤发生率

住院患者院内压力性损伤发生率指统计周期内,住院患者院内压力性损伤新发例数与统计周期内住院患者总数的百分比。

（二）住院患者2期及以上院内压力性损伤发生率

住院患者2期及以上院内压力性损伤发生率指统计周期内,住院患者2期及以上院内压力性损伤新发例数与统计周期内住院患者总数的百分比。

（三）住院患者2期及以上院内医疗器械相关压力性损伤发生率

住院患者2期及以上院内医疗器械相关压力性损伤发生率指统计周期内,住院患者2期及以上院内医疗器械相关压力性损伤新发例数与统计周期内住院患者总数的百分比。

（四）住院患者压力性损伤现患率

住院患者压力性损伤现患率指某一特定时间点,住院患者中已经发生压力性损伤且未痊愈的总人数与该时间点参与调查住院患者总数的百分比。即某一特定时间点所有参与调查的住院患者中患有压力性损伤者的比例。

（五）住院患者2期及以上压力性损伤现患率

住院患者2期及以上压力性损伤现患率指某一特定时间点,住院患者中已经发生 2 期及以上压力性损伤且未痊愈的总人数与该时间点参与调查住院患者总数的百分比。即某一特定时间点所有参与调查的住院患者中患有 2 期及以上压力性损伤者比例。

二、指标意义

通过对压力性损伤发生率的监测，医疗机构可以了解其发生的现状、趋势、特征及影响因素，为预防、控制等管理活动提供依据，可以进行历史性、阶段性的自身比较，或与国家、地区标杆水平相比较，并进行目标性改善，可减少院内压力性损伤发生，减轻患者痛苦，提高其生活质量。

住院患者压力性损伤现患率反映医疗机构压力性损伤现存情况，有助于分析压力性损伤流行趋势、流行特征，也可以佐证院内压力性损伤发生率的真实性，反映医疗机构压力性损伤管理质量，从而提高护理质量。

三、计算公式

住院患者院内压力性损伤发生率 =

$$\frac{同期住院患者院内压力性损伤新发例数}{统计周期初住院患者总数 + 周期内新入院患者总数} \times 100\%$$

住院患者 2 期及以上院内压力性损伤发生率 =

$$\frac{同期住院患者 2 期及以上院内压力性损伤新发例数}{统计周期初住院患者总数 + 周期内新入院患者总数} \times 100\%$$

住院患者 2 期及以上院内医疗器械相关压力性损伤发生 =

$$\frac{同期住院患者 2 期及以上院内医疗器械相关压力性损伤新发例数}{统计周期初住院患者总数 + 周期内新入院患者总数} \times 100\%$$

住院患者压力性损伤现患率 = $\frac{某时点住院患者压力性损伤现患数}{该时点参与调查的住院患者总数} \times 100\%$

住院患者 2 期及以上压力性损伤现患率 =

$$\frac{某时点住院患者 2 期及以上压力性损伤现患数}{该时点参与调查的住院患者总数} \times 100\%$$

四、说明

（一）住院患者总数

住院患者总数为统计周期初在院患者数与单位时间内新入院患者数之和。

包含：所有办理住院手续的患者。

排除：办理住院手续但实际未到达病区或退院的患者；母婴同室新生儿。

（二）院内压力性损伤新发例数

院内压力性损伤新发例数指统计周期内，患者入院 24 小时后新发生院内压力性损伤的患者数之和。住院患者在统计周期内发生 1 处及以上压力性损伤者，计算为 1 例，期别按最高期别统计。院外带入压力性损伤患者入院后发生了新部位的压力性损伤也计算为 1 例。

包含：所有入院 24 小时后发现或证实的 1~4 期压力性损伤、不可分期压力性损伤、深部组织损伤、医疗器械相关压力性损伤、黏膜压力性损伤等。

排除：因动脉阻塞、静脉功能不全、糖尿病相关神经病变、失禁相关性皮炎等造成的皮肤损伤，以及院外带入压力性损伤。

（三）压力性损伤现患数

压力性损伤现患数指调查时已经发生压力性损伤且未痊愈的住院患者人数，包含院内压力损伤和院外带入压力性损伤。

（四）压力性损伤分期

压力性损伤分期见表 2-1。

表 2-1 《压力性损伤临床防治国际指南 2019》压力性损伤分期

压力性损伤分期	临床表现
1 期	皮肤完整，出现指压不变白的红斑；深肤色皮肤可能没有明显的变白，其颜色可能与周围区域不同；与邻近组织相比该区域可能有疼痛、坚硬、柔软、发凉或发热
2 期	部分皮层缺损伴真皮层外露；伤口常呈粉红色或红色，湿润，无腐肉、焦痂；也可表现为完整的或破损的浆液性水疱，脂肪及深部组织未暴露

（续表）

压力性损伤分期	临床表现
3期	全层组织缺损；可见皮下脂肪，但未见骨骼、肌腱或肌肉；可有腐肉，但不影响观察组织缺失的深度；可能存在潜行和窦道
4期	全层组织缺失，骨骼、肌腱或肌肉外露；伤口床的某些部位可能有腐肉或焦痂；通常存在潜行和窦道；此前压力性损伤的深度因解剖位置而变化
不可分期	全层皮肤和组织缺失，溃疡基底部被腐肉（黄色、褐色、灰色、绿色或棕色）和（或）焦痂（褐色、棕色或黑色）所覆盖；只有彻底去除腐肉和（或）焦痂，才能进行分期；不包括暴露/清创后重新分为3期或4期压力性损伤
深部组织损伤	局部皮肤呈现持续指压不变白的深红色、栗色、紫色，或表皮分离后可见黑色创基或充血性水疱；深色皮肤的颜色改变可能不同；与邻近组织相比，该区域可有疼痛、坚硬、松软、潮湿、发凉或发热；此种损伤不能用于描述血管性、创伤性、神经性或皮肤病相关性的创面

（五）压力性损伤好发部位

仰卧位时好发于枕骨、肩胛部、肘部、脊椎体隆突处（尤其是骶部）和足跟。

侧卧位时好发于耳部、肩峰、肘部、髋部、膝关节内外侧以及内外踝。

俯卧位时好发于耳部、颊部、肩部、女性乳房、男性生殖器、髂脊、膝部和脚趾。

坐位时好发于坐骨结节和足跟。

（六）转病区患者的统计

患者从A病区转入B病区，如交接时存在院内压力性损伤计为A病区例数，交接后发生的新部位压力性损伤计为B病区例数。在计算院级院内压力性损伤发生率时作为1例计算。

统计周期内，住院患者甲曾住过A病区和B病区，患者在A病区和B病区住院期间均新发院内压力性损伤，在两个病区压力性损伤发生例数中均计为1例，而在全院压力性损伤统计中仍计为1例，此时会出现各病区压力性损伤发生人数之和大于全院压力性损伤发生人数的情况。

（七）病区住院人数

统计周期内同一位住院患者在一次住院期间曾 N 次入住监测目标病区，统计病区住院人数时计为 N。

五、数据收集方法

压力性损伤患者数可以通过电子病历系统和 NIS 查阅，通过不良事件上报系统采集，通过登记单人工采集等。

建立全院压力性损伤记录表，动态记录压力性损伤发生时间、部位、护理措施情况。

住院患者人数可以通过医疗机构相关信息系统在病案日报系统中直接采集，或通过病案日报手工统计等方法采集。

六、指标分析建议

建议住院患者压力性损伤发生率指标按照季度和年度进行统计，也可根据实际情况确定，如按月度统计。若统计时段间隔较短，可能会因为分母数量小导致该率的数值高。

此指标全年的值不能通过各个季度值的算术平均数或者各个季度值的分子、分母的累加获得，应直接利用公式计算获得。

住院患者院内压力性损伤现患率统计频率建议至少每季度 1 次。现患率调查由经过培训的人员进行，调查前做调查员内部一致性分析，以保证数据的准确性。统计被调查住院患者数及被调查患者中压力性损伤患者人数。统计住院患者压力性损伤现患率时可根据公式进行计算也可根据医疗机构的实际情况，具体分为住院患者院内压力性损伤现患率和住院患者院外带入压力性损伤现患率。

若医疗机构上述指标的监测结果低于目标区域同类机构的阈值下限，需要从监测方法上探讨当前医疗机构压力性损伤监测方法的"可靠性"是否能够保证。

若医疗机构上述指标的监测结果低于被公开的阈值下限，在考虑监测方法可靠性的同时，也需要考虑医疗机构专科特点和收治住院患者情况等因素。建议按照病区层面进行统计，如区分内科、外科、妇科、产科、儿科、重症监护科。同区域或同类型医疗机构的指标可能更有参考价值。

若医疗机构上述指标的监测结果高于被公开的阈值上限，除考虑医疗机构专科特点和收治住院患者的情况外，还应考虑护理人员对压力性损伤定义及分期的界定及实际情况，应建议院级或病区压力性损伤小组专业人员进行复核，以确保压力性损伤判定正确，同时真实反映医疗机构院内压力性损伤的发生率及现患率。

由于临床对1期压力性损伤的界定存在一定困难（如肤色较深的人群），以及对1期压力性损伤预期的乐观认识，可能存在不报、漏报的现象。为使压力性损伤发生率、现患率能准确反映压力性损伤发生情况，建议统计2期及以上期别的院内压力性损伤。如果医疗机构护士上报意识强或信息技术较好也可以分类统计出包含1期压力性损伤和不包含1期压力性损伤两个数值，数据更为客观。

建议同步监测新发2期及以上院内压力性损伤相关信息（附录2），包括压力性损伤的风险评估工具、风险评估级别、发生时间、分期和类型等信息，有利于医疗机构或病区进行相关分析，提出针对性的整改措施，进行质量改进。

第九节　置管患者非计划性拔管率

一、指标定义

置管患者非计划性拔管率，指统计周期内，住院患者发生某导管非计划性拔管例次数与该类导管留置总日数的千分比。非计划性拔管，又称意外拔管，是指患者有意造成或任何意外所致的拔管，即非诊疗计划范畴内的拔管。

（一）非计划性拔管常见情况

1. 未经医护人员同意，患者自行拔除导管。
2. 各种原因导致导管滑脱。

3. 因导管质量问题及导管堵塞等情况需要提前拔除导管。

4. 发生导管相关性感染需要提前拔除导管。

（二）非计划性拔管类型

常见的非计划性拔管发生率根据监测内容不同，分为气管导管（气管插管、气管切开）、胃肠管（经口、经鼻）、导尿管、中心静脉导管（central venous catheter，CVC）和外周中心静脉导管（peripherally inserted central venous catheter，PICC）非计划性拔管等。

气管导管（气管插管、气管切开）非计划性拔管率：统计周期内，住院患者发生气管导管（气管插管、气管切开）非计划性拔管例次数与该类导管留置总日数的千分比。

胃肠管（经口、经鼻）非计划性拔管率：统计周期内，住院患者发生胃肠管（经口、经鼻）非计划性拔管例次数与该类导管留置总日数的千分比。

导尿管非计划性拔管率：统计周期内，住院患者发生导尿管非计划性拔管例次数与该类导管留置总日数的千分比。

CVC 非计划性拔管率：统计周期内，住院患者发生 CVC 非计划性拔管例次数与该类导管留置总日数的千分比。

PICC 非计划性拔管率：统计周期内，住院患者发生 PICC 非计划性拔管例次数与该类导管留置总日数的千分比。

二、指标意义

置管患者非计划性拔管率是一个重要的护理敏感质量指标，用于衡量医疗机构在降低非计划性拔管方面的效果和护理管理质量。通过定期监测分析该指标，医疗机构可以及时发现存在的问题并采取有效的改进措施，从而降低非计划性拔管率，提高护理质量和安全性。同时有助于及时发现导管非计划性拔管的现状、趋势、特征及危险因素，为其预防、控制和制订质量改进目标提供科学依据，提升医护团队服务的规范性及专业性。

三、计算公式

$$置管患者非计划性拔管率 = \frac{同期该类导管非计划性拔管例次数}{统计周期内某类导管留置总日数} \times 1000‰$$

$$气管导管（气管插管、气管切开）非计划性拔管率 = \frac{同期气管导管（气管插管、气管切开）非计划性拔管例次数}{统计周期内气管导管（气管插管、气管切开）留置总日数} \times 1000‰$$

$$胃肠管（经口、经鼻）非计划性拔管率 = \frac{同期胃肠管（经口、经鼻）非计划性拔管例次数}{统计周期内胃肠管（经口、经鼻）留置总日数} \times 1000‰$$

$$导尿管非计划性拔管率 = \frac{同期导尿管非计划性拔管例次数}{统计周期内导尿管留置总日数} \times 1000‰$$

$$CVC 非计划性拔管率 = \frac{同期 CVC 非计划性拔管例次数}{统计周期内 CVC 留置总日数} \times 1000‰$$

$$PICC 非计划性拔管率 = \frac{同期 PICC 非计划性拔管例次数}{统计周期内 PICC 留置总日数} \times 1000‰$$

四、说明

（一）某导管非计划性拔管例次数

某导管非计划性拔管例次数指统计周期内留置某类导管的住院患者发生该类导管非计划性拔管的例次数。同一住院患者在单位时间内发生的非计划性拔管例次数按实际发生频次计算。若某季度内留置的某类导管非计划性拔管例次数为 0，则该季度此类导管的非计划性拔管率为 0，但其导管留置日数仍需要统计填报，以免影响此类导管年度非计划性拔管率的计算。

包含：患者自行拔除导管；各种原因导致导管滑脱；因导管质量问题及导管堵塞等情况需要提前拔除导管；因导管相关感染需提前拔除导管。

排除：根据患者病情转归程度，医生认为达到拔除导管指征，医嘱拔除导管；导管留置时间达到上限，应拔除或更换导管；一次性插管的导管；门诊、急诊等非住院病区患者的非计划性拔管。

（二）某导管留置总日数

某导管留置总日数指统计周期内住院患者留置某类导管的日数之和。留置导管每跨越0点1次计1日，当天置入并拔除的导管不统计。带管入院患者以入院当日开始，每跨越0点1次计1日；带管出院患者以出院日期为止。对于转科患者某导管的使用，所属病区应根据该导管的长期医嘱和住院患者入、出病区记录确定。如根据入、出病区记录，住院患者甲在某日跨越0点时住在A病区，那么住院患者甲该日导管留置日数应归属A病区。

包含：住院患者留置某类导管处于长期医嘱执行状态的日数。

排除：一次性插管患者插管日数，门诊、急诊等非住院病区置管患者的留置日数。

（三）气管导管

气管导管统计时，包含气管插管和气管切开。

（四）胃肠管

胃肠管（经口、经鼻）统计时，排除胃肠造瘘管、一次性插管的导管，如单纯洗胃。

（五）CVC

CVC指经锁骨下静脉、颈内静脉、股静脉置管，尖端位于上腔静脉或下腔静脉的导管。本书暂不纳入血液透析及血液滤过使用的CVC。

（六）PICC

PICC指经上肢贵要静脉、肘正中静脉、头静脉、肱静脉、颈外静脉（新生儿还可通过下肢大隐静脉、头部颞静脉、耳后静脉等）穿刺置管，尖端位于上腔静脉或下腔静脉的导管。

五、数据收集方法

不良事件管理系统，用于记录和分析各类不良事件，包括非计划性拔管事件。通过该系统，可以方便地获取非计划性拔管的例次数。

HIS中通常包含了患者的详细信息，包括医嘱、执行记录等。通过查询与导管相关的医嘱记录，可以统计出某类导管留置的总日数。

专门的信息统计系统,用于收集和分析各类医疗数据。这些系统通常能够直接提供非计划性拔管率和导管留置总日数的统计数据。

对于未建立完善信息化系统的医院,也可以通过手工方式直接收集数据。例如,护士在护理过程中记录非计划性拔管事件,并在特定时间节点统计导管留置的总日数。

六、指标分析建议

以上公式的计算方法是目前国内外较普遍的计算方法,尤其常用于重症医学科气管导管非计划性拔管监测。此种方法考虑了住院日对非计划性拔管影响,住院日较长会增加非计划性拔管的风险。不同留置管道周期时间段内非计划性拔管率和特征有一定差别,挖掘其拔管相关因素,利于护理质量的持续改进。

建议此指标按照季度或年度进行统计,也可根据实际情况确定,如按月度统计。若统计时段间隔较短,可能会因为分母数量小导致该率的数值高。

此指标全年的值不能通过各个季度值的算术平均数或者各个季度值的分母累加获得,应利用公式计算获得。

医疗机构此指标的监测结果低于目标区域同类机构被公开的阈值下限或高于上限,需要探讨当前医疗机构非计划性拔管监测方法的可靠性是否能够保证,提高护理人员对于此指标重要性的认知度和上报真实不良事件的有效性。在考虑监测方法可靠性的同时,也需要考虑医疗机构专科特点、收治住院患者情况、护患比等多种因素。

患者带管的类别众多,可根据医疗机构实际情况,关注本医疗机构重点病区的高危导管,以及一些置管比较普遍且非计划性拔管率较高的导管。可自行监测分析,如胸外科(胸腔引流管)、普外科(鼻肠管、腹腔引流管)、脑外科(脑室引流管)等。

当指标结果为0时,注意区分"0"的内涵。若分母即统计周期内某类导管置管日为0,说明此指标无意义;若统计周期内分子即某类导管非计划性拔管例次数为0,而分母不为0,指标结果是真正意义上的0,说明发生某类导管非计划性拔管率为 0。

建议同步监测气管导管非计划性拔管后 24 小时内再插管率、跌倒发生率、身体约束率及镇静效果。

建议同步监测导管非计划性拔管的相关信息（附录 3 至附录 7），包括非计划性拔管时间、拔管次数、发生地点、主要原因、是否重置、当时患者状态等信息，有利于医疗机构或病区进行相关分析，提出针对性整改措施，进行质量改进。

第十节 导管相关感染发生率

一、指标定义

导管相关感染发生率，指在特定的统计周期内，与导管使用相关的感染例次数与住院患者导管留置总日数的千分比。这一指标用于衡量医疗机构在感染控制方面的现状，并与护理人员的消毒隔离、无菌技术和手卫生执行情况等密切相关。常见的导管相关感染发生率根据监测内容不同，分为导尿管相关尿路感染（catheter associated urinary tract infection，CAUTI）、CVC 和 PICC 相关血流感染等。

（一）CAUTI 发生率

CAUTI 发生率指统计周期内，CAUTI 例次数与住院患者导尿管留置总日数的千分比。其中，CAUTI 是指患者留置导尿管 48 小时后至拔除导尿管 48 小时内发生的泌尿系统感染，主要诊断依据临床表现结合病原学检查。

（二）CVC 相关血流感染发生率

CVC 相关血流感染发生率指统计周期内，CVC 相关感染例次数与住院患者 CVC 留置总日数的千分比。其中，CVC 相关血流感染是指患者留置 CVC 48 小时后至拔除中心血管导管 48 小时内发生的原发性且与其他部位存在感染无关的血流感染。

（三）PICC 相关血流感染发生率

PICC 相关血流感染发生率指统计周期内，PICC 相关感染例次数与住院患者 PICC 留置总日数的千分比。其中 PICC 相关血流感染是指患者留置 PICC 48 小时后至拔除中心血管导管 48 小时内发生的原发性且与其他部位存在感染无关的血流感染。

二、指标意义

该指标反映医疗机构感染控制的现状，其发生率的高低与护理人员消毒隔离、无菌技术、手卫生执行及导管感染防范集束化措施等情况密切相关，指引临床管理者对过程质量的把控。本指标可用于同级医疗机构横向比较，评价医疗机构感染控制与护理管理质量。

三、计算公式

$$某导管相关感染发生率 = \frac{同期某类导管相关感染例次数}{统计周期内住院患者某类导管留置总日数} \times 1000‰$$

$$CAUTI \text{ 发生率} = \frac{同期 CAUTI 发生例次数}{统计周期内住院患者导尿管留置总日数} \times 1000‰$$

$$CVC \text{ 相关血流感染发生率} = \frac{同期 CVC 相关血流感染发生例次数}{统计周期内住院患者 CVC 留置总日数} \times 1000‰$$

$$PICC \text{ 相关血流感染发生率} = \frac{同期 PICC 相关血流感染发生例次数}{统计周期内住院患者 PICC 留置总数} \times 1000‰$$

四、说明

（一）某导管感染例次数

某导管感染例次数指统计周期内留置某类导管的住院患者发生该类导管感染的例次数。同一住院患者在单位时间内发生的某导管感染例次数按实际发生的频次计算。若某季度内留置的某类导管感染例次数为 0，该季度此导管的感染率为 0，但其导管留置日数仍需统计填报，以免影响此类导管年度感染率的计算。

(二)某导管留置总日数

某导管留置总日数指统计周期内住院患者留置某类导管的日数之和。留置导管每跨越0点1次计1日,当天置入并拔除的不统计。带管入院患者以入院当日开始统计,每跨越0点1次计1日;带管出院患者以出院日期为止。对于转科患者某导管的使用,所属病区应根据该导管的长期医嘱和住院患者入、出病区记录确定。如根据入、出病区记录,住院患者甲在某日跨越0点时住在A病区,那么住院患者甲该日导尿管留置日数应归属A病区。

包含:住院患者留置某类导管处于长期医嘱执行状态的日数。

排除:一次性插管患者插管日数,门诊、急诊等非住院病区置管患者的留置日数。

五、数据收集方法

明确统计周期,如一月、一季或一年等。

根据不同的导管类型,从感染数据中统计周期内发生的导管相关感染例次数。确保记录每个患者发生的感染例次数,即使是同一患者在统计周期内多次发生感染也要分别计算。

利用医疗机构信息统计系统统计周期内住院患者留置某类导管的日数之和。

对收集到的感染例次数和导管留置总日数进行核对,确保数据的准确性和完整性。整理数据,按照导管类型进行分类,便于后续计算和分析。

将计算得到的导管相关感染发生率记录并编制报告。报告应包含统计周期、导管类型、感染例次数、导管留置总日数以及计算得到的感染发生率等关键信息。报告应定期提交给医疗机构的管理层和相关部门,以便他们了解感染控制情况并采取相应措施。

对收集到的数据进行深入分析,了解不同导管类型、不同科室或不同时间段的感染发生率差异。根据分析结果,制订相应的感染控制措施和改进方案,提高医疗机构的感染控制水平。通过以上方法,医疗机构可以系统地收集和分析导管相关感染发生率数据,为感染控制工作提供有力支持。

六、指标分析建议

建议此指标按照季度和年度进行统计，也可根据实际情况确定，如按月度统计。若统计时段间隔较短，可能会因为分子数量少而分母相对固定导致该率的数值接近0。

此指标全年的值不能通过各个季度值的算术平均数或者各个季度值的分母累加获得，应直接利用公式计算获得。

若某医疗机构对导管相关感染的监测是全院性的，则分子与分母的数据均为全院数据。若仅对某病区进行监测，如ICU，则分子与分母数据应均为ICU数据。

各医疗机构可根据病区使用留置导管的频率选择重点监测场所，例如CAUTI可选择在泌尿科、老年医学科等高频率使用导尿管的科室。

若医疗机构此指标的监测结果低于或高于被公开的阈值，在考虑监测方法可靠性的同时，也需要考虑医疗机构专科特点和收治住院患者情况，以及诊断是否正确等因素。同区域或同类型医疗机构的指标可能更有参考价值。

当指标结果为0时，注意区分"0"的内涵。若分母即统计周期内某导管置管日为0，说明此指标无意义；若分子即统计周期内某导管感染例次数为0，而分母不为0，指标结果是真正意义上的0，说明发生某导管感染率为0。

建议同步监测导管感染的相关信息（附录8至附录10），包括留置导管的主要原因、导管材质、导管类型、发生感染留置时长等信息，有利于医疗机构或病区进行相关分析，提出针对性整改措施，进行质量改进。

第十一节 呼吸机相关性肺炎发生率

一、指标定义

呼吸机相关性肺炎（ventilator-associated pneumonia，VAP）发生率，指统计周期内，VAP发生例次数与住院患者有创机械通气总日数的千分比。它反映了在特定时间段内，接受有创机械通气治疗的患者中发生VAP的比例。

VAP 是指机械通气 48 小时后至停用机械通气、拔除人工气道（气管插管或气管切开）导管后 48 小时内发生的新的感染性肺实质炎性反应。

二、指标意义

（一）评估感染控制情况

VAP 发生率的高低直接反映了医疗机构在感染控制方面的效果和水平。通过监测这一指标，医疗机构可以评估自身的感染控制现状，及时发现和纠正存在的问题。

（二）比较医疗机构质量

该指标可用于同级医疗机构间横向比较，评价不同医疗机构在感染控制与护理管理质量方面的差异。这有助于医疗机构之间相互学习、交流和提升。

（三）指导临床管理

VAP 发生率的高低与医护人员的消毒隔离、无菌技术、气管导管集束化措施和手卫生执行等情况密切相关。通过监测这一指标，临床管理者可以把控过程质量，制订针对性的预防措施和改进措施。

三、计算公式

$$\text{VAP 发生率} = \frac{\text{同期 VAP 发生例次数}}{\text{统计周期内住院患者有创机械通气总日数}} \times 1000‰$$

四、说明

（一）VAP 例次数

VAP 例次数指统计周期内所有经人工气道机械通气住院患者发生 VAP 的例次数总和。若某季度内有使用机械通气的患者，VAP 例次数为 0，则该季度 VAP 发生率为 0，但其有创机械通气总日数仍需要统计填报，以免影响 VAP 年度发生率的计算。

（二）住院患者有创机械通气总日数

住院患者有创机械通气总日数指统计周期内患者呼吸机使用处于长期医嘱执行状态时跨越 0 点的次数之和，不包括无创呼吸机使用处于长期医嘱执行状态者。统计住院患者有创机械通气所属病区应根据呼吸机使用长期医嘱和住院患者入、出病区记录确定。如根据入、出病区记录，住院患者甲在某日跨越0点时住在A病区，那么住院患者甲该日使用有创机械通气日数应归属A病区。

五、数据收集方法

明确统计的周期，例如一月、一季或一年等。统计周期的选择应基于医疗机构的实际情况和研究目的。建立全院范围的医疗机构感染病例监测制度，逐步开展基于信息化的具有风险识别、判断与预警功能的医疗机构感染病例监测工作。

建立呼吸患者日志，每日统计有创机械通气患者例数、新发感染例数。对于每个患者，需要记录其开始和结束有创机械通气治疗的日期，并计算相应的天数。

通过医疗机构相关信息系统获得通用类数据。

六、指标分析建议

建议此指标按照季度和年度进行统计。若统计周期时段间隔较短，可能会因为分子数量少而分母相对固定导致该发生率的数值接近0。

此指标全年的值不能通过各个季度值的算术平均数或者各个季度值的分母累加获得，应直接利用公式计算获得。

若某医疗机构对VAP的监测是全院性的，则分子与分母的数据均为全院数据。若仅对某病区进行监测，如ICU，则分子与分母数据应均为ICU数据。

各医疗机构可根据病区使用有创机械通气的频率选择重点监测场所，例如重症医学科等有创机械通气高频率使用的科室。

医疗机构此指标的监测结果低于或高于被公开的阈值，在考虑监测方法可靠性的同时，也需要考虑医疗机构专科特点和收治住院患者情况及诊断是否正确等因素。同区域或同类型医疗机构的指标可能更有参考价值。

当指标结果为0时，注意区分"0"的内涵。若分子为0而分母不为0，指标结果是真正意义上的0，说明VAP发生率为0。

建议同步监测 VAP 的相关信息(附录11),包括人工气道类型、吸痰方式、发生感染时人工气道机械通气时长等信息,有利于医疗机构或病区进行相关分析,提出针对性整改措施,进行质量改进。

第十二节 护理级别占比

一、指标定义

护理级别占比,指统计周期内,医疗机构某级别护理患者占用床日数与住院患者实际占用床日数的百分比。根据监测内容不同,可以分为特级护理占比、一级护理占比、二级护理占比和三级护理占比。

二、指标意义

该指标可反映患者病情的轻重缓急及护理需求和护理工作量,指出护理工作负荷,是合理安排护理人力资源的重要依据,对临床护理管理和人力调配起指导作用。有助于医疗机构优化护理资源配置,提高护理质量和效率。

三、计算公式

$$特级护理占比 = \frac{同期特级护理患者占用床位数}{统计周期内住院患者实际占用床日数} \times 100\%$$

$$一级护理占比 = \frac{同期一级护理患者占用床日数}{统计周期内住院患者实际占用床日数} \times 100\%$$

$$二级护理占比 = \frac{同期二级护理患者占用床日数}{统计周期内住院患者实际占用床日数} \times 100\%$$

$$三级护理占比 = \frac{同期三级护理患者占用床日数}{统计周期内住院患者实际占用床日数} \times 100\%$$

四、说明

住院患者的护理级别是由医生和护士共同确定的。
护理级别的划分根据国家行业标准《护理分级》(WS/T 431—2013)制

订，包括特级护理、一级护理、二级护理和三级护理共4类。个别医疗机构护理级别名称与上述分类不一致，在计算此指标时应根据《护理分级》（WS/T 431—2013）标准对应至相应护理级别再进行计算。

某级别护理患者占用床日数，指统计周期内执行该级别护理的患者占用的床日数之和，统计周期内每天0点统计各级别护理患者数，分别累计求和。同一患者一天内护理级别有变化时，只能计算一次。入院后于当日24点以前出院或死亡的患者（如日间病区患者），统计当日最高护理级别。

五、数据收集方法

明确要统计的时间周期，如一月、一季或一年。这个统计周期应基于医疗机构的需求和数据收集的可行性来确定。

信息系统提取，通过HIS等电子系统、护理记录等方式统计。这种方式能够大大提高数据收集的效率和准确性。

手工记录，通过护士或相关工作人员的每日记录，统计各护理级别患者的数量和床日数。这种方式需要确保记录的准确性和及时性。

将各护理级别患者占用床日数进行汇总，得到各护理级别患者总占用床日数，分别除以住院患者实际占用床日数，得到各护理级别的占比。将各护理级别的占比进行汇总，得到护理级别占比的总数据。

六、指标分析建议

建议此指标按照季度和年度进行统计。也可根据管理需要，结合护患比及时段，为护理人力使用情况提供参考依据。

此指标全年的值不能通过各个季度值的算术平均数或者各个季度值的分母累加获得，应直接利用公式计算获得。

医疗机构此指标的监测结果低于或高于被公开的阈值，在考虑监测方法可靠性的同时，也需要考虑医疗机构专科特点和护理的住院患者情况等因素。同区域或同类型医疗机构的指标可能更有参考价值。

护理级别占比可以应用于护理工作负荷与护理人力配置的预判、护理质量与护理人力配置关联推断等。管理者定期监测各个病区护理级别占比，并关联护患比、护理质量结果进行综合分析，识别护理人力的配置是否合理，进而提前进行预判，做好应对和预案，以保障患者的安全和护理质量。

以护理级别占比为护理人力配备的参考指标时，还应考虑各医疗机构或病区护理的患者病种、疑难程度、护士能力等实际情况。

第十三节　锐器伤发生率

一、指标定义

锐器伤发生率，是指在特定的统计周期内，医疗机构中护理人员在工作中由针头、玻璃、器械、刀片或其他锐器造成的皮肤或黏膜意外破损的例次数与该医疗机构执业护士人数的百分比。

二、指标意义

锐器伤是医务人员职业暴露最主要的方式，其中护理人员是锐器伤发生的高危人群。锐器伤最常见、最大危害是感染血源性传播疾病，如乙型肝炎病毒（hepatitis B virus，HBV）、人类免疫缺陷病毒（human immunodeficiency virus，HIV）等，锐器伤的发生会给护理人员身心、经济乃至社会都造成巨大危害。锐器伤发生率反映了医院护理人员锐器伤发生现状与防护水平。监测该指标，可以了解医院锐器伤发生情况，分析临床护理人员发生锐器伤的原因及危险因素，提出相应的防护策略，减少锐器伤的发生，确保护士职业安全。

三、计算公式

$$锐器伤发生率 = \frac{同期护理人员发生锐器伤例次数}{统计周期内医疗机构执业护士人数} \times 100\%$$

四、说明

（一）护理人员发生锐器伤例次数

护理人员发生锐器伤例次数指统计周期内，护理人员在本院工作过程中发生锐器伤的总例次数，同一人员统计周期内多次发生锐器伤则按实际频次计算。

包含：在医院护理岗位工作的人员发生的锐器伤，包括本院执业护士、新入职未注册护士、规培护士、实习护士、进修护士（无论是否本院注册）发生的锐器伤。

排除：不在护理岗位工作的护士发生的锐器伤及非工作过程中发生的锐器伤。

（二）执业护士人数

执业护士人数指统计周期内，取得护士执业资格、在本医疗机构注册并在护理岗位工作的护士。计算执业护士人数，以统计周期初执业护士人数与统计周期末执业护士人数之和除以2。

包含：临床护理岗位护士、护理管理岗位护士、其他护理岗位护士、护理岗位的返聘护士、护理岗位的休假（含病产假）护士。

排除：医疗机构职能部门、后勤部门、医疗保险等非护理岗位护士，未取得护士执业资格人员，未在本院注册的护士。

特殊说明：此指标分子和分母中监测的"护士"范围不一致，分母限定医疗机构执业护士，分子除医疗机构执业护士外还包含在医院护理岗位工作的新入职未注册护士、规培护士实习护士、进修护士（无论是否在本院注册）发生的锐器伤例次数。考虑到仅仅统计本院执业护士发生的锐器伤，并不能真实客观反映医院锐器伤发生现状与防护水平，且新入职护士、规培护士、实习护士、进修护士（无论是否在本院注册）是更需要关注与指导的护理人员群体，因此分子中纳入医院规培护士、实习护士、进修护士发生的锐器伤例次数。但医院或病区新任职护士、规培护士、实习护士、进修护士人数变动较大，总数不易统计，为减轻数据采集负担，分母采用相对固定的执业护士人数。分子与分母纳入群体虽不完全相同，但各医疗机构与病区采用一致的统计口径，结果依然具有可比性。

五、数据收集方法

确定锐器伤发生率的统计周期，例如一月、一季或一年。这将作为数据收集的时间范围。

如果医院有完善的 HIS，可以通过系统直接提取与锐器伤相关的数据。例如，可以统计医院感染监控系统中上报的医务人员锐器伤数据。

建立锐器伤上报管理系统，要求临床发生锐器伤后主动上报。此系统应详细记录锐器伤发生的时间、地点、原因、受伤部位、处理措施等信息。

定期进行回顾性问卷调查或访谈，以收集在统计周期内护理人员发生锐器伤的情况。问卷或访谈内容应包括锐器伤发生的频率、时机、地点、原因、处理等相关信息。

通过锐器伤处理与伤情登记、追踪表单、人工采集等收集数据。

六、指标分析建议

建议此指标的统计周期为季度和年度，也可根据质量管理需要设定。指标的全年值不能通过各个季度值累加获得，应直接利用指标公式计算获得。

同区域同类型医疗机构的指标结果更具有参考性。

若医疗机构此指标的监测结果远远高于区域同类机构阈值的上限或低于阈值下限，需要先从监测方法上探讨当前医院护理人员锐器伤的诊断、数据获取、上报等过程的可靠性是否能够保证，建议院级或科室质量安全管理小组专业人员进行复核。

建议同步监测锐器伤的相关信息（附录12），包括锐器伤所涉及的具体器具、操作过程或环节、人员等信息，有利于医疗机构或病区进行相关分析，提出针对性整改措施，进行质量改进。

附录

附录1 跌倒（坠床）相关信息收集表

1. 发生病区名称（与护理部病区信息维护名称一致）：
2. 住院患者病案号：
3. 入院时间：　　年　　月　　日
4. 性别：□男　□女
5. 年龄：□新生儿　□1~6月龄　□7~12月龄　□1~6岁
　　　　□7~12岁　□13~18岁　□19~64岁　□65岁及以上
6. 该患者本次住院跌倒（坠床）第几次：□第1次　□第2次
　　　　　　　　　　　　　　　　　　□第3次　□>3次
7. 发生日期：　　年　　月　　日
8. 发生时间：　　时　　分（24小时制）
9. 发生地点：□病区内　□病区外（院区内）
10. 跌倒（坠床）前患者活动能力：□活动自如　□卧床不起
　　□需要手杖辅具　□需要轮椅辅具　□需要助行器辅具　□需要假肢辅具
11. 跌倒（坠床）发生于何项活动过程：□躺卧病床　□上下病床　□坐床旁椅　□如厕
　　□沐浴　□站立　□行走　□上下平车　□坐轮椅　□上下诊床　□使用电梯
　　□进行康复活动　□其他
12. 跌倒（坠床）伤害级别：□无伤害（0级）　□轻度伤害（1级）
　　　　　　　　　　　　□中度伤害（2级）　□重度伤害（3级）　□死亡
13. 跌倒（坠床）前有无跌倒（坠床）风险评估：□有　□无（若选择无，跳过14~16项）
14. 跌倒（坠床）风险评估工具：
　　□Morse跌倒（坠床）风险评估量表
　　□Johns Hopkins跌倒（坠床）风险评估量表
　　□改良版Humpty Dumpty儿童跌倒（坠床）风险量表
　　□Thomas跌倒（坠床）风险评估工具
　　□Hendrich跌倒（坠床）风险评估表
　　□其他
15. 跌倒（坠床）前跌倒风险评估级别：□高危　□非高危
16. 最近1次跌倒（坠床）风险评估距离跌倒（坠床）发生时间：
　　□小于24小时　□1天　□2天　□3天　□4天　□5天　□6天　□1周
　　□1周前　□不确定
17. 跌倒（坠床）时有无约束：□有　□无
18. 跌倒（坠床）发生时当班责任护士工作年限：
　　□工作年限<1年　□1≤工作年限<2年　□2≤工作年限<5年

□ 5 ≤ 工作年限 <10 年　　□ 10 ≤ 工作年限 <20 年　　□ 工作年限 ≥ 20 年
19. 跌倒（坠床）发生时在岗责任护士人数：____ 人（只能填整数）
20. 跌倒（坠床）发生时病区在院患者数：____ 人（只能填整数）

附录 2　新发 2 期及以上院内压力性损伤相关信息收集表

1. 发生病区名称（与护理部病区信息维护名称一致）：
2. 住院患者病案号：
3. 入院时间：　　年　　月　　日
4. 性别：□男　□女
5. 年龄：□新生儿　□1~6 月龄　□7~12 月龄　□1~6 岁
　　　　□7~12 岁　□13~18 岁　□19~64 岁　□65 岁及以上
6. 发生日期：　　年　　月　　日
7. 压力性损伤风险评估工具：□ Braden 评分表　□ Norton 评分
　　□ Waterlow 评分表　□ Braden-Q 评分表　□其他　□未评估
8. 入病区时是否进行压力性损伤风险评估：□是　□否（若选择否，跳过第 9 项）
9. 入病区时压力性损伤风险评估级别：□低危　□中危　□高危　□极高危
10. 最近 1 次压力性损伤风险评估距离发现时间：
　　□小于 24 小时　□1 天　□2 天　□3 天　□4 天　□5 天　□6 天　□1 周
　　□1 周前　□不确定　□未评估（若选择未评估，跳过第 11 项）
11. 最近 1 次压力性损伤风险评估级别：□低危　□中危　□高危　□极高危
12. 入本病区 24 小时后新发 2 期及以上院内压力性损伤部位数：____

分期、类型	入本病区 24 小时后新发 2 期及以上院内压力性损伤部位数	其中，医疗器械相关压力性损伤部位数
2 期		
3 期		
4 期		
深部组织损伤		
不可分期		
黏膜压力性损伤		
合计	（此数应与 12 题结果相等）	（此数应小于或等于 12 题结果）

附录3 气管导管非计划拔管相关信息收集表

1. 发生病区名称（与护理部病区信息维护名称一致）：
2. 住院患者病案号：
3. 入院时间：　　年　　月　　日
4. 性别：□男　□女
5. 年龄：□新生儿　□1~6月龄　□7~12月龄　□1~6岁
　　　　□7~12岁　□13~18岁　□19~64岁　□65岁及以上
6. 该患者本次住院非计划拔管的次数：□第1次　□第2次　□第3次　□>3次
7. 发生日期：　　年　　月　　日
8. 发生时间：　　时　　分（24小时制）
9. 发生地点：□病区内　□病区外（院区内）
10. 导管名称：（单选）□气管插管　□气管切开导管
11. 非计划拔管主要原因：□患者自拔　□管路滑脱　□阻塞
　　　　　　　　　　　□感染　　　□管路损坏　□其他
12. 是否24小时内重置：□是　□否
13. 非计划拔管时有无约束：□有　□无
14. 非计划拔管时患者状态：
　　□卧床时　□翻身时　□过床时　□转运时　□检查时　□其他
15. 非计划拔管时患者神志：□清醒　□不清醒
16. 非计划拔管时患者是否镇静：□是　□否　□不知道
17. 非计划拔管时患者镇静评分工具：
　　□RASS（Richmond 躁动—镇静评分）
　　□SAS（镇静—躁动评分）
　　□其他量表（跳过18）
　　□未评估（跳过18）
18. 非计划拔管时患者镇静评分：____分
19. 非计划拔管发生时当班责任护士工作年限：
　　□工作年限<1年　　□1≤工作年限<2年　　□2≤工作年限<5年
　　□5≤工作年限<10年　□10≤工作年限<20年　□工作年限≥20年
20. 非计划拔管发生时在岗责任护士人数：____人（只能填整数）
21. 非计划拔管发生时病区在院患者数：____人（只能填整数）

附录4 胃肠管（经口、经鼻）非计划拔管相关信息收集表

1. 发生病区名称（与护理部病区信息维护名称一致）：
2. 住院患者病案号：
3. 入院时间：　　年　　月　　日
4. 性别：□男　□女
5. 年龄：□新生儿　□1~6月龄　□7~12月龄　□1~6岁
　　　　□7~12岁　□13~18岁　□19~64岁　□65岁及以上
6. 该患者本次住院非计划拔管的次数：□第1次　□第2次　□第3次　□>3次
7. 发生日期：　　年　　月　　日
8. 发生时间：　　时　　分（24小时制）
9. 发生地点：□病区内　□病区外（院区内）
10. 非计划拔管主要原因：□患者自拔　□管路滑脱　□阻塞
　　　　　　　　　　　　□感染　　　□管路损坏　□其他
11. 是否重置：□是　□否
12. 非计划拔管时有无约束：□有　□无
13. 非计划拔管时患者状态：□卧床时　□翻身时　□过床时
　　　　　　　　　　　　　□转运时　□检查时　□其他
14. 非计划拔管时患者神志：□清醒　□不清醒
15. 非计划拔管时患者是否镇静：□是　□否　□不知道
16. 非计划拔管时患者镇静评分工具：
　　□RASS（Richmond躁动—镇静评分）
　　□SAS（镇静—躁动评分）
　　□其他量表（跳过17）
　　□未评估（跳过17）
17. 非计划拔管时患者镇静评分：____ 分
18. 非计划拔管发生时当班责任护士工作年限：
　　□工作年限<1年　　□1≤工作年限<2年　　□2≤工作年限<5年
　　□5≤工作年限<10年　□10≤工作年限<20年　□工作年限≥20年
19. 非计划拔管发生时在岗责任护士人数：____ 人（只能填整数）
　　非计划拔管发生时病区在院患者数：____ 人（只能填整数）

附录5　导尿管非计划拔管相关信息收集表

1. 发生病区名称（与护理部病区信息维护名称一致）：
2. 住院患者病案号：
3. 入院时间：　　　年　　　月　　　日
4. 性别：□男　□女
5. 年龄：□新生儿　□1~6月龄　□7~12月龄　□1~6岁
　　　　□7~12岁　□13~18岁　□19~64岁　□65岁及以上
6. 该患者本次住院非计划拔管的次数：
　　□第1次　□第2次　□第3次　□>3次
7. 发生日期：　　　年　　　月　　　日
8. 发生时间：　　　时　　　分（24小时制）
9. 发生地点：□病区内　□病区外（院区内）
10. 非计划拔管主要原因：□患者自拔　□管路滑脱　□阻塞
　　　　　　　　　　　　□感染　　　□管路损坏　□其他
11. 是否重置：□是　□否
12. 非计划拔管时有无约束：□有　□无
13. 非计划拔管时患者状态：□卧床时　□翻身时　□过床时　□转运时
　　　　　　　　　　　　　□检查时　□其他
14. 非计划拔管时患者神志：□清醒　□不清醒
15. 非计划拔管时患者是否镇静：□是　□否　□不知道
16. 非计划拔管时患者镇静评分工具：
　　□RASS（Richmond躁动–镇静评分）
　　□SAS（镇静–躁动评分）
　　□其他量表（跳过17）
　　□未评估（跳过17）
17. 非计划拔管时患者镇静评分：___分
18. 非计划拔管发生时当班责任护士工作年限：
　　□工作年限<1年　　　□1≤工作年限<2年　　□2≤工作年限<5年
　　□5≤工作年限<10年　□10≤工作年限<20年　□工作年限≥20年
19. 非计划拔管发生时在岗责任护士人数：___人（只能填整数）
20. 非计划拔管发生时病区在院患者数：___人（只能填整数）

附录6　CVC非计划拔管相关信息收集表

1. 发生病区名称（与护理部病区信息维护名称一致）：

2. 住院患者病案号：

3. 入院时间：　　年　　月　　日

4. 性别：□男　□女

5. 年龄：□新生儿　□1~6月龄　□7~12月龄　□1~6岁
　　　　 □7~12岁　□13~18岁　□19~64岁　□65岁及以上

6. 该患者本次住院非计划拔管的次数：□第1次　□第2次　□第3次　□>3次

7. 发生日期：　　年　　月　　日

8. 发生时间：　　时　　分（24小时制）

9. 发生地点：□病区内　□病区外（院区内）

10. 非计划拔管主要原因：□患者自拔　□管路滑脱　□阻塞
　　　　　　　　　　　 □感染　□管路损坏　□其他

11. 是否重置：□是　□否

12. 非计划拔管时有无约束：□有　□无

13. 非计划拔管时患者状态：□卧床时　□翻身时　□过床时
　　　　　　　　　　　　 □转运时　□检查时　□其他

14. 非计划拔管时患者神志：□清醒　□不清醒

15. 非计划拔管时患者是否镇静：□是　□否　□不知道

16. 非计划拔管时患者镇静评分工具：
　　□RASS（Richmond躁动−镇静评分）
　　□SAS（镇静−躁动评分）
　　□其他量表（跳过17）
　　□未评估（跳过17）

17. 非计划拔管时患者镇静评分：___分

18. 非计划拔管发生时当班责任护士工作年限：
　　□工作年限<1年　　□1≤工作年限<2年　　□2≤工作年限<5年
　　□5≤工作年限<10年　□10≤工作年限<20年　□工作年限≥20年

19. 非计划拔管发生时在岗责任护士人数：___人（只能填整数）

20. 非计划拔管发生时病区在院患者数：___人（只能填整数）

附录7　PICC非计划拔管相关信息收集表

1. 发生病区名称（与护理部病区信息维护名称一致）：

2. 住院患者病案号：

3. 入院时间：　　年　　月　　日

4. 性别：□男　□女

5. 年龄：□新生儿　□1~6月龄　□7~12月龄　□1~6岁

　　　　　　□ 7~12 岁　　□ 13~18 岁　　□ 19~64 岁　　□ 65 岁及以上
6. 该患者本次住院非计划拔管的次数：□第 1 次　　□第 2 次　　□第 3 次　　□>3 次
7. 发生日期：　　年　　月　　日
8. 发生时间：　　时　　分（24 小时制）
9. 发生地点：□病区内　　□病区外（院区内）
10. 非计划拔管主要原因：□患者自拔　　□管路滑脱　　□阻塞
　　　　　　　　　　　　□感染　　　　□管路损坏　　□其他
11. 是否重置：□是　　□否
12. 非计划拔管时有无约束：□有　　□无
13. 非计划拔管时患者状态：□卧床时　　□翻身时　　□过床时
　　　　　　　　　　　　　□转运时　　□检查时　　□其他
14. 非计划拔管时患者神志：□清醒　　□不清醒
15. 非计划拔管时患者是否镇静：□是　　□否　　□不知道
16. 非计划拔管时患者镇静评分工具：

　　□ RASS（Richmond 躁动—镇静评分）

　　□ SAS（镇静—躁动评分）

　　□其他量表（跳过 17）

　　□未评估（跳过 17）

17. 非计划拔管时患者镇静评分：___ 分
18. 非计划拔管发生时当班责任护士工作年限：

　　□工作年限 <1 年　　　　□ 1 ≤工作年限 <2 年　　□ 2 ≤工作年限 <5 年

　　□ 5 ≤工作年限 <10 年　　□ 10 ≤工作年限 <20 年　□工作年限≥ 20 年

19. 非计划拔管发生时在岗责任护士人数：___ 人（只能填整数）
20. 非计划拔管发生时病区在院患者数：___ 人（只能填整数）

附录 8　CAUTI 相关信息收集表

1. 发生病区名称（与护理部病区信息维护名称一致）：
2. 住院患者病案号：
3. 入院时间：　　年　　月　　日
4. 性别：□男　　□女
5. 年龄：□新生儿　　□ 1~6 月龄　　□ 7~12 月龄　　□ 1~6 岁
　　　　□ 7~12 岁　　□ 13~18 岁　　□ 19~64 岁　　□ 65 岁及以上
6. 留置导尿管的主要原因：□昏迷或精神异常无法自行排尿　　□尿潴留　　□尿失禁
　　　　　　　　　　　　□监测尿量　　□近期有手术　　□骶尾部或会阴部有开放性伤　　□其他
7. 导尿管型号：□ 6F　　□ 8F　　□ 10F　　□ 12F　　□ 14F

　　　　　　　　□ 16F　□ 18F　□ 20F　□ 22F　□ 24F
8. 导尿管类型：□普通导尿管　□双腔气囊导尿管　□三腔气囊导尿管
9. 导管材质：□乳胶　□硅胶　□其他
10. 是否使用抗反流集尿装置：□是　□否
11. 发生 CAUTI 前是否有膀胱冲洗：□是　□否
12. 发生 CAUTI 时导尿管留置时长：____ 天

附录 9　CVC 相关血流感染相关信息收集

1. 发生病区名称（与护理部病区信息维护名称一致）：
2. 住院患者病案号：
3. 入院时间：　　年　　月　　日
4. 性别：□男　□女
5. 年龄：□新生儿　□1~6 月龄　□7~12 月龄　□1~6 岁
　　　　□7~12 岁　□13~18 岁　□19~64 岁　□65 岁及以上
6. 留置导管的主要原因：□输入高渗液体　□输入化疗药物
　　　　　　　　　　　　□长期输液　□抢救和监测需要　□其他
7. CVC 置管位置：□锁骨下静脉　□颈内静脉　□股静脉　□其他
8. 导管类型：□单腔导管　□双腔导管　□三腔导管
9. 是否为抗菌导管：□是　□否
10. 发生导管相关血流感染时 CVC 留置时长：___ 天

附录 10　PICC 相关血流感染相关信息收集表

1. 发生病区名称（与护理部病区信息维护名称一致）：
2. 住院患者病案号：
3. 入院时间：　　年　　月　　日
4. 性别：□男　□女
5. 年龄：□新生儿　□1~6 月龄　□7~12 月龄　□1~6 岁
　　　　□7~12 岁　□13~18 岁　□19~64 岁　□65 岁及以上
6. 留置导管的主要原因：□输入高渗液体　□输入化疗药物
　　　　　　　　　　　　□长期输液　□抢救和监测需要　□其他
7. PICC 置管位置：□贵要静脉　□头静脉　□肱静脉　□肘正中静脉
　　　　　　　　　□大隐静脉　□颞浅静脉　□耳后静脉　□股静脉　□其他
8. PICC 置管方式：□超声引导　□盲穿
9. 导管类型：□单腔导管　□双腔导管　□三腔导管

10. 是否为抗菌导管：□是　　□否
11. 发生导管相关血流感染时 PICC 留置时长：___ 天

附录 11　VAP 相关信息收集表

1. 发生病区名称（与护理部病区信息维护名称一致）：
2. 住院患者病案号：
3. 入院时间：　　年　　月　　日
4. 性别：□男　□女
5. 年龄：□新生儿　　□1~6月龄　　□7~12月龄　　□1~6 岁
　　　　□7~12 岁　　□13~18 岁　　□19~64 岁　　□65 岁及以上
6. 人工气道类型：□气管插管　　□气管切开
7. 导管类型：□普通型　　□声门下吸引型导管
8. 湿化装置：□呼吸机加温加湿　　□人工鼻湿化　　□生理盐水滴注　　□其他
9. 吸痰方式：□密闭式吸痰　　□开放式吸痰
10. 口腔护理方式：□擦拭　　□擦拭 + 冲洗　　□刷牙
11. 每天口腔护理次数：___ 次
12. 口腔护理液选择：□生理盐水　　□含氯己定口腔护理液　　□牙膏　　□其他
13. 经人工气道通气的同时，是否有经鼻胃管肠内营养：□否　　□是
14. 发生 VAP 时，经人工气道机械通气时长：___ 天

附录 12　护理人员锐器伤相关信息收集表

1. 发生病区名称（数据平台病区信息维护名称一致）：
2. 人员类别（单选）：□新入职护士　□本院执业护士（不包含新任职护士）
　　　　　　　　　　□进修护士　□实习护士
3. 工作年限（单选）（备注：本院执业护士、新入职护士、进修护士选择从事护理工作年限，应届实习护士选择工作年限 <1 年，非应届实习护士选择实际从事护理工作年限）：
　　□工作年限 <1 年　　　□1≤工作年限 <2 年　　□2≤工作年限 <5 年
　　□5≤工作年限 <10 年　□10≤工作年限 <20 年　□工作年限≥20 年
4. 发生日期：　　年　　月　　日
5. 发生时间：　　时　　分（24 小时制）
6. 锐器伤发生方式（单选）：□自伤　　□他人误伤　　□其他
7. 锐器伤所涉及的具体器具（备注：安全型器具指锐器通过安全性设计变为使用后屏蔽锐器或者没有锐器的装置）（单选）：
　　□头皮钢针　　□末梢采血针　　□中心静脉导管穿刺针

□安全型静脉留置针　　　　□非安全型静脉留置针
□安全型一次性注射器针头　□非安全型一次性注射器针头
□安全型静脉采血针　　　　□非安全型静脉采血针
□安全型输液港针　　　　　□非安全型输液港针
□安全型动脉采血器　　　　□非安全型动脉采血器
□安全型胰岛素注射笔　　　□非安全型胰岛素注射笔
□手术缝针或手术刀　□剪刀　□安瓿　□其他

8. 发生锐器伤时的具体操作或环节（单选）：
□准备输液器/输血器　　□静脉穿刺　　　　□采集血标本
□注射给药　　　　　　　□药液配置　　　　□更换输液瓶（袋）
□莫菲氏滴管给药　　　　□置入导管　　　　□冲管或封管
□回套针帽　　　　　　　□分离针头　　　　□拔针
□传递锐器　　　　　　　□将针头放入锐器盒　□整理手术器械
□清洗器械　　　　　　　□清理废物　　　　□其他（请备注）

9. 污染源类型（单选）：□血液　□体液　□其他　□不确定（若选择不确定，直接跳转至第13项）

10. 该污染源是否含有血源性传播疾病（单选）：□是　□否（若选择否，直接跳转至第13项）

11. 血源性传播疾病类型（单选）：□HIV　□乙肝　□丙肝　□梅毒　□其他（请备注）
□两种或两种以上类型（请备注）

12. 锐器伤后是否进行了定期追踪和检测（单选）：□是　□否（若选择是，直接跳转至第15项）

13. 未进行追踪检测的原因（单选）：□自行判断后果不严重
□无相关制度和流程　□其他原因（请备注）（选择任何一个选项后填表结束）

14. 截至表单上报时，该事件是否导致受伤护士确诊感染（单选）：
□是　□否（若选择否，填表结束）
□尚在等待检测结果（若选择尚在等待检测结果，待检测结果确定后请返回系统修改选项，系统预留一个□，等确定后再修改该题选项，每次登录提醒。）

15. 感染疾病类型（单选）：□HIV　□乙肝　□丙肝　□梅毒　□其他（请备注）
□两种或两种以上类型（请备注）

第三章 中医护理质量监测指标

第一节 中医院校/中医护理专业护士占比

一、指标定义

中医院校/中医护理专业护士占比指统计周期内中医药院校或中医护理专业毕业护士人数与同期全院护士总数之比。

二、指标意义

该指标用于衡量组织内部中医专业护士人力资源情况,评价医疗机构及各病区有效中医护士人力配备情况,进而建立一种以中医护理服务需求为导向、科学调配护理人力的管理模式,保障患者的中医护理服务质量。

三、计算公式

$$中医院校/中医护理专业护士占比 = \frac{同期中医药院校/中医护理专业毕业护士人数}{统计周期内全院护士总数} \times 100\%$$

四、说明

(一)中医护理专业护士

中医护理专业护士是指运用中医药理论,从事患者辨证施护的专业人员。掌握现代医学护理知识,结合中医护理理论以及中医的望、闻、问、切四诊方法，收集患者的生理、心理、社会等方面的信息，制订个性化的护理方案。

包含：从事临床中医护理工作的护士、中医护理管理岗位护士、从事中医护理教育的护士、护理岗位中医护士、返聘中医护士。

排除：非中医护理专业毕业生以及未取得中医专科护士资格证明人员。

（二）全院护士总数

全院护士总数是指在一个医疗机构中从事护理工作的护士人数总和。

包含：各个科室、部门以及特定岗位（如急诊科、手术室、重症监护室等）工作的注册护士、实习护士和其他具备相应资质的护理人员。

排除：新招聘未入职护士、已离职护士、退休护士、因健康问题或突发事件无法继续工作的护士。

五、数据收集方法

（一）中医护理专业护士

从学校教务处、学生处等部门获取学生毕业名单、学籍信息等相关数据；从当地教育部门或高等教育统计机构获取中医护理专业的招生、毕业等统计数据；利用第三方机构或平台发布的中医护理专业毕业生就业报告、行业分析等数据。

（二）全院护士总数

将各科室的护士人数进行汇总，得出全院护士总数。

六、指标分析建议

建议此指标以年度为单位进行统计。

指标值应直接利用公式计算。

中医院校／中医护理专业护士占比可以应用于中医护理专业人员的人数预判和中医护理人员储备情况。是反映国家中医护理人员质量与评价指标、促进中医护理发展的重要指标。

由于各省份中医院校和中医护理招生人数存在一定差异，医院等级不同，全院护士基数存在差异，因此中医院校／中医护理专业护士占比指标不能完全评价、指导中医专业护士人力资源配备。

第二节 非中医院校毕业护士中医知识培训合格率

一、指标定义

非中医院校毕业护士中医知识培训合格率指统计周期内非中医院校毕业护士中医药知识与技能培训合格人数与同期非中医院校毕业护士总数之比。

二、指标意义

该指标用于衡量组织内部非中医院校毕业护士中医药知识与技能培训情况，为优化人力资源配置、有效利用护理人力提供依据，保障患者获得优质的护理服务。

三、计算公式

非中医院校毕业护士中医知识培训合格率 =

$$\frac{\text{同期非中医院校毕业护士中医药知识与技能培训合格人数}}{\text{统计周期内非中医院校毕业护士总数}} \times 100\%$$

四、说明

（一）非中医院校毕业护士

非中医院校毕业护士指没有在中医类院校接受护理专业教育的护士。

包含：在西医或综合性院校护理专业学习毕业的护士。

排除：西医或综合性院校的护理专业中学习未按时毕业的护士以及中医药大学毕业的中医护理人员。

（二）中医药知识与技能培训

中医药知识与技能培训旨在帮助参与者掌握中医药领域的基本理论和技能，提高其在临床实践中运用中医药知识解决实际问题的能力。

包含：参加中医药知识与技能培训，学习中医药的精髓，掌握经络、穴位、针灸、推拿等核心理论知识与技能并考核合格人员。

排除：参加中医药知识与技能培训未取得合格证明以及未参加培训人员。

五、数据收集方法

从非中医药大学学校教务处、学生处等部门获取学生毕业名单；从当地教育部门或高等教育统计机构获取非中医护理专业的招生、毕业等统计数据。

通过培训合格成绩明确培训合格人员数量。

六、指标分析建议

中医护理知识培训，有利于提升科室的护理质量，同时有助于减轻护士的心理障碍程度、提升工作适应程度，且促使护士提高中医护理操作技能。

建议此指标按照学期进行统计监测。

指标值直接利用公式获得。

非中医院校毕业护士中医知识培训合格率可以用于了解非中医院校毕业生中医知识培训量与中医护理推广情况，评价医疗机构及各院校对中医护理的重视程度以及国家政策的支持力度。

管理者分析非中医院校毕业护士中医知识培训合格率，通过合格率的变化识别中医护理人力储备能力，以提高中医护理发展质量。

第三节　中医护理技术操作考核合格率

一、指标定义

中医护理技术操作考核合格率指统计周期内被抽考中医护理操作合格护士人数与同期所有被抽考中医护理操作护士总数之比。

二、指标意义

该指标用于监测中医护理技术操作情况，能够了解护士对中医护理操作掌握情况，提高中医护理技术操作水平，保障患者获得优质的护理服务。

三、计算公式

中医护理技术操作考核合格率 =

$$\frac{\text{同期被抽考中医护理操作合格护士人数}}{\text{统计周期内所有被抽考中医护理操作护士总数}} \times 100\%$$

四、说明

中医护理操作指的是基于中医理论和技能，对患者实施的各种护理技术和服务。其原则包括辨证施护、三因制宜（因人、因时、因地制宜）、预防为先等，目标是通过调理人体内环境，提高患者的自愈能力，达到预防疾病、减轻病痛、促进康复的目的。

包含：耳穴压豆法、艾灸法、拔罐法、穴位按摩法、刮痧法、湿敷法、涂药法、熏洗法。

排除：以西医治疗目的为导向的相关护理操作。

五、数据收集方法

考核人员可以亲临现场，对护理人员的操作过程进行实时观察，记录操作细节和存在的问题，并给予评分，考核操作是否达到合格标准。也可以利用现代科技手段，对护理人员的操作过程进行录像，并通过回放评审的方式进行考核。同时患者满意度也是重要考核指标之一，可通过问卷调查等方式收集患者对护理操作的评价和反馈。

六、指标分析建议

建议此指标按照考核周期进行分析。

每考核批次指标值应直接利用公式获得。

中医护理技术操作考核合格率可以应用于分析中医护理人员能力以及专业水平。

管理者定期分析中医护理技术操作考核合格率，可以评估临床中医护理人员的操作水平以及专业知识的掌握情况，有助于中医护理的推广，保障患者的安全和护理质量。

由于各等级医疗机构层次不同，收治病种、危重患者比例不同，因此建议在同等级医院之间进行对比。

医疗机构此指标的监测结果低于或高于平均值，需要结合该医疗机构专科特点和收治住院患者情况进行分析。

第四节 中医护理文书书写合格率

一、指标定义

中医护理文书书写合格率指统计周期内抽查中医护理病历书写合格数与同期抽查中医护理病历总数之比。

二、指标意义

该指标用于监测中医护理文书书写情况，定期质量评价，确保护理文书书写规范，提高中医护理文书书写质量。

三、计算公式

$$中医护理文书书写合格率 = \frac{同期抽查中医护理病历书写合格数}{统计周期内抽查中医护理病历总数} \times 100\%$$

四、说明

（一）中医护理文书

中医护理文书指中医护理过程中形成的文字、符号、图表资料的总称，是记录患者病情、护理措施和效果的重要工具。

（二）中医护理病历

中医护理病历是中医诊疗中重要的记录工具，它包含了患者的基本信息、主诉、病史、辨证施治、护理措施和疗效评估等内容。

五、数据收集方法

制订中医护理文书抽查表，便于整理和分析数据。

安排专人统计中医护理文书抽查情况，对参与数据收集的护士进行培训，了解中医护理文书书写的重要性，提高数据质量和准确性。

为确保数据的准确性，采取匿名抽查、与中医护理文书书写抽查负责人进行核对等措施，验证收集到的数据。

六、指标分析建议

建立长期跟踪机制，定期收集和分析数据。

中医护理文书书写合格率是一个衡量医疗机构中医护理文书质量的关键指标，反映了医疗机构在记录患者中医护理过程中的规范性和准确性。

中医护理文书书写合格率是中医护理质量管理的重要组成部分，不仅关系到患者的安全和医疗质量，也是医疗机构管理水平和中医护理服务质量的直接体现。护理管理者可通过监测中医护理文书书写合格率，促进中医护理服务质量的提升，保障患者安全，提高患者满意度，降低医疗风险和纠纷。

第五节 中医护理技术临床实施率

一、指标定义

中医护理技术临床实施率指统计周期内住院患者实施中医护理操作的人数与同期住院患者人数之比。

二、指标意义

该指标用于监测中医护理技术临床实施情况，分析中医护理技术不能有效落实的根本原因，提高中医护理技术临床实施率。

三、计算公式

$$中医护理技术临床实施率 = \frac{同期住院患者实施中医护理操作的人数}{统计周期内住院患者总人数} \times 100\%$$

四、说明

（一）住院患者实施中医护理操作的人数

住院患者实施中医护理操作的人数指在统计周期内，接受过中医护理操作的患者人数。

（二）住院患者总人数

住院患者总人数指统计周期内所有接受医疗机构住院治疗的患者人数。

五、数据收集方法

通过医疗机构各种信息系统，如 HIS、医疗机构病案信息系统、医疗机构人力资源管理信息系统、医疗机构质量管理信息系统、NIS 等产生的医疗机构信息统计报表，获取通用类数据。

如医疗机构没有信息系统，可利用 Office 等办公软件建立相关数据收集表，收集统计相关数据信息。

六、指标分析建议

建议此指标按照月、季度和年度进行统计，根据管理需要，可以测算天、周或某时间段中医护理实施情况。

此指标可作为动态测量的护理指标之一，可根据患者情况、执业环境和护士能力等因素，动态调整护理人力配置。

此指标全年的值不能通过各个季度的算术平均数获得，而应直接利用公式获取分子、分母数值计算获得。

若医疗机构此指标的监测结果低于被公开的阈值下限，在考虑监测方法可靠性的同时，也需要考虑医疗机构专科特点和收治住院患者情况等因素。

建议医疗机构关注中医技术的实施情况，并进行相关分析，提出整改措施，有效推进质量改进。

第六节　中医护理操作烫伤发生率

一、指标定义

中医护理操作烫伤发生率指统计周期内住院热疗患者发生烫伤的例次数与同期住院热疗患者人数之比。

二、指标意义

热疗患者发生烫伤可能造成伤害，导致严重后果甚至危及生命。通过对中医护理操作烫伤发生率的监测，了解所在医院或部门住院热疗患者的烫伤发生率和伤害率，可以采取有效的预防措施，降低导致住院热疗患者发生烫伤的风险，保障患者安全。

三、计算公式

$$中医护理操作烫伤发生率 = \frac{同期住院患者发生热疗烫伤病例数}{统计周期内住院患者热疗总人数} \times 100\%$$

四、说明

（一）住院患者发生热疗烫伤病例数

住院患者发生热疗烫伤病例数为统计周期内住院患者新发生院内中医护理烫伤的病例数。如果院内烫伤患者从医院一个科室转入另一科室，或同一住院期间内多次发生，仅作为1例计算。已有院外带入烫伤，再新发者，不计算在内。

（二）住院患者热疗总人数

住院患者热疗总人数为统计期内所有接受中医护理操作热疗的患者人数。

五、数据收集方法

住院热疗患者发生烫伤例次数可以通过医疗机构相关信息系统、不良事件上报系统直接采集,也可通过翻阅护理记录单、登记单等人工采集。

建立全院中医技术烫伤记录表,动态记录烫伤发生时间、部位、护理措施情况。

住院患者热疗总人数可以通过医疗机构相关信息系统在病案日报系统中直接采集,也可通过病案日报手工统计等。

六、指标分析建议

建议此指标按照月、季度和年度进行统计,根据管理需要,可以测算天、周或某时间段中医护理烫伤率趋势。

直观掌握本院院内烫伤发生率现状,通过数据分布与趋势分析结果,进行自身性、阶段性烫伤护理质量评价。

针对院内烫伤发生的原因,运用PDCA有针对性地制订中医技术烫伤质量改进目标和方案,明确干预的有效性。

通过监控院内烫伤发生率,可分析院内烫伤发生的趋势、特征及其影响因素,通过采取针对性的烫伤护理措施与管理,进一步减少院内烫伤的发生,减少皮肤破溃、损伤对患者造成的直接和间接伤害。烫伤发生会增加患者的痛苦、住院时间、医疗费用。烫伤发生与护理人员的认知、行为与人力配置等密切相关。

第七节 患者对中医护理技术使用的依从率

一、指标定义

患者对中医护理技术使用的依从率指统计周期内遵医嘱使用中医特色护理技术的住院患者人数与同期有中医护理技术医嘱的住院患者总数之比。

二、指标意义

该指标用于评估患者对中医特色护理技术使用依从性,分析患者不依从的影响因素,通过根本原因分析和有效地对策落实,可以提高患者对中医特色护理技术使用依从率。

三、计算公式

患者对中医护理技术使用的依从率 =

$$\frac{同期遵医嘱使用中医护理技术的住院患者人数}{统计周期内有中医护理技术医嘱的住院患者总数} \times 100\%$$

四、说明

（一）遵医嘱使用中医护理技术的住院患者人数

遵医嘱使用中医护理技术的住院患者人数为某一统计周期内遵医嘱使用中医护理技术住院患者的病例数。

（二）有中医护理技术医嘱的住院患者总人数

有中医护理技术医嘱的住院患者总人数为统计周期内住院患者中有医嘱要求使用中医护理技术的患者人数。

五、数据收集方法

通过医疗机构各种信息系统，如 HIS、医疗机构病案信息系统、医疗机构人力资源管理信息系统、医疗机构质量管理信息系统、NIS 等产生的医疗机构信息统计报表，获取通用类数据。

如医疗机构没有信息系统，可利用 Office 等办公软件建立相关数据收集表，收集统计相关数据信息。

六、指标分析建议

建议此指标按照月、季度和年度进行统计，根据管理需要，可以测算天、周或某时间段中医护理依从率趋势。

查看中医护理技术开展项目及记录情况；查看各项辨证护理措施及分级护理的落实情况；查看中医护理质量检查情况及存在问题的分析、改进措施和跟踪记录。

中医护理依从率是反映患者实施中医护理技术的重要指标，体现了中医护理质量水平。通过对该指标进行监测，可以帮助护士了解患者中医技术依从情况，提示护士采取针对性的措施加大对中医技术实施的数量。

第八节　开展中医护理技术项目数

一、指标定义

开展中医护理技术项目数指统计周期内各中医医疗机构开展中医护理技术的项目数。

二、指标意义

该指标用于监测各中医医疗机构开展中医护理技术项目数，分析中医护理技术开展情况，有利于护理人员积极运用、规范操作中医诊疗设备，丰富中医护理手段。鼓励探索中西医护理技术有机结合的途径和方法，提高临床护理水平。

三、计算公式

开展中医护理技术项目数＝统计周期内各中医医疗机构开展中医护理技术项目数。

四、数据收集方法

通过医疗机构各种信息系统，如 HIS、医疗机构病案信息系统、医疗机构人力资源管理信息系统、医疗机构质量管理信息系统、HIS 等产生的医疗机构信息统计报表，获取通用类数据。

如医疗机构没有信息系统，可利用 Office 等办公软件建立相关数据收集表，收集统计相关数据信息。

在收集到这些数据后，运用数据清洗和预处理方法，确保数据的准确性和可操作性。同时，将数据进行可视化处理，以便更直观地呈现数据分析结果。

五、指标分析建议

建议此指标按照月、季度和年度进行统计，根据管理需要，可以测算天、周或某时间段中医护理项目的趋势。

中医护理技术项目的开展是护患关系的影响因素。

加强院内中医技术项目的实施,为患者提供更优质的中医服务。在现代医疗体系中,中医药凭借其独特的理念和治疗方法,正在发挥着越来越重要的作用。

第四章 临床护理质量监测指标

第一节 神经内科护理质量监测指标

神经内科护理质量监测指标常用住院脑卒中偏瘫患者良肢位摆放正确率。

一、指标定义

住院脑卒中偏瘫患者良肢位摆放正确率指统计周期内，住院脑卒中偏瘫患者（不包括生命体征不稳定的患者）良肢位摆放正确例次数与住院脑卒中偏瘫患者（不包括生命体征不稳定的患者）良肢位摆放检查总例次数的比例。

二、指标意义

良肢位摆放的目的是有效抑制脑卒中偏瘫患者，上肢屈肌，下肢伸肌的典型痉挛姿势，保持关节稳定，防止痉挛的出现或加重，促进脑卒中偏瘫患者功能障碍肢体的康复，降低致残率，提高其生存质量。该指标的建立和监测可提高护士对脑卒中偏瘫患者良肢位摆放的认知度和执行力，体现护士应具备的专业素养。

三、计算公式

住院脑卒中偏瘫患者良肢位摆放正确率 =

$$\frac{\text{同期住院脑卒中偏瘫患者良肢位摆放正确例次数}}{\text{统计周期内住院脑卒中偏瘫患者良肢位摆放检查总例次数}} \times 100\%$$

四、说明

（一）分子

分子为统计周期内住院脑卒中偏瘫患者（不包括生命体征不稳定的患者）良肢位摆放正确的例次数。

（二）分母

分母为统计周期内住院脑卒中偏瘫患者（不包括生命体征不稳定的患者）良肢位摆放检查的总例次数。

（三）偏瘫

偏瘫为一侧上肢运动神经元受损所致的一侧肢体的上下肢瘫痪。

（四）良肢位

良肢位是防止或对抗痉挛姿势的出现，保护关节及早期诱发分离运动而设计的一种治疗性体位。

五、数据收集方法

计算住院脑卒中偏瘫患者良肢位摆放正确率，首先确定统计周期，然后根据出入院登记表或日报表获得统计周期内脑卒中偏瘫患者以及统计周期内脑卒中偏瘫患者良肢位摆放的正确执行情况。

六、指标分析建议

建议此指标的统计周期为季度和年度，也可根据质量管理需要设定。指标的全年值不能通过各个季度值累加获得，应直接利用指标公式计算获得。

同区域同类型医疗机构的指标结果更具有参考性。

若医疗机构此指标的监测结果远远高于区域同类机构阈值的上限或低于阈值下限，建议在院级或科室质量安全管理小组专业人员进行复核的同时，考虑本院医院人员认知、行为与人力配置、神经内科患者病情等相关因素。

第二节 心内科护理质量监测指标

心内科护理质量监测指标常用血管活性药物规范使用执行率。

一、指标定义

血管活性药物规范使用执行率指统计周期内住院患者血管活性药物规范使用例次数占同期住院患者使用血管活性药物总例次数的比例。

二、指标意义

通过对该指标的监测，可以引导护士对血管活性药物进行规范使用，做到正确、均匀、持续，为患者输注血管活性药物提供安全保障。

三、计算公式

$$血管活性药物规范使用执行率 = \frac{同期住院患者血管活性药物规范使用例次数}{统计周期内住院患者使用血管活性药物总例次数} \times 100\%$$

四、说明

（一）分子

分子为统计周期内住院患者血管活性药物规范使用例次数。1 名患者符合检查表所有条目计为 1 例次。

（二）分母

分母为统计周期内住院患者使用血管活性药物总例次数。

（三）血管活性药物

血管活性药物指通过调节血管舒缩状态，改善血管功能，维持稳定的血流动力学从而保证重要脏器血流灌注的一类药物。分为血管加压药物、血管扩张药物、正性肌力药物。该指标主要纳入常用血管活性药物，如多巴胺、多巴酚丁胺、米力农、去甲肾上腺素、肾上腺素、硝普钠、硝酸甘油、硝酸异山梨酯等药物（中华护理学会团体标准 T/CNAS 22—2021 血管活性药物静脉输注护理）。

五、数据收集方法

计算血管活性药物规范使用执行率，首先确定统计周期；根据医嘱、护理记录单等得出统计周期内住院患者使用血管活性药物的总例数及血管活性药物规范使用的例数。

六、指标分析建议

建议此指标的统计周期为季度和年度，也可根据质量管理需要设定。指标的全年值不能通过各个季度值累加获得，应直接利用指标公式计算获得。

同区域同类型医疗机构的指标结果更具有参考性。

若医疗机构此指标的监测结果远远高于区域同类机构阈值的上限或低于阈值下限，建议在院级或科室质量安全管理小组专业人员进行复核的同时，考虑医护人员的认知、行为规范与人力配置、患者病情、医疗设备管理等相关因素。

第三节 内分泌科护理质量监测指标

内分泌科护理质量监测指标常用住院糖尿病患者短期胰岛素强化治疗低血糖发生率。

一、指标定义

住院糖尿病患者短期胰岛素强化治疗低血糖发生率指统计周期内，采用短期胰岛素强化治疗的住院糖尿病患者低血糖发生例数与采用短期胰岛素强化治疗的住院糖尿病患者总例数的比例。

二、指标意义

低血糖是糖尿病患者最常见的并发症。短期胰岛素强化治疗可能会增加糖尿病患者发生低血糖的风险，因此低血糖风险最小化是住院糖尿病患者短期胰岛素强化治疗管理中需要解决的一个重要问题。建立有效的低血糖质量评价指标，加强质量管理，持续推进质量改进，对于规范院内血糖管理尤为重要。护士在糖尿病患者低血糖风险识别、血糖监测、健康教育及应急处理中均发挥着重要作用。

三、计算公式

住院糖尿病患者短期胰岛素强化治疗低血糖发生率 =

$$\frac{\text{同期采用短期胰岛素强化治疗的住院糖尿病患者低血糖发生例数}}{\text{统计周期内采用短期胰岛素强化治疗的住院糖尿病患者总例数}} \times 100\%$$

四、说明

（一）分子

分子为统计周期内采用短期胰岛素强化治疗的住院糖尿病患者低血糖发生例数，同一住院患者发生多次按一次计算。

（二）分母

分母为统计周期内采用短期胰岛素强化治疗的住院糖尿病患者总例数。

（三）短期胰岛素强化治疗

短期胰岛素强化治疗指在生活方式干预的基础上，通过每日多次（3~4次）皮下注射胰岛素或使用胰岛素泵持续皮下胰岛素输注（continuous subcutaneous insulin infusion，CSII），使血糖快速达标的一种治疗方法。

（四）低血糖诊断标准及分级

根据中华医学会糖尿病学分会发布的《中国1型糖尿病诊治指南（2021版）》《中国2型糖尿病防治指南（2020年版）》，糖尿病患者血糖<3.9 mmol/L 即可诊断为低血糖。其中，3.0 mmol/L ≤ 血糖 <3.9 mmol/L 为1级低血糖；血糖 <3.0 mmol/L 为2级低血糖；没有特定血糖界限，伴有意识和（或）躯体改变的严重事件，需要他人帮助的低血糖为3级低血糖。

五、数据收集方法

计算住院糖尿病患者短期胰岛素强化治疗低血糖发生率，首先确定统计周期；根据护理记录单、日报表等得出统计周期内采用短期胰岛素强化治疗的住院糖尿病患者总例数及统计周期内采用短期胰岛素强化治疗的住院糖尿病患者低血糖发生例数。

六、指标分析建议

建议此指标的统计周期为季度和年度，也可根据质量管理需要设定。指标的全年值不能通过各个季度值累加获得，应直接利用指标公式计算获得。

同区域同类型医疗机构的指标结果更具有参考性。

若医疗机构此指标的监测结果远远高于区域同类机构阈值的上限或低于阈值下限，建议在院级或科室质量安全管理小组专业人员进行复核的同时，考虑医护人员的认知、行为规范与人力配置、患者病情等相关因素。

第四节 胸外科护理质量监测指标

胸外科护理质量监测指标常用胸腔闭式引流护理措施规范落实率。

一、指标定义

胸腔闭式引流护理措施规范落实率指统计周期内，住院患者胸腔闭式引流护理措施规范落实项目数与住院患者胸腔闭式引流护理措施总项目数的比例。

二、指标意义

胸腔闭式引流是心胸外科最常用的治疗手段，目的是引流胸腔内积气、血液和渗液；重建胸腔内负压，保持纵隔的位置正常；促进肺复张，胸腔闭式引流护理措施落实不规范可能会导致延迟或不能排净积气/积液，引起复张性肺水肿、皮下气肿等并发症。通过监测该指标，可以指导并督促护士规范落实住院患者术后胸腔闭式引流观察、监测和记录等，反映胸外科护士的专业护理水平，体现专科护理服务内涵。

三、计算公式

胸腔闭式引流护理措施规范落实率 =

$$\frac{\text{同期住院患者胸腔闭式引流护理措施规范落实项目数}}{\text{统计周期内住院患者胸腔闭式引流护理措施总项目数}} \times 100\%$$

四、说明

（一）分子

分子为统计周期内住院患者胸腔闭式引流护理措施规范落实项目数。

（二）分母

分母为统计周期内住院患者胸腔闭式引流护理措施总项目数。

（三）胸腔闭式引流

胸腔闭式引流是将胸腔引流管一端经胸壁置入胸膜腔，另一端连接胸腔引流装置，借助气压差或重力引流胸膜腔内积气、积液，达到重建胸膜腔内负压，保持纵隔的正常位置，促进肺组织复张的技术。

五、数据收集方法

计算胸腔闭式引流护理措施规范落实率，首先确定统计周期；根据护理记录单、科室日报表获得统计周期内住院患者胸腔闭式引流护理措施总项目数及统计周期内住院患者胸腔闭式引流护理措施规范落实项目数。

六、指标分析建议

建议此指标的统计周期为季度和年度，也可根据质量管理需要设定。指标的全年值不能通过各个季度值累加获得，应直接利用指标公式计算获得。

同区域同类型医疗机构的指标结果更具有参考性。

若医疗机构此指标的监测结果远远高于区域同类机构阈值的上限或低于阈值下限，建议在院级或科室质量安全管理小组专业人员进行复核的同时，考虑医护人员的认知、行为规范与人力配置、胸外科患者病情等相关因素。

第五节 骨关节科护理质量监测指标

骨关节科护理质量监测指标常用髋关节置换患者术后 24 小时内、12 小时内下床活动率和膝关节置换患者术后 24 小时内、12 小时内下床活动率。

一、髋关节置换患者术后 24 小时内、12 小时内下床活动率

（一）指标定义

髋关节置换患者术后 24 小时内、12 小时内下床活动率指统计周期内，髋关节置换患者术后 24 小时内、12 小时内下床活动例数与同期髋关节置换患者总例数的比例。

（二）指标意义

关节置换术是利用人工假体替代被疾病损伤的关节，以消除疼痛，恢复关节稳定性和活动度。早期下床活动可降低静脉血栓、肺部感染等并发症，促进关节功能恢复，缩短住院时间，改善患者生活质量，是术后康复的重要措施。监测该指标对于促进关节置换术后患者早期康复、提高医疗护理质量具有重要意义。

（三）计算公式

$$髋关节置换患者术后24小时内下床活动率 = \frac{同期髋关节置换患者术后24小时内下床活动例数}{统计周期内髋关节置换患者总例数} \times 100\%$$

$$髋关节置换患者术后12小时内下床活动率 = \frac{同期髋关节置换患者术后12小时内下床活动例数}{统计周期内髋关节置换患者总例数} \times 100\%$$

（四）说明

1. 分子

分子为统计周期内髋关节置换患者术后 24 小时内、12 小时内下床活动例数。

2. 分母

分母为统计周期内髋关节置换患者总例数。

3. 排除

排除术前存在严重骨质疏松、髋关节挛缩畸形、关节纤维化、关节僵硬者；术中髋臼周围植骨、出现假体周围骨折或血管神经损伤者；住院期间发生静脉血栓栓塞、存在严重心肺功能疾病者。

（五）数据收集方法

计算髋关节置换患者术后 24 小时、12 小时内下床活动率，首先确定统计周期；统计周期内髋关节置换患者总例数由病区手术统计表获得；根据护理记录单、科室日报表及患者问卷形式获得统计周期内髋关节置换患者术后 24 小时内、12 小时内下床活动例数。

（六）指标分析建议

建议此指标的统计周期为季度和年度，也可根据质量管理需要设定。指标的全年值不能通过各个季度值累加获得，应直接利用指标公式计算获得。

同区域同类型医疗机构的指标结果更具有参考性。

若医疗机构此指标的监测结果远远高于区域同类机构阈值的上限或低于阈值下限，建议在院级或科室质量安全管理小组专业人员进行复核的同时，考虑本院医护人员的认知、行为规范与人力配置、骨关节科患者病情等相关因素。

二、膝关节置换患者术后 24 小时内、12 小时内下床活动率

（一）指标定义

统计周期内，膝关节置换患者术后 24 小时内、12 小时内下床活动例数与同期膝关节置换患者总例数的比例。

（二）指标意义

关节置换术是利用人工假体替代被疾病损伤的关节，以消除疼痛，恢复关节稳定性和活动度。早期下床活动可降低静脉血栓、肺部感染等并发症，促进关节功能恢复，缩短住院时间，改善患者生活质量，是术后康复的重要

措施。监测该指标对于促进关节置换术后患者早期康复、提高医疗护理质量具有重要意义。

（三）计算公式

膝关节置换患者术后 24 小时内下床活动率 =

$$\frac{同期膝关节置换患者术后 24 小时内下床活动例数}{统计周期内膝关节置换患者总例数} \times 100\%$$

膝关节置换患者术后 12 小时内下床活动率 =

$$\frac{同期膝关节置换患者术后 12 小时内下床活动例数}{统计周期内膝关节置换患者总例数} \times 100\%$$

（四）说明

1. 分子

分子为统计周期内膝关节置换患者术后 24 小时内、12 小时内下床活动例数。

2. 分母

分母为统计周期内膝关节置换患者总例数。

3. 排除

排除术前存在严重内外翻、严重骨质疏松、屈曲挛缩畸形、关节纤维化、关节僵硬者；术中存在侧副韧带损伤、髌韧带撕裂、假体周围骨折、血管神经损伤等情况者；住院期间发生静脉血栓栓塞、存在严重心肺功能疾病者。

（五）数据收集方法

计算膝关节置换患者术后 24 小时、12 小时内下床活动率，首先确定统计周期；统计周期内膝关节置换患者总例数由病区手术统计表获得；根据护理记录单、科室日报表及患者问卷形式获得统计周期内膝关节置换患者术后 24 小时内、12 小时内下床活动例数。

（六）指标分析建议

建议此指标的统计周期为季度和年度，也可根据质量管理需要设定。指标的全年值不能通过各个季度值累加获得，应直接利用指标公式计算获得。

同区域同类型医疗机构的指标结果更具有参考性。

若医疗机构此指标的监测结果远远高于区域同类机构阈值的上限或低于阈值下限，建议在院级或科室质量安全管理小组专业人员进行复核的同时，考虑本院医护人员的认知、行为规范与人力配置、骨关节科患者病情等相关因素。

第六节 手足外科护理质量监测指标

手足外科护理质量监测指标常用断指/趾再植患者血管危象预防护理措施规范落实率。

一、指标定义

断指/趾再植患者血管危象预防护理措施规范落实率指统计周期内，断指/趾再植患者血管危象预防护理措施规范落实项目数与同期断指/趾再植患者血管危象预防护理措施总项目数的比例。

二、指标意义

断指/趾再植是手足外科常见手术，血管危象是术后常见并发症。一旦出现血管危象，有发生指/趾体坏死的可能，导致手术失败。血管危象重在预防，通过对该指标的追踪及监测可强化护士对血管危象的预防意识，规范相应护理措施的落实，进而降低断指/趾再植患者血管危象的发生，减少术后并发症，提高手术成功率。

三、计算公式

断指/趾再植患者血管危象预防护理措施规范落实率 =

$$\frac{\text{同期断指/趾再植患者血管危象预防护理措施规范落实项目数}}{\text{统计周期内断指/趾再植患者血管危象预防护理措施总项目数}} \times 100\%$$

四、说明

（一）分子

分子为统计周期内断指/趾再植患者血管危象预防护理措施规范落实项目数。

（二）分母

分母为统计周期内断指/趾再植患者血管危象预防护理措施总项目数。

（三）血管危象

血管危象是因各种原因导致的移植再植组织血液循环障碍，包括动脉危象、静脉危象。

五、数据收集方法

计算断指/趾再植患者血管危象预防护理措施规范落实率，首先确定统计周期；然后根据医嘱、护理记录单等得出统计周期内断指/趾再植患者血管危象预防护理措施项目数及总项目数的比例。

六、指标分析建议

建议此指标的统计周期为季度和年度，也可根据质量管理需要设定。指标的全年值不能通过各个季度值累加获得，应直接利用指标公式计算获得。

同区域同类型医疗机构的指标结果更具有参考性。

若医疗机构此指标的监测结果远远高于区域同类机构阈值的上限或低于阈值下限，建议在院级或科室质量安全管理小组专业人员进行复核的同时，考虑本院医护人员的认知、行为规范与人力配置、手足外科患者病情、设备管理等相关因素。

第七节　口腔颌面外科护理质量监测指标

口腔颌面外科护理质量监测指标常用口腔颌面部肿瘤患者术后口腔黏膜炎发生率。

一、指标定义

口腔颌面部肿瘤患者术后口腔黏膜炎发生率指统计周期内，口腔颌面部肿瘤患者术后口腔黏膜炎发生人数与同期口腔颌面部肿瘤手术患者总人数的比例。

二、指标意义

口腔黏膜炎是口腔颌面部肿瘤手术创伤后的常见并发症，可导致患者进食进水困难、营养摄入不足，同时细菌可通过糜烂面进入体内，从而存在发生感染或败血症的风险，严重者会引发心理疾患影响其生活质量。通过监测该指标，可提高护士对患者术后口腔黏膜状况的认知与重视程度，从可能导致口腔黏膜炎的因素入手，采取针对性措施减少术后口腔黏膜炎的发生，改善术后患者的舒适度及生活质量。

三、计算公式

口腔颌面部肿瘤患者术后口腔黏膜炎 =

$$\frac{\text{同期口腔颌面部肿瘤患者术后口腔黏膜炎发生人数}}{\text{统计周期口腔颌面部肿瘤手术患者总人数}} \times 100\%$$

四、说明

（一）分子

分子为统计周期内口腔颌面部肿瘤患者术后口腔黏膜炎发生人数，同一患者口腔内 1 处或多处口腔黏膜炎均算作 1 例。

（二）分母

分母为统计周期内口腔颌面部肿瘤手术患者总人数。

（三）口腔颌面部肿瘤

口腔颌面部肿瘤多见于牙龈、口腔黏膜、颌骨、颜面部及涎腺，包括良性和恶性肿瘤、囊肿、瘤样病变。

（四）口腔黏膜炎

口腔黏膜炎是口腔黏膜上皮组织损伤出现的炎症或溃疡性病变，表现为口腔黏膜的红斑、水肿、糜烂和溃疡。临床常见护理措施包括术后口腔黏膜风险评估、使用口腔含漱液、保持口腔舒适、营养支持及心理护理等。口腔黏膜炎分级标准依据世界卫生组织（World Health Organization，WHO）口腔黏膜炎分级标准：0 级，无症状；Ⅰ级，口腔黏膜出现红斑，伴有疼痛，但不影响进食；Ⅱ级，口腔黏膜出现红斑、溃疡，但能进食固体食物；Ⅲ级，口腔黏膜出现严重的红斑和溃疡，不能进食固体食物；Ⅳ级，溃疡融合成片，有坏死，不能进食。

（五）排除

排除术前存在的口腔黏膜炎、颜面部、腮腺肿瘤（如面部皮肤癌、腮腺肿瘤等）者。

五、数据收集方法

计算口腔颌面部肿瘤患者术后口腔黏膜炎，首先确定统计周期；然后根据出入院登记表或日报表获得统计周期内口腔颌面部肿瘤患者术后口腔黏膜炎发生人数及手术患者总人数。

六、指标分析建议

建议此指标的统计周期为季度和年度，也可根据质量管理需要设定。指标的全年值不能通过各个季度值累加获得，应直接利用指标公式计算获得。

同区域同类型医疗机构的指标结果更具有参考性。

若医疗机构此指标的监测结果远远高于区域同类机构阈值的上限或低于阈值下限，建议在院级或科室质量安全管理小组专业人员进行复核的同时，考虑本院医护人员的认知、行为规范与人力配置、口腔颌面外科患者病情等相关因素。

第八节　介入诊疗科护理质量监测指标

介入诊疗科护理质量监测指标常用介入手术安全核查准确执行率。

一、指标定义

介入手术安全核查准确执行率指统计周期内，准确执行介入手术安全核查例数与同期执行介入手术安全核查总例数的比例。

二、指标意义

介入手术安全核查，是减少介入手术医疗事故和确保患者安全的重要手段,不仅能从环节上减少或去除不安全因素,而且可在制度上确保介入手术的准确性,确保患者在介入诊疗科治疗和护理的安全性,降低或消除介入手术医疗护理纠纷的发生率。

三、计算公式

介入手术安全核查准确执行率 =

$$\frac{同期准确执行介入手术安全核查例数}{统计周期内执行介入手术安全核查总例数} \times 100\%$$

四、说明

（一）分子

分子为统计周期内准确执行介入手术安全核查例数。

（二）分母

分母为统计周期内执行介入手术安全核查总例数。

（三）介入手术安全核查

介入手术安全核查是由具有执业资质的手术医师、麻醉医师或技师、护士三方（以下简称三方），分别在麻醉实施前、手术开始前和患者离开介入诊疗科前，共同对患者身份、介入手术方式及术中用药等内容进行核查的工作。准确执行介入手术安全核查是指三方严格遵照《手术安全核查制度》的内容和流程进行核对的过程。

介入手术安全核查是查看护士在安全核查过程中是否规范、准确，对于手术医生、麻醉医生或技师的不规范行为，如实记录，不纳入数据计算。

五、数据收集方法

计算介入手术安全核查准确执行率,首先确定统计周期,根据科室日报表及患者问卷形式获得统计周期内准确执行介入手术安全核查例数及总例数。

六、指标分析建议

建议此指标的统计周期为季度和年度,也可根据质量管理需要设定。指标的全年值不能通过各个季度值累加获得，应直接利用指标公式计算获得。

同区域同类型医疗机构的指标结果更具有参考性。

若医疗机构此指标的监测结果远远高于区域同类机构阈值的上限或低于阈值下限，建议在院级或科室质量安全管理小组专业人员进行复核的同时，考虑本院医护人员的认知、行为规范与人力配置、接受介入手术患者病情等相关因素。

第九节 营养专科护理质量监测指标

营养专科护理质量监测指标常用成人住院患者入院 24 小时内营养风险筛查率。

一、指标定义

成人住院患者入院 24 小时内营养风险筛查率指统计周期内，入院 24 小时内行营养风险筛查的成人患者数与同期入院成人患者总数的比例。

二、指标意义

营养风险筛查是规范实施临床营养诊疗的第一步，是营养评估和干预的基础。通过对该指标进行监测，可以提高护士对住院患者营养状况的重视程度，提高营养风险筛查的同质化、标准化、规范化，为及时给予营养干预提供依据。

三、计算公式

成人住院患者入院 24 小时内营养风险筛查率 =

$$\frac{\text{同期入院 24 小时内行营养风险筛查的成人患者数}}{\text{统计周期内入院成人患者总数}} \times 100\%$$

四、说明

（一）分子

分子为统计周期内入院 24 小时内行营养风险筛查的成人患者数。

(二)分母

分母为统计周期内入院的成人患者总数。

(三)评分标准

评分标准采取营养风险筛查 2002（Nutritional Risk Screening 2002，NRS2002）进行营养风险筛查。通过对患者的营养状况、疾病严重程度和年龄三部分进行评分，总分 0~7 分，总分表 ≥ 3 分提示存在营养风险，需要营养干预；总分表 < 3 分表明无营养风险，需一周后再次筛查。

五、数据收集方法

计算成人住院患者入院 24 小时内营养风险筛查率，首先确定统计周期，根据护理记录单、科室日报表及患者问卷形式获得统计周期内入院 24 小时内行营养风险筛查的成人患者数。

六、指标分析建议

建议此指标的统计周期为季度和年度，也可根据质量管理需要设定。指标的全年值不能通过各个季度值累加获得，应直接利用指标公式计算获得。

同区域同类型医疗机构的指标结果更具有参考性。

若医疗机构此指标的监测结果远远高于区域同类机构阈值的上限或低于阈值下限，建议在院级或科室质量安全管理小组专业人员进行复核的同时，考虑本院医护人员的认知、行为规范与人力配置以及患者病情、设备管理等相关因素。

第十节 静脉治疗专科护理质量监测指标

静脉治疗专科护理质量监测指标常用住院患者 2 级及以上静脉炎发生率和患儿外周静脉输液药物渗出发生率。

一、住院患者 2 级及以上静脉炎发生率

(一)指标定义

住院患者 2 级及以上静脉炎发生率指统计周期内，住院患者静脉输液 2

级及以上静脉炎发生例数与同期进行静脉输液治疗的住院患者总数的比例。

（二）指标意义

静脉治疗是临床应用广泛且风险较高的治疗手段，静脉炎是静脉治疗中最常见的并发症，也是临床静脉治疗质量管理的重要部分。通过监测该指标，可了解护士对静脉炎评估、预防、护理的能力，反映了护士的专业技术水平和综合能力，提高静脉治疗质量。

（三）计算公式

住院患者 2 级及以上静脉炎发生率 =

$$\frac{\text{同期住院患者静脉输液 2 级及以上静脉炎发生例数}}{\text{统计周期内进行静脉输液治疗的住院患者总数}} \times 100\%$$

（四）说明

1. 分子

分子为统计周期内住院患者静脉输液发生 2 级及以上静脉炎的例数，同一患者单位时间内发生 1 处或多处静脉炎，均记作 1 例。

2. 分母

分母为统计周期内进行静脉输液治疗的住院患者总数。

3. 评分标准

采取《静脉导管常见并发症临床护理实践指南》推荐的静脉炎量表进行评估。

（五）数据收集方法

计算住院患者 2 级及以上静脉炎发生率，首先确定统计周期；根据护理记录单、科室日报表及患者问卷形式获得统计周期内住院患者静脉输液发生 2 级及以上静脉炎的例数。

（六）指标分析建议

建议此指标的统计周期为季度和年度，也可根据质量管理需要设定。指标的全年值不能通过各个季度值累加获得，应直接利用指标公式计算获得。

同区域同类型医疗机构的指标结果更具有参考性。

若医疗机构此指标的监测结果远远高于区域同类机构阈值的上限或低于

阈值下限,建议在院级或科室质量安全管理小组专业人员进行复核的同时,考虑医护人员的认知、行为规范与人力配置、患者病情等相关因素。

二、患儿外周静脉输液药物渗出发生率

(一)指标定义

患儿外周静脉输液药物渗出发生率指统计周期内,患儿外周静脉输液药物渗出发生例数与同期进行外周静脉输液治疗的患儿总数比例。

(二)指标意义

通过监测该指标可了解所在医院患儿外周静脉输液药物渗出的发生率,从而针对高风险因素,制订相应预防及护理措施,提高静脉治疗的规范性,确保患儿静脉用药安全,同时也有利于提高护士的静脉治疗技能水平。

(三)计算公式

患儿外周静脉输液药物渗出发生率 =

$$\frac{\text{同期患儿外周静脉输液药物渗出发生例数}}{\text{统计周期内进行外周静脉输液治疗的患儿总数}} \times 100\%$$

(四)说明

1. 分子

分子为统计周期内患儿外周静脉输液药物渗出发生例数,同一患儿发生2次或以上药物渗出,均记作1例。

2. 分母

分母为统计周期内进行外周静脉输液治疗的患儿总数。

3. 药物渗出

药物渗出指静脉治疗过程中,非腐蚀性药液进入静脉管腔以外的周围组织,可出现疼痛、水肿、皮肤发白、水疱等。

(五)数据收集方法

计算患儿外周静脉输液药物渗出发生率,首先确定统计周期;根据护理记录单、科室日报表获得统计周期内患儿外周静脉输液药物渗出发生例数。

（六）指标分析建议

建议此指标的统计周期为季度和年度，也可根据质量管理需要设定。指标的全年值不能通过各个季度值累加获得，应直接利用指标公式计算获得。

同区域同类型医疗机构的指标结果更具有参考性。

若医疗机构此指标的监测结果远远高于区域同类机构阈值的上限或低于阈值下限，建议在院级或科室质量安全管理小组专业人员进行复核的同时，考虑本院医护人员的认知、行为规范与人力配置、住院患儿病情等相关因素。

第十一节　呼吸科护理质量监测指标

呼吸科护理质量监测指标常用无创正压通气患者鼻面部压力性损伤发生率和痰培养标本送检合格率。

一、无创正压通气患者鼻面部压力性损伤发生率

（一）指标定义

无创正压通气患者鼻面部压力性损伤发生率指统计周期内，无创正压通气患者鼻面部压力性损伤发生的例数与同期无创正压通气患者总例数的比例。

（二）指标意义

该指标反映的是无创正压通气患者的护理质量，评价医疗机构及专科病区护士对无创正压通气患者评估情况和专项护理情况，进而建立无创正压通气患者鼻面部压力性损伤评估预警监测机制，采取针对性的护理防范措施，降低鼻面部压力性损伤的发生率，提高患者应用无创正压通气治疗的耐受性和依从性，使无创正压通气患者的住院时间缩短，住院费用减少。关联疾病结果质量指标分析，发现无创正压通气患者鼻面部压力性损伤对疾病转归、住院时间及住院费用的影响，可进行同级别医疗机构的横向比较。

（三）计算公式

无创正压通气患者鼻面部压力性损伤发生率 =

$$\frac{同期无创正压通气患者鼻面部压力性损伤发生例数}{统计周期内无创正压通气患者总例数} \times 100\%$$

（四）说明

1. 分子

分子为统计周期内无创正压通气患者鼻面部压力性损伤的发生例数。

2. 分母

分母为统计周期内无创正压通气患者总例数。

3. 无创正压通气

无创正压通气是指无须建立人工气道（如气管插管和气管切开等），在上气道结构和功能保持完整的情况下实施的气道内正压通气。连接方式主要包括口鼻面罩、鼻罩、口罩、全脸面罩和头罩。

4. 无创正压通气患者鼻面部压力性损伤

无创正压通气患者鼻面部压力性损伤是指在通气过程中，为保证治疗效果，需要将口鼻面罩紧扣在患者鼻面部，由于长时间受压，鼻面部皮肤出现红斑、红肿、破溃。

（五）数据收集方法

计算无创正压通气患者鼻面部压力性损伤发生率，首先确定统计周期，然后根据出入院登记表或日报表获得统计周期内无创正压通气患者总例数以及同周期无创正压通气患者鼻面部压力性损伤发生例数。

（六）指标分析建议

建议此指标的统计周期设定为季度和年度，以便动态观察无创正压通气患者鼻面部压力性损伤发生率的变化趋势，并及时调整护理策略。

在统计数据时，应结合患者病情严重程度、住院科室及医疗资源配置等因素，分析其对指标结果的潜在影响，确保分析结论的科学性和针对性。

对于同类医疗机构或不同护理单元的监测结果，进行横向比较，查找护理质量的差距和问题所在，为制定改进措施提供数据支撑。

定期组织护理团队对数据进行分析与反馈，明确护理管理中的薄弱环节，如鼻面部压力损伤的预防措施落实情况，促进护理质量持续改进。

在护理安全管理小组的监督下,确保监测数据的真实性和准确性。并针对不同病种患者提出分层护理干预方案,进一步降低鼻面部压力性操作的发生率。

二、痰培养标本送检合格率

(一)指标定义

痰培养标本送检合格率指统计周期内,痰培养标本送检的合格数与痰培养标本送检总数的比例。

(二)指标意义

该指标反映的是痰标本留取宣教和有效咳痰指导的护理质量,评价医疗机构及专科病区护士对痰培养标本留取的重视程度及健康宣教情况,进而建立规范化痰培养标本质量管理体系,提高痰培养送检的合格率,有助于肺部病原菌的正确诊断和抗生素的合理使用。关联痰培养标本的送检数量、痰培养检测结果分析,发现痰培养标本的送检情况及对肺部病原菌诊断和抗生素使用的影响,可进行同级别医疗机构的横向比较。

(三)计算公式

$$痰培养送检合格率 = \frac{同期痰培养送检合格数}{统计周期内痰培养标本送检总数} \times 100\%$$

(四)说明

1. 分子

分子为统计周期内痰培养标本送检合格数。

2. 分母

分母为统计周期内痰培养标本送检总数。

3. 痰培养标本

痰培养标本是指住院患者执行入院后开具的痰培养医嘱留取的痰培养标本。送检是指临床微生物学实验室已经接收。

4. 痰培养标本合格

痰培养标本合格是指临床微生物学实验室接收痰培养标本后,进行细胞学显微镜检查判断痰培养标本合格。同一名患者送检多个痰培养标本,统计数量按照实际送检标本数量和实际合格标本数量计算。

（五）数据收集方法

计算痰培养标本送检合格率，首先确定统计周期，根据医嘱、护理记录单等得出统计周期内痰培养标本送检总数及同期痰培养送检合格数。

（六）指标分析建议

建议此指标的统计周期为季度和年度，以便定期评估、调整和优化护理质量管理措施，也可根据质量管理需要设定。指标的全年值不能通过各个季度值累加获得，应直接利用指标公式计算获得。

同区域同类型医疗机构的指标结果更具有参考性。

若医疗机构此指标的监测结果远远高于区域同类机构阈值的上限或低于阈值下限，建议在院级或科室质量安全管理小组专业人员进行复核的同时，考虑本院呼吸科患者病情等因素。

第十二节　消化科护理质量监测指标

消化科护理质量监测指标常用住院患者肠镜检查肠道准备合格率。

一、指标定义

住院患者肠镜检查肠道准备合格率指统计周期内，住院肠镜检查患者肠道准备合格例数与住院患者肠镜检查肠道准备总例数的比例。

二、指标意义

充分的肠道准备可使患者获得较高的肠道清洁度，对实现高质量的肠镜诊疗具有重要意义，通过对该指标进行监测，可以了解肠镜检查患者肠道准备质量情况及危险因素，需要护士采取针对性措施最大限度提高肠镜检查患者肠道准备质量，反映了护士的专业技术水平，体现了优质护理服务内涵。

三、计算公式

住院患者肠镜检查肠道准备合格率 =

$$\frac{\text{同期肠镜检查患者肠道准备合格人数}}{\text{统计周期内肠镜检查患者肠道准备总人数}} \times 100\%$$

四、说明

(一) 分子

分子为统计周期内肠镜检查患者肠道准备合格例数。

(二) 分母

分母为统计周期内肠镜检查患者肠道准备总例数。

(三) 评分标准

采取国际上通用的波士顿肠道准备评分量表进行肠道准备质量评估，量表将结肠分为3段（盲肠和升结肠；肝曲、横结肠和脾曲；降结肠、乙状结肠和直肠）进行评分，每段从最差到清洁分为4级（0~3分），总分0~9分，总分≥6分提示肠道准备合格，单段不能少于2分。如表4-1所示。

表4-1 波士顿量表评分方法

评分	描述
0分	无法清除腔固体或液体粪、肠黏膜毛法观察
1分	污珠、混浊液体、浅炎便、部分黏膜无法观察
2分	肠道黏膜观素良好、但残留量污、浑浊液体、粪便
3分	肠道黏膜观察良好、基本无留污斑、浑浊液体、粪便

五、数据收集方法

计算住院患者肠镜检查肠道准备合格率，首先确定统计周期，根据护理记录单、日报表等得出统计周期内肠镜检查患者肠道准备总人数及同期肠镜检查患者肠道准备合格人数。

六、指标分析建议

建议此指标的统计周期为季度和年度，也可根据质量管理需求灵活设定。指标的全年值不能通过各个季度值累加获得，应直接利用指标公式计算获得。同区域同类型医疗机构的指标结果更具有参考性。

若医疗机构此指标的监测结果远远高于区域同类机构阈值的上限或低于阈值下限,建议在院级或科室质量安全管理小组专业人员进行复核的同时,考虑本院消化科患者病情等因素。

第十三节 血液科护理质量监测指标

血液科护理质量监测指标常用化疗患者口腔黏膜炎发生率和化疗患者肛周感染发生率。

一、化疗患者口腔黏膜炎发生率

（一）指标定义

化疗患者口腔黏膜炎发生率指统计周期内,住院化疗患者发生口腔黏膜炎患者例数与住院化疗患者总例数的比例。

（二）指标意义

化疗患者口腔黏膜炎的发生率为护理质量评价的重要结局指标,血液病最主要的治疗方法是化疗,而口腔黏膜炎是化疗的不良反应之一,尤其是在使用氨甲蝶呤、阿糖胞苷、氟尿嘧啶、阿霉素等化疗药时,口腔黏膜炎的发生率为90%。监测此项指标能及时发现及控制感染。此外,化疗患者口腔黏膜炎的发生,严重危害着患者的健康,增加患者的痛苦,延长住院时间,增加医疗成本,因此,监测此项指标能有效地节约医疗成本。

（三）计算公式

$$化疗患者口腔黏膜炎发生率 = \frac{同期发生口腔黏膜炎患者例数}{统计周期内住院化疗患者总例数} \times 100\%$$

（四）说明

1. 分子

分子为统计周期内住院化疗患者中发生口腔黏膜炎患者例数。

2. 分母

分母为统计周期内住院化疗患者总例数。

3. 分级

依据 WHO 口腔黏膜炎分级标准进行分级：0级，无症状；Ⅰ级，口腔黏膜出现红斑，伴有疼痛，但不影响进食；Ⅱ级，口腔黏膜出现红斑、溃疡，但能进食固体食物；Ⅲ级，口腔黏膜出现严重的红斑和溃疡，不能进食固体食物；Ⅳ级，溃疡融合成片，有坏死，不能进食。

患者口腔黏膜炎评估≥Ⅰ级，即为发生口腔黏膜炎1例。

4. 不同分级的口腔黏膜发生率

化疗第1天至第12天，0级71.43%，Ⅰ级10.20%，Ⅱ级10.20%，Ⅲ级8.16%，Ⅳ级0%。

（五）数据收集方法

统计化疗患者口腔黏膜炎发生率，首先确定统计周期；根据护理记录单、科室日报表获得统计周期内住院化疗患者总例数及同期发生口腔黏膜炎患者例数。

（六）指标分析建议

建议此指标的统计周期为季度和年度，也可根据质量管理需要设定。指标的全年值不能通过各个季度值累加获得，应直接利用指标公式计算获得。同区域同类型医疗机构的指标结果更具有参考性。

若医疗机构此指标的监测结果远远高于区域同类机构阈值的上限或低于阈值下限，建议在院级或科室质量安全管理小组专业人员进行复核的同时，考虑医护人员的认知、行为与人力配置、患者病情等相关因素。

二、化疗患者肛周感染发生率

（一）指标定义

化疗患者肛周感染发生率指统计周期内，化疗患者发生肛周感染的例数与同期内化疗患者总例数的比例。

（二）指标意义

化疗患者肛周感染的发生率为护理质量评价的重要结局指标，血液病最主要的治疗方法是化疗，而肛周感染是化疗的不良反应之一。监测此项指标能及时发现及控制感染。持续追踪监测化疗患者肛周感染发生率，从可能导致肛周感染的过程入手，开展过程质量的监测和分析，找出影响结局指标的重要因素，进行持续改进，能有效地管理患者的肛周感染并发症，减轻患者痛苦，提高患者的生存质量。

（三）计算公式

$$化疗患者肛周感染发生率 = \frac{同期发生肛周感染患者例数}{统计周期内住院化疗患者总例数} \times 100\%$$

（四）说明

1. 分子

分子为统计周期内化疗发生肛周感染患者例数。

2. 分母

分母为统计周期内所有化疗患者总例数。

3. 肛周感染

肛周感染为肛门周围的感染征象，临床表现为发热，肛周红肿热痛，严重者出现肛周脓肿。

（五）数据收集方法

统计化疗患者肛周感染发生率，首先确定统计周期；统计周期内住院化疗患者总例数；根据护理记录单、科室日报表及患者问卷形式获得同期发生肛周感染患者例数。

（六）指标分析建议

建议此指标的统计周期为季度和年度，也可根据质量管理需要设定。指标的全年值不能通过各个季度值累加获得，应直接利用指标公式计算获得。

同区域同类型医疗机构的指标结果更具有参考性。

若医疗机构此指标的监测结果远远高于区域同类机构阈值的上限或低于阈值下限，建议在院级或科室质量安全管理小组专业人员进行复核的同时，考虑医护人员的认知、行为与人力配置、患者病情等相关因素。

第十四节　骨科护理质量监测指标

骨科护理质量监测指标常用腰椎术后患者规范佩戴支具实施率和骨科牵引患者重点护理措施规范落实率。

一、腰椎术后患者规范佩戴支具实施率

（一）指标定义

腰椎术后患者规范佩戴支具实施率指统计周期内，腰椎术后患者规范佩戴支具实施人次数与查检的腰椎术后患者需规范佩戴支具总人次数的比例。

（二）指标意义

规范佩戴支具是腰椎术后患者治疗和护理的关键环节，规范佩戴支具不仅可以使腰部肌肉得到放松，而且可以限制脊柱的过度活动，减轻疼痛，保持脊柱的稳定性，起到辅助手术治疗的效果，为患者机体恢复创造良好的条件。通过对该指标的监测可以帮助护士了解患者对腰椎支具的规范使用情况，针对不足，强化指导，提高护理措施落实的有效性，改善护理质量，保障患者安全。

（三）计算公式

腰椎术后患者规范佩戴支具实施率 =

$$\frac{\text{同期腰椎术后患者规范佩戴支具实施人次数}}{\text{统计周期内腰椎术后患者需规范佩戴支具总人次数}} \times 100\%$$

（四）说明

1. 分子

分子为统计周期内规范佩戴支具的腰椎术后患者人次数。

2. 分母

分母为统计周期内腰椎术后患者需规范佩戴支具的总人次数。

3. 规范佩戴支具

规范佩戴支具相关措施见表 4-2。

(五)数据收集方法

统计腰椎术后患者规范佩戴支具实施率,首先确定统计周期;统计周期内腰椎术后患者需规范佩戴支具总人次数;根据护理记录单、科室日报表及患者问卷形式获得统计同期腰椎术后患者规范佩戴支具实施人次数。

(六)指标分析建议

建议此指标的统计周期为季度和年度,也可根据质量管理需要设定。指标的全年值不能通过各个季度值累加获得,应直接利用指标公式计算获得。

同区域同类型医疗机构的指标结果更具有参考性。

若医疗机构此指标的监测结果远远高于区域同类机构阈值的上限或低于阈值下限,建议在院级或科室质量安全管理小组专业人员进行复核的同时,考虑医护人员的认知、行为与人力配置、患者病情等相关因素。

表4-2 规范佩戴支具护理措施

序号	护理措施	相关释义
1	支具选择正确	根据患者身高、体型、腰围大小选择合适的腰椎支具
2	支具佩戴规范	①协助患者轴线翻身至侧卧位;②将支具后片置于患者背部,支具正中线对准患者脊柱,下缘平髂前上棘;③协助患者轴线翻身至平卧位,佩戴支具前片,上下两片对齐,系好尼龙搭扣(顺序为:先粘贴中间搭扣,后粘贴两边搭扣);④检查支具松紧度,以可伸入一横指为宜,并询问患者舒适度,以不影响呼吸为宜
3	离床活动方法正确	下床方法:若从左(右)侧下床,先将身体翻向左(右)侧,左(右)手肘顶床然后用左右手掌撑床,将身体撑起,同时双腿缓慢移到床下 上床方法:若从左(右)侧上床,身体坐在床左(右)边,左(右)手掌撑床后再用左(右)手肘顶住床,右(左)手扶床沿,同时双腿缓慢移到床上,形成侧卧位再平卧
4	摘下支具方法正确	取平卧位,按与佩戴相反的顺序取下
5	皮肤完整、无压红	腰椎支具摘下后,局部皮肤完整、无压红和疼痛

二、骨科牵引患者重点护理措施规范落实率

（一）指标定义

骨科牵引患者重点护理措施规范落实率指统计周期内，骨科牵引患者重点护理措施规范落实的人次数与统计周期内骨科牵引患者总人次数的比例。

（二）指标意义

该指标反映的是骨科牵引患者重点护理措施落实和骨科牵引患者重点护理措施的匹配关系，评价骨科牵引患者有效牵引落实情况，进而建立一种以治疗需求为导向，合理调整护理措施的管理模式，让牵引患者获得有效规范的护理服务，保障患者的安全和护理服务质量。关联护理结果质量指标分析，发现骨科牵引患者重点护理措施规范落实率对护理质量存在关联规律和影响，可进行同级别医疗机构的横向比较。

（三）计算公式

$$骨科牵引患者重点护理措施规范落实率 = \frac{同期骨科牵引患者重点护理措施实际落实的人次数}{统计周期内骨科牵引患者总人次数} \times 100\%$$

（四）说明

1. 分子

分子为统计周期内骨科牵引患者重点护理措施实际落实的人次数。

2. 分母

分母为统计周期内骨科牵引患者总人次数。

3. 骨科牵引患者

骨科牵引患者包括行下肢皮牵引、骨牵引的住院患者。

（五）数据收集方法

统计骨科牵引患者护理措施规范落实率，首先确定统计周期；统计周期内骨科牵引患者总人次数；根据护理记录单、科室日报表及患者问卷形式获得统计骨科牵引患者重点护理措施规范落实的人次数。

（六）指标分析建议

建议此指标的统计周期为季度和年度，也可根据质量管理需要设定。指

标的全年值不能通过各个季度值累加获得，应直接利用指标公式计算获得。

同区域同类型医疗机构的指标结果更具有参考性。

若医疗机构此指标的监测结果远远高于区域同类机构阈值的上限或低于阈值下限，建议在院级或科室质量安全管理小组专业人员进行复核的同时，考虑医护人员的认知、行为与人力配置、患者病情等相关因素。

第十五节　神经外科护理质量监测指标

神经外科护理质量监测指标常用脑脊液腰大池引流管护理措施规范落实率和脑脊液脑室引流管护理措施规范落实率。

一、脑脊液腰大池引流管护理措施规范落实率

（一）指标定义

脑脊液腰大池引流管护理措施规范落实率指统计周期内，住院患者脑脊液腰大池引流管护理措施规范落实项目数与留置脑脊液腰大池引流管护理措施总项目数的比例。

（二）指标意义

脑脊液外引流是神经外科临床最常用的治疗技术之一，脑脊液腰大池引流是通过腰椎穿刺将引流管留置在腰大池内引出脑脊液，以达到降低颅内压和促进血性或炎性脑脊液排出的作用，是神经外科常用的辅助治疗手段，对快速清除脑内积血、治疗颅内感染、减少脑积水、调节控制颅内压、减轻脑膜刺激征和脑血管痉挛具有很好的疗效。引流管的规范护理是保证患者预后的关键。脑脊液引流管的护理可以体现神经外科护理的专科特色，体现该医疗机构的神经外科专科护理水平。

（三）计算公式

脑脊液腰大池引流管护理措施规范落实率 =

$$\frac{\text{同期住院患者脑脊液腰大池引流管护理措施规范落实项目数}}{\text{统计周期内住院患者留置脑脊液腰大池引流管护理措施总项目数}} \times 100\%$$

（四）说明

1. 分子

分子为统计周期内住院患者脑脊液腰大池引流管护理措施规范落实项目数。

2. 分母

分母为统计周期内住院患者留置脑脊液腰大池引流管护理措施总项目数。

3. 护理措施规范落实

护理措施规范落实主要指：①引流袋放置高度合理；②引流管标识清晰齐全；③引流管通畅；④引流量记录准确；⑤穿刺点敷料清洁干燥；⑥引流管固定规范。

（五）数据收集方法

统计脑脊液腰大池引流管护理措施规范落实率，首先确定统计周期；统计周期内脑脊液腰大池引流管护理措施总项目数，根据电子病历系统护理信息交流等获取住院患者脑脊液腰大池引流管护理措施规范落实项目数，依据护理记录单、病历交流获取。

（六）指标分析建议

建议此指标的统计周期为季度和年度，也可根据质量管理需要设定。指标的全年值不能通过各个季度值累加获得，应直接利用指标公式计算获得。

同区域同类型医疗机构的指标结果更具有参考性。

若医疗机构此指标的监测结果远远高于区域同类机构阈值的上限或低于阈值下限，建议在院级或科室质量安全管理小组专业人员进行复核的同时，考虑医护人员的认知、行为与人力配置、设备管理、患者病情等相关因素。

二、脑脊液脑室引流管护理措施规范落实率

（一）指标定义

脑脊液脑室引流管护理措施规范落实率指统计周期内，住院患者脑脊液脑室引流管护理措施规范落实项目数与留置脑脊液脑室引流管护理措施总项目数的比例。

（二）指标意义

脑脊液外引流是神经外科临床最常用的治疗技术之一，脑室外引流是指经单侧或双侧侧脑室穿刺，置入引流管引出脑脊液，以达到降低颅内压和促进血性或炎性脑脊液排出的作用，是神经外科常用的辅助治疗手段，对快速清除脑内积血、治疗颅内感染、减少脑积水、调节控制颅内压、减轻脑膜刺激征和脑血管痉挛具有很好的疗效。引流管的规范护理是保证患者预后的关键。脑脊液引流管的护理可以体现神经外科护理的专科特色，体现该医疗机构的神经外科专科护理水平。关联护理结果质量指标分析，发现脑脊液引流管护理措施规范落实方面存在的问题及影响因素，可进行同级别医疗机构的横向比较。

（三）计算公式

脑脊液脑室引流管护理措施规范落实率 =

$$\frac{同期住院患者脑脊液脑室引流管护理措施规范落实项目数}{统计周期内住院患者留置脑脊液脑室引流管护理措施总项目数} \times 100\%$$

（四）说明

1. 分子

分子为统计周期内住院患者脑脊液脑室引流管护理措施规范落实项目数。

2. 分母

分母为统计周期内住院患者留置脑脊液脑室引流管护理措施总项目数。

3. 护理措施规范落实

护理措施规范落实主要指：①引流管滴管高度合理；②引流管标识清晰齐全；③引流管通畅；④引流量记录准确；⑤穿刺点敷料清洁干燥。

（五）数据收集方法

计算脑脊液脑室引流管护理措施规范落实率，首先确定统计周期。统计周期内住院患者留置脑脊液脑室引流管护理措施总项目数，依据电子病历系统，护理信息交流等信息化系统提取。

住院患者脑脊液脑室引流管护理措施规范落实项目数,依据周期内护理记录单、电子病历、问卷调查等形式获取数值。

（六）指标分析建议

建议此指标的统计周期为季度和年度,也可根据质量管理需要设定。指标的全年值不能通过各个季度值累加获得,应直接利用指标公式计算获得。

同区域同类型医疗机构的指标结果更具有参考性。

若医疗机构此指标的监测结果远远高于区域同类机构阈值的上限或低于阈值下限,建议在院级或科室质量安全管理小组专业人员进行复核的同时,考虑医护人员的认知、行为与人力配置、患者病情、设备管理等相关因素。

第十六节 产科护理质量监测指标

产科护理质量监测指标常用阴道分娩产妇Ⅲ、Ⅳ度会阴裂伤发生率、阴道分娩产妇产后出血发生率、阴道分娩产妇会阴切开率和住院期间纯母乳喂养率。

一、阴道分娩产妇Ⅲ、Ⅳ度会阴裂伤发生率

（一）指标定义

阴道分娩产妇Ⅲ、Ⅳ度会阴裂伤发生率指统计周期内,阴道分娩产妇Ⅲ、Ⅳ度会阴裂伤发生总例数与阴道分娩产妇总例数的比例。

（二）指标意义

Ⅲ、Ⅳ度会阴裂伤是阴道分娩的严重并发症,会导致会阴疼痛、出血感染、大小便失禁、性功能障碍、盆腔脏器脱垂等近、远期并发症,增加产妇身心痛苦,因此分析评估并降低阴道分娩产妇Ⅲ、Ⅳ度会阴裂伤发生率具有重要意义。

（三）计算公式

$$阴道分娩产妇Ⅲ、Ⅳ度会阴裂伤发生率 = \frac{同期阴道分娩产妇Ⅲ、Ⅳ度会阴裂伤总例数}{统计周期内阴道分娩产妇总例数} \times 100\%$$

（四）说明

1. 分子

分子为统计周期内阴道分娩产妇中，Ⅲ、Ⅳ度会阴裂伤总例数。

2. 分母

分母为统计周期内经阴道分娩产妇总例数。

3. Ⅲ、Ⅳ度会阴裂伤

Ⅲ度会阴裂伤累及肛门括约肌，分为3个亚型。Ⅲa：肛门外括约肌裂伤深度≤50%；Ⅲb：肛门外括约肌裂伤深度>50%；Ⅲc：肛门内、外括约肌均受损。Ⅳ度会阴裂伤为肛门内、外括约肌均受损并累及直肠黏膜。

排除院外阴道分娩产妇Ⅲ、Ⅳ度会阴裂伤入院者。

（五）数据收集方法

计算阴道分娩产妇Ⅲ、Ⅳ度会阴裂伤发生率，首先确定统计周期，周期内经阴道分娩产妇总例数依据电子病历系统，护理系统获取。

周期内阴道分娩产妇中，Ⅲ、Ⅳ度会阴裂伤总例数，依据护理记录单、电子病历系统获取。

（六）指标分析建议

建议此指标的统计周期为季度和年度，也可根据质量管理需要设定。指标的全年值不能通过各个季度值累加获得，应直接利用指标公式计算获得。

同区域同类型医疗机构的指标结果更具有参考性。

若医疗机构此指标的监测结果远远高于区域同类机构阈值的上限或低于阈值下限，建议在院级或科室质量安全管理小组专业人员进行复核的同时，考虑医护人员的认知、行为与人力配置、患者病情、设备管理等相关因素。

二、阴道分娩产妇产后出血发生率

（一）指标定义

阴道分娩产妇产后出血发生率指统计周期内，阴道分娩产妇产后出血发生例数与同期阴道分娩产妇总例数的比例。

（二）指标意义

产后出血是产科分娩期严重并发症之一，是我国孕产妇死亡的首要原因，其发生率为4%~6%。准确识别产后出血的高危因素，积极预防、正确评估产后出血对降低阴道分娩产妇产后出血发生率、降低产妇死亡率、提高产妇生存质量有重要意义。

（三）计算公式

$$阴道分娩产妇产后出血发生率 = \frac{同期阴道分娩产妇产后出血例数}{统计周期内阴道分娩产妇总例数} \times 100\%$$

（四）说明

1. 分子

分子为统计周期内阴道分娩产妇产后出血例数。

2. 分母

分母为统计周期内阴道分娩产妇总例数。

3. 产后出血

产后出血指胎儿娩出后24小时内，阴道分娩产妇出血量≥500 ml，剖宫产产妇出血量≥1 000 ml。

采用称重法和（或）容积法客观评估产后出血量（包含接血容器、纱布、计血量纸内血液）并记录，称重法计算公式为：

$$产后出血量 = \frac{胎儿娩出后接血敷料湿重 - 接血前敷料干重}{1.05}$$

4. 阴道分娩产妇

阴道分娩产妇包括所有在院内阴道分娩的产妇，不包括院外阴道分娩产妇，即外院转入、院外分娩、门急诊分娩产后无法准确评估产后出血量者。

（五）数据收集方法

计算分娩产妇产后出血发生率，首先确定统计周期。

周期内阴道分娩产妇总例数依据电子病历系统等信息化系统提取。

周期阴道分娩产妇产后出血例数，依据电子病历系统、护理记录单获取。

（六）指标分析建议

建议此指标的统计周期为季度和年度，也可根据质量管理需要设定。指标的全年值不能通过各个季度值累加获得，应直接利用指标公式计算获得。

同区域同类型医疗机构的指标结果更具有参考性。

若医疗机构此指标的监测结果远远高于区域同类机构阈值的上限或低于阈值下限,建议在院级或科室质量安全管理小组专业人员进行复核的同时,考虑医护人员的认知、行为与人力配置、患者病情、设备管理等相关因素。

建议同步监测 ICU 患者压力性损伤发生率、导管相关感染发生率、VAP 发生率、死亡率等,与 APACHE Ⅰ 评分结果进行关联分析。

三、阴道分娩产妇会阴切开率

（一）指标定义

阴道分娩产妇会阴切开率指统计周期内,阴道分娩产妇会阴切开总例数与阴道分娩产妇总例数的比例。

（二）指标意义

会阴切开术可增加产妇会阴和直肠括约肌的损伤,增加产妇刀口感染、疼痛、出血等概率,还可以引起产妇盆底功能障碍、产后性功能障碍等近远期并发症。WHO 提出建议将会阴切开率控制在 10% 左右,因此限制常规会阴切开术对降低母体并发症具有重要意义。

（三）计算公式

$$阴道分娩产妇会阴切开率 = \frac{同期阴道分娩产妇会阴切开例数}{统计周期内阴道分娩产妇总例数} \times 100\%$$

（四）说明

1. 分子

分子为统计周期内阴道分娩产妇中行会阴切开术例数。

2. 分母

分母为统计周期内经阴道分娩产妇总例数。

3. 会阴切开术

在阴部神经阻滞麻醉联合会阴切口局麻生效后,常用以下两种术式:①会阴后-侧切开术:多为左侧,术者于宫缩时以左手示、中指两指伸入阴道内撑起左侧阴道壁,右手用剪刀自会阴后联合中线向左向后 45° 切开会阴,长 4~5 cm；②会阴正中切开术：术者于宫缩时沿会阴后联合正中垂直剪开 2 cm。

4. 阴道分娩产妇

阴道分娩产妇包括所有在院内经阴道分娩的产妇，不包括院外阴道分娩产妇。

（五）数据收集方法

计算阴道分娩产妇会阴切开率，首先确定统计周期。周期内阴道分娩产妇总例数依据电子病历系统等信息化系统提取。

周期内阴道分娩产妇会阴切开例数，依据电子病历系统，护理记录单获取。

（六）指标分析建议

建议此指标的统计周期为季度和年度，也可根据质量管理需要设定。指标的全年值不能通过各个季度值累加获得，应直接利用指标公式计算获得。

同区域同类型医疗机构的指标结果更具有参考性。

若医疗机构此指标的监测结果远远高于区域同类机构阈值的上限或低于阈值下限，建议在院级或科室质量安全管理小组专业人员进行复核的同时，考虑医护人员的认知、行为与人力配置、患者病情、设备管理等相关因素。

四、住院期间纯母乳喂养率

（一）指标定义

住院期间纯母乳喂养率指统计周期内，住院期间纯母乳喂养新生儿数与母婴同室病房新生儿总人数的比例。

（二）指标意义

母乳是新生儿最佳的天然食物，可促进新生儿健康发育，增强母婴感情；母乳喂养还有助于产妇身体恢复，降低产后出血、肥胖等近远期并发症的发生率。但据 WHO 报道我国 0~6 个月婴儿纯母乳喂养率仅为 21%，住院期间母乳喂养情况与出院后纯母乳喂养行为密切相关，因此，提高住院期间纯母乳喂养率具有非常重要的意义。

（三）计算公式

$$住院期间纯母乳喂养率 = \frac{同期纯母乳喂养新生儿数}{统计周期内母婴同室病房新生儿总例次数} \times 100\%$$

（四）说明

1. 分子

分子为统计周期内住院期间纯母乳喂养新生儿数。

2. 分母

分母为统计周期内母婴同室病房新生儿总数。

3. 纯母乳喂养

纯母乳喂养指除了给婴儿喂母乳、维生素或矿物质补充剂之外，不给婴儿其他任何的液体以及固体食物，包括水在内，除非有医学指征。

4. 纯母乳喂养新生儿

纯母乳喂养新生儿是指住院期间仅进行母乳喂养的新生儿，排除具有母乳喂养相对或绝对禁忌的新生儿，包括①新生儿疾病：半乳糖血症，苯丙酮尿症，枫糖尿症；②产妇不良生活习惯：摄入尼古丁、酒精、咖啡因、海洛因，吸食大麻；③产妇治疗与用药：使用细胞毒素化疗药物、放射性同位素、抗代谢药物、精神镇静药物、抗癫痫药物、阿片类药物、苯丙胺类药物（抗抑郁）、可卡因、苯二氮䓬类药物；④产妇细菌病毒感染：HIV病毒阳性，活动性或未治疗的肺结核，近期感染梅毒、单纯疱疹病毒1型、人类嗜T淋巴细胞病毒Ⅰ型或Ⅱ型，产前5天或产后48小时内感染水痘；⑤产妇患有严重疾病：如菌血症、苯丙酮尿症等；⑥产妇患有乳腺相关疾病：乳头上有疱疹样肿块等。

5. 母婴同室新生儿

母婴同室新生儿是指新生儿出生后与产妇24小时在同一病室内。排除因各种原因母婴分离的新生儿，包括转新生儿科。

（五）数据收集方法

计算住院期间纯母乳喂养率，首先确定统计周期；然后根据出入院登记表或日报表获得统计周期内纯母乳喂养新生儿数以及统计周期内母婴同室病房新生儿总数。

（六）指标分析建议

建议此指标的统计周期为季度和年度，也可根据质量管理需要设定。指标的全年值不能通过各个季度值累加获得，应直接利用指标公式计算获得。同区域同类型医疗机构的指标结果更具有参考性。

若医疗机构此指标的监测结果远远高于区域同类机构阈值的上限或低于阈值下限，建议在院级或科室质量安全管理小组专业人员进行复核的同时，考虑本院产科患者等因素。

第十七节　新生儿科护理质量监测指标

新生儿科护理质量监测指标常用新生儿医源性皮肤损害发生率。

一、指标定义

新生儿医源性皮肤损害发生率指统计周期内，住院新生儿医源性皮肤损害发生例数与新生儿总数的比例。

二、指标意义

新生儿是住院患者中的特殊群体，皮肤比较脆弱，其角质层比成人薄30%，表皮基底层比成人薄20%；新生儿的真皮较薄，而且发育不完善，具有较少的皮脂腺，易受到损伤和感染。表皮与真皮之间起连接作用的小纤维比成人少，早产儿更少，因此在除去粘在皮肤上的黏胶时容易导致表皮剥离而致皮肤损伤，也易受外界刺激侵袭而导致皮肤损伤，严重者可导致永久性瘢痕或肢体功能障碍。

三、计算公式

$$新生儿医源性皮肤损害发生率 = \frac{同期住院新生儿医源性皮肤损害发生例数}{统计周期内住院新生儿总数} \times 100\%$$

四、说明

（一）分子

分子为统计周期内住院新生儿发生的，在医疗行为过程中所造成的与原发病无关的皮肤损害例数。若同一住院患儿不同时间发生 2 次医源性皮肤损害，则统计为 2 例。

（二）分母

分母为统计周期内所有住院新生儿总数。

（三）医源性皮肤损害

医源性皮肤损害指新生儿住院期间在有创性的操作、药物输入和固定黏胶移除等过程中，期望诊断与治疗效果的同时可能伴随的与皮肤疾病无关的皮肤损伤风险。

（四）纳入标准

新生儿在住院期间发生的，在医疗行为过程中所造成的与原发病无关的皮肤损害。

（五）排除标准

排除住院时带入医源性皮肤损害的患儿；有皮肤疾病的患儿。

五、数据收集方法

计算新生儿医源性皮肤损害发生率，首先确定统计周期；根据护理记录单、日报表等得出统计周期内住院新生儿医源性皮肤损害发生例数及统计周期内住院新生儿总数。

六、指标分析建议

建议此指标的统计周期为季度和年度，也可根据质量管理需要设定。指标的全年值不能通过各个季度值累加获得，应直接利用指标公式计算获得。

同区域同类型医疗机构的指标结果更具有参考性。

若医疗机构此指标的监测结果远远高于区域同类机构阈值的上限或低于阈值下限，建议在院级或科室质量安全管理小组专业人员进行复核的同时，考虑医护人员的认知、行为与人力配置、患者病情、设备管理等相关因素。

第十八节　急诊护理质量监测指标

急诊护理质量监测指标常用急救仪器设备完备率、抢救车物品完备率、抢救车药品完备率和急诊预检分诊符合率。

一、急救仪器设备完备率

（一）指标定义

急救仪器设备完备率指统计周期内，急救仪器设备处于性能完好、备用状态的数量与同期急救仪器设备总数的比例。

（二）指标意义

该指标反映的是急诊科急救仪器设备的配置及管理状况，是医疗机构急诊医疗质量的结构性指标之一。

（三）计算公式

$$急救仪器设备完备率 = \frac{同期急救仪器设备完备的数量}{统计周期内急救仪器设备总数} \times 100\%$$

（四）说明

1. 分子

分子为统计周期内急救仪器设备处于性能完好、备用状态的数量。

2. 分母

分母为统计周期内急救仪器设备总数。

3. 急救仪器设备配置标准

根据《急诊科建设与管理指南（试行）》，急救仪器设备配置包括心电图机、心脏除颤仪、心肺复苏机、简易呼吸器、呼吸机、心电监护仪、负压吸引设备、给氧设备（中心供氧的急诊科配备便携式氧气瓶）、洗胃机，三级综合医院还应配备便携式超声仪和床旁 X 线机。有需求的医院还可以配备血液净化设备和快速床旁监测设备。

4. 急救仪器设备完备

急救仪器设备完备指性能完好，处于备用状态，急救仪器设备应按照规定要求进行监测，完好率为100%，处于备用状态，急救时可直接使用。

（五）数据收集方法

计算急救仪器设备完备率，首先确定统计周期；根据护理记录单、日报表等得出统计周期内急救仪器设备完备的数量及统计周期内急救仪器设备总数。

（六）指标分析建议

建议此指标的统计周期为季度和年度，也可根据质量管理需要设定。指标的全年值不能通过各个季度值累加获得，应直接利用指标公式计算获得。同区域同类型医疗机构的指标结果更具有参考性。

若医疗机构此指标的监测结果远远高于区域同类机构阈值的上限或低于阈值下限，建议在院级或科室质量安全管理小组专业人员进行复核的同时，考虑本院急诊急救仪器设备配置及管理情况等因素。

二、抢救车物品完备率

（一）指标定义

抢救车物品完备率指统计周期内，抢救车内物品性能处于完好、备用状态的数量与同期抢救车内物品总数的比例。

（二）指标意义

该指标反映的是急诊科抢救车的物品配置及管理状况，是医疗机构急诊医疗质量的结构性指标之一。

（三）计算公式

$$抢救车物品完备率 = \frac{同期抢救车内物品处于性能完好、备用状态的数量}{统计周期内抢救车内物品总数} \times 100\%$$

（四）说明

1. 分子

分子为统计周期内抢救车内物品处于性能完好、备用状态的数量。

2. 分母

分母为统计周期内抢救车内物品总数。

3. 抢救车物品

抢救车物品包括穿刺类、插管类物品及吸引设备等，各医疗机构根据情况配置。

4. 抢救车内物品处于性能完好、备用状态

抢救车内物品应按照规定要求进行检查，完好率为100%，物品处于备用状态，急救时可直接使用。

（五）数据收集方法

计算抢救车物品完备率，首先确定统计周期；根据护理记录单、日报表等得出统计周期内抢救车内物品处于性能完好、备用状态的数量及统计周期内抢救车内物品总数。

（六）指标分析建议

建议此指标的统计周期为季度和年度，也可根据质量管理需要设定。指标的全年值不能通过各个季度值累加获得，应直接利用指标公式计算获得。

同区域同类型医疗机构的指标结果更具有参考性。

若医疗机构此指标的监测结果远远高于区域同类机构阈值的上限或低于阈值下限，建议在院级或科室质量安全管理小组专业人员进行复核的同时，考虑本院急诊抢救车内物品配置及管理状态等因素。

三、抢救车药品完备率

（一）指标定义

抢救车药品完备率指统计周期内，抢救车内药品处于完好、备用状态的数量与同期抢救车内药品总数的比例。

（二）指标意义

该指标反映的是急诊科抢救车的药品配置及管理状况，是医疗机构急诊医疗质量的结构性指标之一。

（三）计算公式

$$抢救车药品完备率 = \frac{同期抢救车内药品处于完好、备用状态的数量}{统计周期抢救车内药品总数} \times 100\%$$

（四）说明

1. 分子

分子为统计周期内抢救车内药品处于完好、备用状态的数量。

2. 分母

分母为统计周期内抢救车内药品总数。

3. 抢救车急救药品

根据《急诊科建设与管理指南（试行）》，抢救车急救药品包括心脏复苏药物；呼吸兴奋药；血管活性药；利尿及脱水药；抗心律失常药；镇静药；止痛、解热药；止血药；常见中毒的解毒药；平喘药；纠正水电解质酸碱失衡类药；各种静脉补液液体；局部麻醉药；激素类药物等。

4. 抢救车内药品处于完好、备用状态

抢救车内物药品应按照规定要求进行检查，完好率为100%。

（五）数据收集方法

计算抢救车药品完备率，首先确定统计周期；根据护理记录单、日报表等得出统计周期内同期抢救车内药品处于完好、备用状态的数量及统计周期抢救车内药品总数。

（六）指标分析建议

建议此指标的统计周期为季度和年度，也可根据质量管理需要设定。指标的全年值不能通过各个季度值累加获得，应直接利用指标公式计算获得。

同区域同类型医疗机构的指标结果更具有参考性。

若医疗机构此指标的监测结果远远高于区域同类机构阈值的上限或低于阈值下限，建议在院级或科室质量安全管理小组专业人员进行复核的同时，考虑本院急诊抢救车的药品配置及管理等因素。

四、急诊预检分诊符合率

（一）指标定义

急诊预检分诊符合率指统计周期内，急诊预检分诊病情分级、分区符合的患者数与同期预检分诊患者总数的比例。

（二）指标意义

该指标反映的是急诊科接诊及处置患者情况，是医疗机构急诊预检分诊质量的过程性指标。

（三）计算公式

$$急诊预检分诊符合率 = \frac{同期急诊预检分诊病情分级、分区符合的患者数}{统计周期内预检分诊患者总数} \times 100\%$$

（四）说明

1. 分子

分子为统计周期内急诊预检分诊病情分级、分区符合的患者数。

2. 分母

分母为统计周期内预检分诊患者总数。

3. 急诊预检分诊分级分区标准

急诊预检分诊分级分区标准执行《急诊预检分诊专家共识》（2018年）中"急诊预检分诊分级标准"要求。

（五）数据收集方法

计算急诊预检分诊符合率，首先确定统计周期；根据护理记录单、日报表等得出统计周期内急诊预检分诊病情分级、分区符合的患者数及统计周期内预检分诊患者总数。

（六）指标分析建议

建议此指标的统计周期为季度和年度，也可根据质量管理需要设定。指标的全年值不能通过各个季度值累加获得，应直接利用指标公式计算获得。

同区域同类型医疗机构的指标结果更具有参考性。

若医疗机构此指标的监测结果远远高于区域同类机构阈值的上限或低于阈值下限，建议在院级或科室质量安全管理小组专业人员进行复核的同时，考虑本院急诊区域划分、分诊管理、患者情况等因素。

第十九节 手术室护理质量监测指标

手术室护理质量监测指标常用手术安全核查准确执行率、手术物品清点规范落实率和手术标本管理规范落实率。

一、手术安全核查准确执行率

（一）指标定义

手术安全核查准确执行率指统计周期内，准确执行手术安全核查例数与同期内查检手术安全核查总例数的比例。

（二）指标意义

手术安全核查，是减少手术室内医疗事故和确保患者安全的重要手段，提升了手术室医护人员的患者安全文化。打破了传统工作模式中各方仅对自己工作负责的方式，能够有效减少因个人原因而出现的失误，同时，增强手术室的安全氛围，提升医护人员的患者意识及管理者的风险防范（隐患）意识，不仅从环节上减少或去除不安全因素，而且还在制度上确保了手术患者的准确性，能够有效地减少患者的安全隐患，确保患者手术室内治疗和护理的安全性，降低或消除手术室内医疗护理纠纷的发生率。

（三）计算公式

$$手术安全核查准确执行率 = \frac{同期准确执行手术安全核查例数}{统计周期内查检手术安全核查总例数} \times 100\%$$

（四）说明

1. 分子

分子为统计周期内准确执行手术安全核查例数。

2. 分母

分母为统计周期内查检的手术安全核查总例数。

3. 手术安全核查

手术安全核查是由具有执业资质的手术医师、麻醉医师和手术室护士三方（以下简称三方），分别在麻醉实施前、手术开始前和患者离开手术室前，共同对患者身份和手术部位等内容进行核查的工作。准确执行手术安全核查是指三方严格遵照《手术安全核查制度》的内容和流程进行核对的过程。

4.查检对象

手术安全核查的查检对象针对的是手术室巡回护士，在安全核查过程中是否规范、准确，对于手术医生、麻醉医生的不规范行为，如实记录，不纳入数据计算。

（五）数据收集方法

计算手术安全核查准确执行率，首先确定统计周期；根据护理记录单、日报表等得出统计周期内准确执行手术安全核查例数及统计周期内查检手术安全核查总例数。

（六）指标分析建议

建议此指标的统计周期为季度和年度，也可根据质量管理需要设定。指标的全年值不能通过各个季度值累加获得，应直接利用指标公式计算获得。

同区域同类型医疗机构的指标结果更具有参考性。

若医疗机构此指标的监测结果远远高于区域同类机构阈值的上限或低于阈值下限，建议在院级或科室质量安全管理小组专业人员进行复核的同时，考虑本院手术室内医护工作人员及患者管理情况等因素。

（七）手术安全核查标准

手术患者均应佩戴标示有患者身份识别信息的标识，至少使用两种独立的身份核对方式。

手术医师、麻醉医师、巡回护士三方在麻醉实施前，根据"手术安全核查表"时间节点和核查内容，按规范流程进行手术安全核查。

手术医师、麻醉医师、巡回护士三方在手术开始前，根据"手术安全核查表"时间节点和核查内容，按规范流程进行手术安全核查。

手术医师、麻醉医师、巡回护士三方在患者离开手术室前，根据"手术安全核查表"时间节点和核查内容，按规范流程进行手术安全核查。

手术医师、麻醉医师、巡回护士三方在患者离开手术室前于手术安全核查表上完成签字确认。

二、手术物品清点规范落实率

（一）指标定义

手术物品清点规范落实率指统计周期内，手术物品清点规范落实项目数与同期内查检应落实手术物品清点总项目数的比例。

（二）指标意义

手术物品清点规范落实率反映的是手术室护士在进行手术物品清点过程中的执行规范情况。手术物品清点不清将会直接对手术进展以及患者的人身安全造成影响，手术室护士必须严格落实手术物品清点制度，杜绝差错事故的发生。将手术物品清点纳入指标管理，可强化手术室护士风险意识，督促其规范落实手术物品清点制度，保障患者安全。

（三）计算公式

$$手术物品清点规范落实率 = \frac{同期手术物品清点规范落实项目数}{统计周期内查检应落实手术物品清点总项目数} \times 100\%$$

（四）说明

1. 分子

分子为统计周期内查检的手术物品清点操作中，规范落实手术物品清点的项目数。

2. 分母

分母为统计周期内查检的应规范落实的手术物品清点的总项目数。

3. 手术物品清点

手术物品清点是对所用手术物品（包括手术敷料、手术器械、手术特殊物品等）数量及完整性进行清点，以防手术物品遗留，保障手术患者安全的手段。手术室管理者应根据指南、手术物品清点相关制度和原则制订查检表，作为查检依据。

4. 查检对象

手术室对手术物品清点的查检对象针对的是手术室洗手护士和巡回护士，二者为共同责任人。

（五）数据收集方法

具有信息化自动收集能力的医院，建议直接提取手术物品清点规范落实情况评分；信息系统不完善的医疗机构，可通过建立手术物品清点规范落实情况评分表人工采集。

（六）指标分析建议

建议此指标的统计周期为季度和年度，也可根据质量管理需要设定。指标的全年值不能通过各个季度值累加获得，应直接利用指标公式计算获得。

同区域同类型医疗机构的指标结果更具有参考性。

若医疗机构此指标的监测结果远远高于区域同类机构阈值的上限或低于阈值下限，建议在院级或科室质量安全管理小组专业人员进行复核的同时，考虑本院患者手术的种类等情况。

三、手术标本管理规范落实率

（一）指标定义

手术标本管理规范落实率指统计周期内，手术标本管理规范落实项目数与同期内查检应落实手术标本管理总项目数的比例。

（二）指标意义

手术室标本管理过程指标的构建不仅能提升手术室护理人员对术中病理标本的管理水平，更能为患者明确诊断、及时治疗和妥善预后撑起一把坚实的保护伞，有助于保障疾病诊治水平和医护患三方满意度。通过对手术室标本管理的质量评价，用评价标准指导执行过程，通过监测结果发现问题，进行针对性地改进，通过良性循环提高标本管理质量。

（三）计算公式

$$手术标本管理规范落实率 = \frac{同期手术标本管理规范落实项目数}{统计周期内查检应落实手术标本管理总项目数} \times 100\%$$

（四）说明

1. 分子

分子为统计周期内查检的手术标本管理操作中，规范落实手术标本管理的项目数。

2. 分母

分母为统计周期内查检的应规范落实的手术标本管理的总项目数。

3. 手术标本

手术标本指从患者身体可疑病变部位取出的组织、手术切除的组织或与患者疾病有关的物品，且需要进行病理学检测，以便明确病变性质、获得病理诊断的物品。手术标本管理旨在防止手术标本丢失、错误送检等。此指标以同期手术标本管理规范落实项目数与统计周期内查检应落实手术标本管理总项目数的百分比进行统计。手术室管理者应根据指南、手术标本管理相关制度和原则制订查检表。

（五）数据收集方法

具有信息化自动收集能力的医院，建议直接提取手术标本管理规范落实情况评分，进行核算统计；信息系统不完善的医疗机构，可通过建立手术标本管理规范落实评分表人工采集。

（六）指标分析建议

建议此指标的统计周期为季度和年度，也可根据质量管理需要设定。指标的全年值不能通过各个季度值累加获得，应直接利用指标公式计算获得。

同区域同类型医疗机构的指标结果更具有参考性。

若医疗机构此指标的监测结果远远高于区域同类机构阈值的上限或低于阈值下限，建议在院级或科室质量安全管理小组专业人员进行复核的同时，考虑本院患者手术的种类及标本采集等情况。

第二十节　消毒供应室护理质量监测指标

消毒供应室护理质量监测指标常用手术器械配装正确率和消毒供应室护理工作满意度。

一、手术器械配装正确率

（一）指标定义

手术器械配装正确率指统计周期内，配装正确的器械包数占同周期内配装器械总包数的占比。

（二）指标意义

该指标反映消毒供应中心工作质量，是消毒供应中心质量监测的重要组成部分，可用于进行科室质量控制的纵向比较和同级别医疗机构的横向比较。

（三）计算公式

$$手术器械配装正确率 = \frac{同期配装正确器械包数}{统计周期内配装器械包总数} \times 100\%$$

（四）说明

1. 分子

分子为统计周期内配装正确器械的包件数。

2. 分母

分母为统计周期内所配装器械包的总件数。

3. 配装正确

配装正确是指配装完成后器械包内器械清洗质量合格、总数及分类正确，器械功能正常、无损坏，包内指示卡放置正确规范，包装材料合格及信息码各项标识正确与包内容物相符。

（五）数据收集方法

具有信息化自动收集能力的医院，建议直接提取手术器械配装规范落实情况评分，进行核算统计；信息系统不完善的医疗机构，可通过建立手术器械配装管理规范落实评分表人工采集。

（六）指标分析建议

建议此指标的统计周期为季度和年度，也可根据质量管理需要设定。指标的全年值不能通过各个季度值累加获得，应直接利用指标公式计算获得。

同区域同类型医疗机构的指标结果更具有参考性。

若医疗机构此指标的监测结果远远高于区域同类机构阈值的上限或低于阈值下限，建议在院级或科室质量安全管理小组专业人员进行复核的同时，考虑本院手术器械的种类等情况。

二、消毒供应室护理工作满意度

（一）指标定义

消毒供应室护理工作满意度指统计周期内，临床科室护士对消毒供应室护理工作评价满意的项目数与同期调查临床科室护士满意度评价项目总数的比例。

（二）指标意义

消毒供应室在医院整体运行中承担着重要责任，其消毒灭菌质量直接关系到医疗护理服务的总体质量，关乎患者生命安全。通过对消毒供应室护理工作进行满意度评价，进一步加强其与临床科室的沟通联系，可以及时发现并解决工作中存在的问题，提升其工作质量，更好地为临床科室服务。

（三）计算公式

消毒供应室护理工作满意度 =

$$\frac{\text{同期对消毒供应室护理工作评价满意的项目数}}{\text{统计周期内调查临床科室护士满意度评价项目总数}} \times 100\%$$

（四）说明

1. 分子

分子为统计周期内对消毒供应室护理工作评价满意的项目数。

2. 分母

分母为统计周期内调查临床科室护士满意度评价项目总数。

3. 调查临床科室

调查临床科室指医院内需要消毒供应室提供消毒灭菌物品的科室，包括病房、产房及相关门诊科室等。

4. 消毒供应室护理工作满意度

临床科室护士对消毒供应室护理工作满意度评价一般包括护士仪容仪表、行为规范、服务态度；物品发放准确性，有无漏发、错发现象；物品包装符合要求，器械配套、性能完好；急需物品供应时能够及时解决，保证临床供应；无菌包内外灭菌化学指示标识变色合格，无菌物品的灭菌日期、失效日期书写清晰；按时下收下送物品，定期征求病房意见，存在问题及时整改等。

（五）数据收集方法

具有信息化自动收集能力的医院，建议直接利用信息系统进行消毒供应室护理工作满意度的调查及统计；信息系统不完善的医疗机构，可通过消毒供应室护理工作满意度调查表进行人工采集。

（六）指标分析建议

建议此指标的统计周期为季度和年度，也可根据质量管理需要设定。指标的全年值不能通过各个季度值累加获得，应直接利用指标公式计算获得。

同区域同类型医疗机构的指标结果更具有参考性。

若医疗机构此指标的监测结果远远高于区域同类机构阈值的上限或低于阈值下限，建议在院级或科室质量安全管理小组专业人员进行复核的同时，考虑本院消毒供应物品管理、下收下送流程等相关因素。

第二十一节 血液净化室护理质量监测指标

血液净化室护理质量监测指标常用体外循环漏血发生率、内瘘穿刺损伤/血肿发生率和血液透析导管相关血流感染发生率。

一、体外循环漏血发生率

（一）指标定义

体外循环漏血发生率指统计周期内，体外循环漏血例次数与透析患者总例次数的比例。

（二）指标意义

该指标可以反映护士操作的规范性及医疗机构对不良事件的预防和管理水平。通过计算体外循环漏血发生率，可以及时发现并解决工作中存在的问题，提升工作质量，更好地为科室患者服务，保证患者生命安全。

（三）计算公式

$$体外循环漏血发生率 = \frac{同期体外循环漏血例次数}{统计周期内透析患者总例次数} \times 100\%$$

（四）说明

1. 分子

分子为统计周期内透析患者体外循环漏血例次数。

2. 分母

分母为统计周期内透析患者总例次数。

3. 体外循环漏血

体外循环漏血指由于穿刺针脱离血管，透析器与血管路、血管路与穿刺针或 CVC 连接不严密，血液管路侧支夹子未夹闭或者保护帽脱落而造成的体外循环漏血。

（五）数据收集方法

具有信息化自动收集能力的医院，建议直接利用信息系统进行体外循环漏血发生例数的调查及统计，如不良事件统计系统等；信息系统不完善的医疗机构，可通过病区体外循环漏血发生例次调查表进行人工采集。

（六）指标分析建议

建议此指标的统计周期为季度和年度，也可根据质量管理需要设定。指标的全年值不能通过各个季度值累加获得，应直接利用指标公式计算获得。

同区域同类型医疗机构的指标结果更具有参考性。

若医疗机构此指标的监测结果远远高于区域同类机构阈值的上限或低于阈值下限，建议在院级或科室质量安全管理小组专业人员进行复核的同时，考虑本院体外循环所用物品及体外循环穿刺技术等相关因素。

二、内瘘穿刺损伤/血肿发生率

（一）指标定义

内瘘穿刺损伤/血肿发生率指统计周期内，内瘘穿刺损伤/血肿患者例次数与透析患者总例次数的比例。

（二）指标意义

内瘘是血液透析患者重要的"生命线"，其与患者健康结局密切相关，监测此项指标可直接反映护士内瘘穿刺的技术水平。通过计算内瘘穿刺损伤/血肿发生率，可以及时发现并解决工作中存在的问题，提升工作质量，更好地为科室患者服务，保证患者生命安全。

（三）计算公式

$$内瘘穿刺损伤/血肿发生率 = \frac{同期内瘘穿刺损伤/血肿发生例次数}{统计周期内透析患者总例次数} \times 100\%$$

（四）说明

1. 分子

分子为统计周期内透析患者内瘘穿刺损伤/血肿发生例次数。

2. 分母

分母为统计周期内透析患者总例次数。

3. 穿刺损伤

①轻微穿刺损伤指引起淤血和水肿，可经保守处理，如冰敷、休息1~2天缓解，下次透析仍可尝试穿刺，通常在7天内可重新穿刺。即使轻微穿刺损伤也可能需要临时导管过渡。②较重穿刺损伤指引起明显淤血和水肿，7天以上方可恢复穿刺。③严重穿刺损伤是指出现严重的并发症需要如下处理：输血，急诊留观，住院，血管介入治疗或外科干预。

4. 血肿内瘘穿刺失败

拔除穿刺针时未准确压到穿刺点；长期区域或定点穿刺，皮肤松弛，造成穿刺处渗血、出血、皮下血肿。

5. 内瘘穿刺条件

根据《中国血液透析用血管通路专家共识（第2版）》内瘘穿刺条件：动静脉内瘘（arteriovenous fistula，AVF）与人工血管动静脉内瘘（arteriovenous graft，AVG）有区别，AVF成熟后方可穿刺。① AVF成熟的定义：内瘘透析时易于穿刺，穿刺时渗血风险最小，在整个过程中均能提供充足的血流，能满足每周三次以上的血液透析治疗。② AVF成熟的判断：物理检查吻合口震颤良好，无异常增生、减弱或消失；瘘体段静脉走行平直、表浅、易穿刺，粗细均匀，有足够可供穿刺的区域，瘘体血管壁弹性良好，可触及震颤，无搏动增强或减弱、消失。测定自然血流量 >500 ml/min，穿刺段静脉内径 ≥ 5 mm，距皮深度 <6 mm。③ AVG在成型术后2至3周及局部浮肿消退后，并可触及

血管走行，才能进行穿刺；对于即穿型 AVG 可在术后数小时及数天进行穿刺。

（五）数据收集方法

具有信息化自动收集能力的医院建议直接利用信息系统进行内瘘穿刺损伤/血肿发生例数的调查及统计，如不良事件统计系统等；信息系统不完善的医疗机构，可通过病区内瘘穿刺损伤/血肿发生例次调查表进行人工采集。

（六）指标分析建议

建议此指标的统计周期为季度和年度，也可根据质量管理需要设定。指标的全年值不能通过各个季度值累加获得，应直接利用指标公式计算获得。

同区域同类型医疗机构的指标结果更具有参考性。

若医疗机构此指标的监测结果远远高于区域同类机构阈值的上限或低于阈值下限，建议在院级或科室质量安全管理小组专业人员进行复核的同时，考虑本院内瘘穿刺所用物品、穿刺技术、患者病情等相关因素。

三、血液透析导管相关血流感染发生率

（一）指标定义

血液透析导管相关血流感染发生率指统计周期内，血液透析导管相关血流感染例次数与血液透析导管留置总日数的比例。

（二）指标意义

血液透析导管相关血流感染与血液透析室医护人员执行无菌技术操作、消毒隔离和手卫生等密切相关。

（三）计算公式

$$血液透析导管相关血流感染发生率 = \frac{同期血液透析导管相关血流感染发生例次数}{统计周期内血液透析导管留置总日数} \times 1000‰$$

（四）说明

1. 分子

分子为统计周期内血液透析导管相关血流感染发生例次数。

2. 分母

分母为统计周期内血液透析导管留置总日数。

3. 血管导管相关血流感染的诊断标准

《血管导管相关感染预防与控制指南（2021年版）》中血管导管相关血流感染的诊断标准：①患者局部感染时出现红、肿、热、痛、渗出等炎症表现，血流感染除局部表现外还会出现发热、寒战或低血压等全身感染表现。②血流感染实验室微生物学检查结果：外周静脉血培养细菌或真菌阳性，或者从导管尖端和外周血培养出相同种类、相同药敏结果的致病菌。

（五）数据收集方法

计算住院患者血液透析导管相关血流感染发生率，需要先确定统计的周期；然后根据查检表或护理记录，获得统计周期内血液透析导管相关血流感染发生例次数。统计周期内血液透析导管留置总日数可以通过病区护理记录获得。

（六）指标分析建议

建议此指标按照月、季度和年度进行统计，根据管理需要，可以测算天、周或某时间段血液透析导管相关血流感染发生率趋势。

直观掌握本院院内血液透析导管相关血流感染发生率现状，通过数据分布与趋势分析结果，进行自身性、阶段性肠内营养血液透析导管相关血流感染护理质量评价。

针对院内血液透析导管相关血流感染发生的原因，运用PDCA有针对性地制订血液透析导管相关血流感染的质量改进目标和方案，明确干预的有效性。

血液透析导管相关血流感染发生会增加患者的痛苦、住院时间、医疗费用。通过监控院内血液透析导管相关血流感染发生率，可分析院内血液透析导管相关血流感染发生的趋势、特征及其影响因素，通过采取针对性的血液透析导管相关血流感染护理措施与管理，进一步减少院内血液透析血流感染的发生，减少血流感染、导管损伤对患者造成的直接和间接伤害。血液透析导管相关血流感染发生与护理人员的认知、行为与人力配置等密切相关。

第二十二节 康复科护理质量监测指标

康复科护理质量监测指标常用新入院脑卒中患者吞咽功能筛查率。

一、指标定义

新入院脑卒中患者吞咽功能筛查率指统计周期内，脑卒中患者入院时吞咽功能筛查例数与同期脑卒中入院患者总数的比例。

二、指标意义

吞咽障碍是脑卒中后常见的功能障碍，能增加患者发生肺炎、营养不良的概率，是导致脑卒中患者死亡和影响功能恢复的最重要原因之一。实施吞咽功能筛查，及早发现吞咽障碍并给予相应的康复干预，能降低患者的并发症，改善预后。

三、计算公式

$$新入院脑卒中患者吞咽功能筛查率 = \frac{同期吞咽功能筛查例数}{统计周期内新入院脑卒中患者总数} \times 100\%$$

四、说明

（一）分子

分子为统计周期内新入院（转入）脑卒中患者吞咽功能筛查例数。

（二）分母

分母为统计周期内新入院（转入）脑卒中患者总数。

（三）吞咽功能筛查

若患者意识清醒能配合进行相关评估与操作，一般选择 EAT-10 吞咽筛查量表等专用量表进行筛查。EAT-10 筛查总分超过 3 分，表示患者可能存在吞咽的效率和安全方面的问题，须进一步行反复唾液吞咽试验、洼田饮水试验等筛查评估。

实施指标监测过程中，医院可以根据科室实际情况开展相关筛查工作，单纯使用 EAT-10 吞咽筛查量表进行筛查也计入相应例数。

五、数据收集方法

计算新入院脑卒中患者吞咽功能筛查率，需要先确定统计的周期；然后根据查检表或护理记录，获得统计周期内新入院（转入）脑卒中患者吞咽功能筛查例数。统计周期内新入院（转入）脑卒中患者总数可以通过病区护理记录获得。

六、指标分析建议

建议此指标按照月、季度和年度进行统计，根据管理需要，可以测算新入院脑卒中患者吞咽功能筛查趋势。

直观掌握本院院内新入院脑卒中患者吞咽功能筛查率现状，通过数据分布与趋势分析结果，进行自身性、阶段性新入院脑卒中患者吞咽功能筛查护理质量评价。

针对院内新入院脑卒中患者吞咽功能筛查发生的原因，运用 PDCA 有针对性地制订新入院脑卒中患者吞咽功能筛查的质量改进目标和方案，明确干预的有效性。

通过监控院内新入院脑卒中患者吞咽功能筛查率，可分析院内新入院脑卒中患者吞咽功能筛查发生的趋势、特征及其影响因素，通过采取针对性的新入院脑卒中患者吞咽功能筛查护理措施与管理，可进一步减少新入院脑卒中患者吞咽功能筛查的发生，减少对患者造成的直接和间接伤害。此外，新入院脑卒中患者吞咽功能筛查发生还与护理人员的认知、行为与人力配置等密切相关。

第二十三节 中医科护理质量监测指标

中医科护理质量监测指标常用中医护理操作烫伤发生率。

一、指标定义

中医护理操作烫伤发生率指统计周期内，中医护理操作热疗患者发生烫伤的人次数与同期中医护理操作热疗患者总人数的比例。

二、指标意义

热疗患者发生烫伤可能造成伤害，导致严重甚至危及生命的后果。通过对住院热疗患者烫伤发生率指标的监测，了解所在医院或部门的住院热疗患者的烫伤发生率和伤害率。通过有效的措施预防，可以降低导致住院热疗患者发生烫伤的风险，保障患者安全。

三、计算公式

$$中医护理操作烫伤发生率 = \frac{同期中医护理操作热疗患者发生烫伤的人次数}{统计周期内中医护理操作热疗患者总人数} \times 100\%$$

四、说明

（一）分子

分子为统计周期内住院热疗患者发生烫伤的人次数。

（二）分母

分母为统计周期内住院热疗患者总人数。

（三）热疗项目

热疗项目包括中药热奄包治疗、中药蒸汽浴治疗、红外线治疗、泥灸、苇管灸、雷火灸、拔罐疗法、药物罐、督灸、隔物灸法、蜡疗、灸法、坐浴等有烫伤风险的中医护理技术。

五、数据收集方法

计算中医护理操作烫伤发生率，需要先确定统计的周期；然后根据查检表或护理记录，获得统计周期内住院热疗患者发生烫伤的人次数。统计周期内中医护理操作热疗患者总人数可以通过病区护理记录获得。

六、指标分析建议

建议此指标按照月、季度和年度进行统计,根据管理需要,可以测算天、周或某时间段中医护理操作烫伤发生率趋势。

直观掌握本院院内中医护理操作烫伤发生率现状,通过数据分布与趋势分析结果,进行自身性、阶段性中医护理操作烫伤护理质量评价。

针对院内中医护理操作烫伤发生的原因,运用 PDCA 有针对性地制订中医护理操作烫伤的质量改进目标和方案,明确干预的有效性。

中医护理操作烫伤发生会增加患者的痛苦、住院时间、医疗费用。通过监控院内中医护理操作烫伤发生,可分析院内中医护理操作烫伤发生的趋势、特征及其影响因素,通过采取针对性的中医护理操作烫伤护理措施与管理,进一步减少院内中医护理操作烫伤的发生,减少皮肤破溃、损伤对患者造成的直接和间接伤害。中医护理操作烫伤发生与护理人员的认知、行为与人力配置等密切相关。

第二十四节 重症医学科护理质量监测指标

重症医学科护理质量监测指标常用有创机械通气患者床头抬高符合率、院内 2 级失禁相关性皮炎发生率和床旁心电监护仪报警限设置正确率。

一、有创机械通气患者床头抬高符合率

（一）指标定义

有创机械通气患者床头抬高符合率指统计周期内,有创机械通气患者床头抬高 ≥ 30° 的日数与同期所有有创机械通气患者的总日数。

（二）指标意义

该指标反映的是有创机械通气患者的护理质量,评价医疗机构及病区护士对有创机械通气患者体位管理的重要性认识程度及护理措施执行情况,进而建立规范的机械通气患者体位管理策略。提高有创机械通气患者床头抬高符合率,可有效减少患者胃内容物反流和误吸的发生,是目前降低 VAP 发生

率的低成本、低风险的有效措施。在 ICU 中，接受呼吸机治疗的患者，全身情况许可、无禁忌，应抬高床头至 30° 或更大。关联疾病结果质量指标分析，发现有创机械通气患者床头抬高对 VAP 发生、疾病转归、住院时间及住院费用的影响，可进行同级别医疗机构的横向比较。

（三）计算公式

有创机械通气患者床头抬高符合率 = $\dfrac{\text{同期查检有创机械通气患者床头抬高} \geq 30° \text{的日数}}{\text{统计周期内所有有创机械通气患者的总日数}} \times 100\%$

（四）说明

1. 分子

分子为统计周期内，无禁忌证情况下，ICU 患者在使用有创机械通气情况下床头抬高 ≥ 30° 的日数。

2. 分母

分母为统计周期内进行有创机械通气且无床头抬高禁忌证的住院患者人日数。

3. 有创机械通气患者

有创机械通气患者是指经人工气道（包括气管插管和气管切开）接呼吸机辅助通气的住院患者。排除：血流动力学不稳定、低心排量综合征、严重颅脑疾病、俯卧位通气治疗、颈椎或骨盆疾病不允许抬高床头、颅内压低、特殊体位要求等患者。

（五）数据收集方法

计算有创机械通气患者床头抬高符合率，需要先确定统计的周期；然后根据查检表或护理记录，获得统计周期内 ICU 患者在使用有创机械通气情况下床头抬高 ≥ 30° 的日数。统计周期内进行有创机械通气且无床头抬高禁忌证的住院患者人日数可以通过病区护理记录获得。

（六）指标分析建议

建议此指标按照月、季度和年度进行统计，根据管理需要，可以测算天、周或某时间段有创机械通气患者床头抬高符合率趋势。

直观掌握本院院内有创机械通气患者床头抬高符合率现状，通过数据分布与趋势分析结果，进行自身性、阶段性有创机械通气患者床头抬高护理质量评价。

针对院内有创机械通气患者床头抬高的原因，运用PDCA有针对性地制订有创机械通气患者床头抬高的质量改进目标和方案，明确干预的有效性。

有创机械通气患者床头抬高会减少患者的痛苦、住院时间、医疗费用。通过监控院内有创机械通气患者床头抬高符合率，可分析院内有创机械通气患者床头抬高的趋势、特征及其影响因素，通过采取针对性的有创机械通气患者床头抬高护理措施与管理，进一步提高院内有创机械通气患者床头抬高符合率，减少VAP对患者造成的直接和间接伤害。有创机械通气患者床头抬高符合率与护理人员的认知、行为与人力配置等密切相关。

二、2级院内失禁相关性皮炎发生率

（一）指标定义

2级院内失禁相关性皮炎发生率指统计周期内，住院患者2级院内失禁相关性皮炎新发病例数与住院患者总数的比例。

（二）指标意义

该指标反映医疗机构院内失禁相关性皮炎发生的现状，可与同级医疗机构进行横向比较，评价医疗机构失禁相关性皮炎管理的质量。

（三）计算公式

2级院内失禁相关性皮炎发生率 =

$$\frac{\text{同期住院患者2级院内失禁相关性皮炎新发病例数}}{\text{统计周期内住院患者总数}} \times 100\%$$

（四）说明

1.分子

分子为统计周期内，患者入院24小时后新发生的2级失禁相关性皮炎例数。院外带入失禁相关性皮炎患者，若入院24小时后新发2级失禁相关性皮炎计作1例。同一患者单位时间内发生1处或多处2级失禁相关性皮炎（包括在不同科室发生的失禁相关性皮炎），均计作 1 例，级别按最高级别统计。失禁相关性皮炎分级依照 IAD 分类工具进行界定：2 级（中重度失禁相关性皮炎）为发红，有皮肤破损，如存在水肿、水疱/大疱/皮肤糜烂、皮肤剥脱、皮肤感染。

2. 分母

分母为住院患者总数，即统计周期内在院患者数与单位时间内新入院患者数之和。

包含：所有办理住院手续的患者。

排除：办理住院手续但实际未到达病区患者。

（五）数据收集方法

计算院内 2 级失禁相关性皮炎发生率，需要先确定统计的周期；然后根据查检表或护理记录，获得统计周期内住院患者院内 2 级失禁相关性皮炎新发病例数。统计周期内住院患者总数可以通过病区护理记录获得。

（六）指标分析建议

建议此指标按照月、季度和年度进行统计，根据管理需要，可以测算天、周或某时间段 2 级院内失禁相关性皮炎发生率趋势。

直观掌握本院 2 级院内失禁相关性皮炎发生率现状，通过数据分布与趋势分析结果，进行自身性、阶段性 2 级院内失禁相关性皮炎护理质量评价。

针对 2 级院内失禁相关性皮炎发生的原因，运用 PDCA 有针对性地制订 2 级院内失禁相关性皮炎的质量改进目标和方案，明确干预的有效性。

2 级院内失禁相关性皮炎发生率发生会增加患者的痛苦、住院时间、医疗费用。通过监控 2 级院内失禁相关性皮炎发生，可分析 2 级院内失禁相关性皮炎发生的趋势、特征及其影响因素，通过采取针对性的 2 级院内失禁相关性皮炎的护理措施与管理，进一步减少 2 级院内失禁相关性皮炎的发生，减少皮肤破溃、损伤对患者造成的直接和间接伤害。2 级院内失禁相关性皮炎发生与护理人员的认知、行为与人力配置等密切相关。

三、床旁心电监护仪报警限设置正确率

（一）指标定义

床旁心电监护仪报警限设置正确率指统计周期内，应用床旁心电监护仪患者正确设置报警限的例数与同期应用床旁心电监护仪患者总数的比例。

（二）指标意义

监测此指标有助于规范报警临床实践，实现报警安全管理目标，提升医护团队服务的规范性、专业性。

（三）计算公式

心电监护仪报警限设置正确率 =

$$\frac{\text{同期查检正确设置心电监护仪报警限的例数}}{\text{统计周期内查检心电监护仪报警限设置的总例数}} \times 100\%$$

（四）说明

1. 分子

分子为统计周期内查检应用床旁心电监护仪患者正确设置报警限的例数。心电监护设置正确标准参考《多参数监护仪临床警报管理实践指南（2020版）简版》。

2. 分母

分母为统计周期内查检应用床旁心电监护仪患者总例数。

（五）数据收集方法

计算床旁心电监护仪报警限设置正确率，需要先确定统计的周期。然后根据查检表或护理记录，获得统计周期内查检应用床旁心电监护仪患者正确设置报警限的例数。统计周期内查检应用床旁心电监护仪患者总例数可以通过病区护理记录获得。

（六）指标分析建议

建议此指标按照月、季度和年度进行统计，根据管理需要，可以测算天、周或某时间段床旁心电监护仪报警限设置正确率趋势。

直观掌握本院院内床旁心电监护仪报警限设置正确率现状，通过数据分布与趋势分析结果，进行自身性、阶段性床旁心电监护仪报警限设置护理质

量评价。

针对院内床旁心电监护仪报警限设置不正确发生的原因，运用 PDCA 有针对性地制订床旁心电监护仪报警限设置正确率质量改进目标和方案，明确干预的有效性。

床旁心电监护仪报警限设置正确会减少患者的痛苦、住院时间、医疗费用。通过监控院内床旁心电监护仪报警限设置，可分析院内床旁心电监护仪报警限设置正确率的趋势、特征及其影响因素，通过采取针对性的床旁心电监护仪报警限设置正确的护理措施与管理，进一步减少院内床旁心电监护仪报警限设置不正确的发生，减少对患者造成的直接和间接伤害。床旁心电监护仪报警限设置正确率与护理人员的认知、行为与人力配置等密切相关。

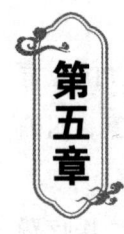

第五章 临床科室专科指标

第一节 静脉血栓栓塞高风险患者踝泵运动落实率

一、指标定义

（一）静脉血栓栓塞

静脉血栓栓塞（venous thromboembolism，VTE）是由于静脉内血栓形成引起静脉阻塞性回流障碍及其他相关病理改变的临床常见病，包括深静脉血栓（deep venous thrombosis，DVT）及肺栓塞。VTE已成为仅次于冠状动脉疾病与脑血管疾病的第三大心血管疾病。

（二）踝泵运动

踝泵运动是主动或被动屈伸踝关节的运动。方法是患者取平卧或是坐位，先尽最大角度的向上勾脚，使脚尖朝向自己，保持10秒，后用力绷脚，脚尖尽力向下踩，在最大位置保持10秒。踝泵运动可以起到预防DVT的作用，主要原理是当脚尖向下踩的时候小腿三头肌收缩变短，胫骨前肌肉放松伸长，当患者脚尖向上勾的时候胫骨前肌肉进行收缩变短，小腿三头肌放松伸长，当患者肌肉收缩的时候，挤压血液和淋巴液使之回流，当放松的时候新的血液又重新流入，这样就能够加强整个下肢的血液循环。

（三）VTE高风险患者踝泵运动落实率

VTE高风险患者踝泵运动落实率指统计周期内住院VTE高风险患者踝泵运动落实人数与同期VTE高风险患者总人数的比例。

二、指标意义

VTE 高风险患者发生下肢静脉血栓是医院内患者不良事件之一，可能导致严重甚至危及生命的后果。下肢静脉血栓形成是指血液在下肢静脉不正常地凝结，导致静脉管腔阻塞，引起静脉回流障碍性疾病。主要是由血流缓慢、血液高凝状态、血管内皮损伤三大主要因素引起，多发生于长期卧床患者、术后患者、骨折患者、肿瘤患者等。其最危险的并发症是肺栓塞，相当一部分 VTE 患者若未完全阻塞静脉管腔时可不出现或仅出现轻微的腿部症状，但却以肺栓塞为首发或主要表现。有资料表明，约 70% 确诊为肺栓塞的患者，存在无症状性的下肢 VTE。因此，早期采取积极的护理干预对预防 VTE 有重要临床意义。临床护理中对预防 VTE 的重视程度已经有了很大的提高，采取的基本方法主要有物理预防、化学预防以及二者结合。物理预防主要方式有踝泵运动、空气压力泵等，化学预防主要是使用相关药物，如低分子肝素类、华法林等。近几年的文献中有很多是关于踝泵运动与其他方式联合应用来预防 DVT 的研究，并且取得了不错的效果。多项研究都证实踝泵运动在预防 VTE 方面有明显的效果。

三、计算公式

$$VTE 高风险患者踝泵运动落实率 = \frac{同期 VTE 高风险患者踝泵运动执行人数}{统计周期内住院 VTE 高风险患者总人数} \times 100\%$$

四、说明

"统计周期"可根据质量管理部门要求确定，如每月、每季度、每年；"VTE 高风险患者"的纳入标准：所有的住院患者、急诊观察室的患者中具有发生下肢静脉血栓高危风险因素者。

主要风险因素的分类可分为药物、患者自身因素、环境危险因素及器材设备等因素。

五、数据收集方法

计算 VTE 高风险患者踝泵运动落实率，需要先确定统计的周期，科室选取以季度为周期。然后根据 VTE 高风险患者的健康宣教单和踝泵运动措施查检表，获得统计周期内执行踝泵运动的 VTE 高风险患者人数的例数；周期内 VTE 高风险患者人数可以通过病区 VTE 高风险患者日报表获得。

为了便于做分层分析，通常还会将患者的 VTE 风险评分、个体特征（年龄、性别、诊断）等信息一并采集。

六、指标分析建议

应将 VTE 高风险患者踝泵运动落实率作为护理高度相关的常用安全指标进行监测。通过数据监测，可以了解 VTE 高风险患者踝泵运动落实的情况，同时可以分析发生下肢静脉血栓的相关因素，是否与护理不当和照护缺失有关，为制订预防下肢静脉血栓的改进策略提供理论依据。医院应建立护理不良事件上报系统；护理不良事件报告有上报—分析—责任确认—系统整改—落实反馈等完整流程和制度；相关制度与流程有利于主动报告；定期对护士进行安全警示教育。下肢静脉血栓发生后护理人员除及时上报以外，还应在护理病历中及时记录患者发生下肢静脉血栓的高危因素及发病过程、结果及后续处。护理部、病区每月进行全院和病区下肢静脉血栓数据的收集和统计分析，每季度向医院质量管理委员会汇报。根据监测结果，可以检验临床护理实践、组织体系、规章制度是否合理，预防 VTE 的措施是否落实到位，本医院护理工作的效力和效率如何、护理人员是否短缺、护理临床工作经验是否缺乏、护士防范患者发生下肢静脉血栓的知识是否缺乏等问题。寻找相关原因并制订整改计划，按照计划实施落实，监测过程、持续改进，将改进后的结果与基线比较，确认整改措施是否有效。如无效果，需要改变措施，进入下一轮的持续质量改进。

第二节　膝关节镜患者术后静脉血栓栓塞发生率

一、指标定义

（一）静脉血栓栓塞

VTE 是一种严重威胁生命的疾病，临床包括 DVT 和肺栓塞，二者是同一疾病病程的两个不同阶段。肺血栓栓塞症系指来自静脉系统或右心的血栓阻塞肺动脉或其分支所致的疾病，即通常所称肺栓塞。DVT 是指血液非正常地在深静脉内凝结，属于下肢静脉回流障碍性疾病。

（二）骨科大手术后 DVT

可伴或不伴有外伤。血栓形成大都发生于制动状态（尤其是骨科大手术）。致病因素有血流缓慢、静脉壁损伤和高凝状态三大因素。血栓形成后，除少数能自行消融或局限于发生部位外，大部分会扩散至整个肢体的深静脉主干，若不能及时诊断和处理，多数会形成血栓后遗症，影响患者的生活质量。还有一些患者可能并发肺栓塞，造成极为严重的后果。住院患者发生的 VTE 应及时上报。

（三）膝关节镜患者术后 VTE 发生率

膝关节镜患者术后 VTE 发生率指统计周期内住院患者膝关节镜术后发生 VTE 例数与同期住院患者膝关节镜术后患者总例数的比例。

二、指标意义

患者发生 VTE 后，除少数能自行消融或局限于发生部位外，大部分会扩散至整个肢体的深静脉主干，若不能及时诊断和处理，多数会演变为血栓形成后遗症，影响患者的生活质量；还有一些患者可能并发肺栓塞，导致严重甚至危及生命的后果。通过对住院患者 VTE 发生率指标的监测，了解科室 VTE 发生率。通过根本原因分析和有效的对策实施，可以降低 VTE 的发生率，保障患者安全。对患者 VTE 风险的评估，可以帮助护理工作者建立患者分类管理的职业思维，预防患者 VTE 发生的过程，充分体现了护理工作对患者的责任和关怀。

三、计算公式

$$膝关节镜患者术后 VTE 发生率 = \frac{同期关节镜术后患者发生 VTE 例数}{统计周期内膝关节镜术后患者总例数} \times 100\%$$

四、说明

"统计周期"可根据质量管理部门要求确定,如每月、每季度、每年。

五、数据收集方法

计算住院患者关节镜术后 VTE 发生率,需要先确定统计周期。然后根据 VTE 上报表或护理记录,获得统计周期内 VTE 发生例数。住院患者关节镜手术人数可以通过病区手术统计表获得。

六、指标分析建议

应将住院患者关节镜术后 VTE 发生率作为护理高度相关的常用安全指标进行监测。通过数据监测,可以了解住院患者 VTE 发生率,同时可以分析发生 VTE 相关因素,是否与护理不当和照护缺失有关,为制订 VTE 的预防策略提供理论依据。医院应建立 VTE 上报系统;护理不良事件报告有上报—分析—责任确认—系统整改—落实反馈等完整流程和制度;相关制度与流程有利于主动报告;定期对护士进行安全警示教育。VTE 发生后护理人员除及时上报以外,还应在护理病历中及时记录。护理部、病区每季度进行全院和病区跌倒数据的收集和统计分析,每季度向医院质量管理委员会汇报。根据监测结果,可以检验临床护理实践、组织体系、规章制度是否合理,VTE 的预防措施是否落实到位,了解患者的高危风险是什么、本医院护理工作的效力和效率如何、护理人员是否短缺、护理临床工作经验是否缺乏、护士防范患者 VTE 的知识是否缺乏等问题。寻找相关原因并制订整改计划;按照计划实施落实,监测过程,持续改进,将改进后的结果与基线比较,确认整改措施是否有效。如无效果,需要改变措施,进入下一轮的持续质量改进。

第三节 粗隆间骨折患者静脉血栓栓塞风险评估准确率

一、指标定义

（一）静脉血栓栓塞

VTE 是指血液在静脉内不正常地凝结，使血管完全或不完全阻塞，属静脉回流障碍性疾病。包括 DVT 及肺栓塞。有效地诊断和评估是预测、预防和减少其发生的重要手段。应用骨科手术相关血栓栓塞风险评估工具量表评估，不仅是评估 DVT 的有效手段，而且也是护理预防体系的重要组成部分。预防和个体化护理干预可以帮助减少血栓形成的发生率。

（二）粗隆间骨折患者 VTE 风险评估准确率

粗隆间骨折患者 VTE 风险评估准确率指统计周期内粗隆间骨折患者 VTE 风险评估准确人数与同期粗隆间骨折患者总人数的比例。

（三）评估工具

应用 Caprini 评分量表进行评估。

二、指标意义

VTE 是导致住院患者死亡的重要并发症之一，也是骨科患者最常见的围手术期并发症之一。通常没有症状，并能引起长期的并发症，甚至导致患者死亡。在全世界范围内具有较高的发病率及死亡率，极大地加重了社会医疗负担。VTE 成为医院医疗质量管理面临的严峻问题，亟须探索院内 VTE 防治的长效管理机制。促使医护人员对患者进行有效 VTE 风险评估并切实正确地实施合理的预防措施，降低患者 VTE 发生率。

医院内 VTE 的发生风险与患者的住院病情、手术等治疗措施及并存的其他危险因素（如高龄、肥胖、卧床并发症等）有关。在 VTE 的预防中，风险评估是重要的辅助措施，也是实施护理风险管理和预警的第一步。有效地诊断和评估是预测、预防和减少其发生的重要手段。

医院内 VTE 防治原则：全面筛查，重点预防；对每一位住院患者进行

VTE 风险评估（第一步），尤其是高危科室。因此，护理人员介导的粗隆间骨折患者 VTE 风险评估准确率具有非常重要的意义。

三、计算公式

$$粗隆间骨折患者\ VTE\ 风险评估准确率 = \frac{同期粗隆间骨折患者\ VTE\ 风险评估准确人数}{统计周期内粗隆间骨折患者总人数} \times 100\%$$

四、说明

"统计周期"可根据质量管理部门要求确定，如每月、每季度、每年；同一粗隆间骨折患者多处评估错误仅统计一人次。

五、数据收集方法

计算粗隆间骨折患者 VTE 风险评估准确率，需要先确定统计的周期。然后根据出入院记录本选择粗隆间骨折患者，在医惠系统查询该患者 VTE 评估正确与否，获得统计周期内 VTE 评估正确例数。

六、指标分析建议

应将粗隆间骨折患者 VTE 风险评估准确率作为护理高度相关的常用安全指标进行监测。通过数据监测，可以了解粗隆间骨折患者 VTE 风险评估准确率的情况，同时可以分析粗隆间骨折患者 VTE 风险评估准确率低的相关因素，是否与专科培训落实、同质化护理及护士临床实施能力有关，为提高评估准确率提供理论依据。护理部、专科小组、病区每月进行全院和病区 VTE 风险评估准确率数据的收集和统计分析，每季度向医院质量管理委员会汇报。根据监测结果，可以检验临床护理实践、组织体系、规章制度是否合理，预防 VTE 的措施是否落实到位，了解患者的风险是什么、本医院护理工作的效力和效率如何、护理人员是否短缺、护理临床工作经验是否缺乏、护士关于 VTE 的知识是否缺乏等问题。寻找相关原因并制订整改计划，按照计划实施落实，监测过程、持续改进，将改进后的结果与基线比较，确认整改措施是否有效。如无效果，需要改变措施，进入下一轮的持续质量改进。

第四节 腰椎术后腹胀发生率

一、指标定义

（一）腹胀

腹胀是一种常见的消化系统症状，而非一种疾病，可以是主观上感觉腹部的一部分或全腹部胀满。通常伴有相关的症状，如呕吐、腹泻、嗳气等；也可以是一种客观上的检查所见，如发现腹部一部分或全腹部膨隆。引起腹胀的原因主要见于胃肠道胀气、各种原因所致的腹水、腹腔肿瘤等。

（二）腰椎术后腹胀发生率

腰椎术后腹胀发生率指统计周期内发生术后腹胀患者人数与同期腰椎手术患者人数的比例。

（三）腰椎术后轻度腹胀比例

腰椎术后轻度腹胀比例指统计周期内腰椎术后发生轻度腹胀患者人数与同期腰椎手术患者人数的比例。

（四）腰椎术后中度腹胀比例

腰椎术后中度腹胀比例指统计周期内腰椎术后发生中度腹胀患者人数与同期腰椎手术患者人数的比例。

（五）腰椎术后重度腹胀比例

腰椎术后重度腹胀比例指统计周期内腰椎术后发生重度腹胀患者人数与同期腰椎手术患者人数的比例。

二、指标意义

腰椎术后常有不同程度腹胀，给患者带来痛苦，甚至影响其康复进程，严重腹胀可使腹内压升高，下腔静脉回流受阻诱发下肢DVT。腰椎术后腹胀患者采用中药热奄包和穴位贴敷治疗以及术后给予早期正确饮食、活动指导、腹部按摩是避免和减少腹胀发生的有效措施，可以缓解身体的不适症状，减少腹胀的发生率。因此，护理人员介导的以团队改进为基础的腰椎术后腹胀发生率的监测具有非常重要的意义。

三、计算公式

$$腰椎术后腹胀发生率 = \frac{同期腰椎术后发生腹胀患者人数}{统计周期内腰椎手术患者人数} \times 100\%$$

$$腰椎术后某程度腹胀发生率 = \frac{同期腰椎术后某程度腹胀人数}{统计周期内腰椎手术患者人数} \times 100\%$$

四、说明

"统计周期"可根据质量管理部门要求确定,如每月、每季度、每年;"腹胀"的纳入标准:所有的腰椎术后患者发生的腹胀。

腹胀程度按不同级别确定,指腹胀发生时最近的一次腹胀评估。

五、数据收集方法

计算腰椎术后腹胀发生率,需要先确定统计周期。然后根据出入院登记表或日报表获得统计周期内腰椎术后腹胀例数。

六、指标分析建议

腰椎术后腹胀发生率高的原因较多,主要有缺乏个体化指导、护士沟通表达能力差、护士专科知识欠缺、缺乏宣传资料、患者依从性差、理疗仪器少、麻醉手术刺激及患者术后活动受限、患者身体状况欠佳、长时间的卧床静养等因素,引起胃肠功能减弱,活动减少。腰椎术后患者静养期间尽量食用易消化、易吸收的食物,多吃新鲜的绿色果蔬,避免食用油腻、辛辣、刺激、难以消化的食物。由于术后不能及时下床活动,引起腹胀后会增加患者的痛苦。重在预防,可以得到较好的效果。病区每月进行科室数据的收集和统计分析,每季度向护理部汇报。根据临床护理实践给予相应的护理措施预防腹胀,检查预防腹胀的措施是否落实到位,了解护理临床工作经验是否缺乏、护士临床基础知识是否扎实等问题。寻找相关原因并制订整改措施,按照计划实施落实、持续改进,将改进后的结果与基线比较,确认整改措施是否有效。如无效果,需要改变措施,进入下一轮的持续质量改进。

第五节　腰椎术后患者恐动症发生率

一、指标定义

（一）恐动症

恐动症是指因身体受到疼痛性伤害或损伤导致自身疼痛敏感性增强，进而对身体活动或运动产生的一种过度、非理性恐惧的特殊心理现象，多见于慢性疼痛及外科手术后患者。评估工具采用恐动症 Tampa 评分量表（Tampa Scale for Kinesiophobia，TSK），该量表属于患者自测量表，是目前应用最广泛的恐动症评估工具之一，包含 17 个条目，采用 Likert 四级评分法，从"坚决不同意"到"强烈同意"分别计 1~4 分，总分 17~68 分，4 个项目（4，8，12，16）呈反向得分，大于 37 分即为恐动症，分数越高，代表患者的恐惧运动的程度越高。

（二）腰椎术后患者恐动症发生率

腰椎术后患者恐动症发生率指统计周期内腰椎术后患者发生恐动症的例数与统计周期内腰椎术后患者总数的比例。

二、指标意义

研究发现，恐动症是影响腰椎术后患者康复锻炼的监测指标。腰椎术后患者发生恐动症，将影响患者对疼痛的认知，产生消极行为及情绪，对其康复及生活质量都造成严重影响，甚至会导致废用综合征及更高水平的能力丧失。针对恐动发生的因素，在快速康复的理念下将中医特色护理融入恐动症干预措施中，构建具有中医特色的腰椎术后恐动症患者干预方案，同时采用合适工具来评估并辨别出具有恐动症风险的患者，实施干预措施，能更好地帮助患者减轻疼痛，疏导情绪，使其积极面对术后早期功能锻炼，降低恐动水平，提高自我效能及日常生活能力、缩短住院天数。同时，以期通过提高中医护理服务的能力和水平，满足人民群众对中医护理服务的需要及认可，推动中医护理的发展，为我国恐动症的临床干预提供了借鉴。

三、计算公式

$$腰椎术后患者恐动症发生率 = \frac{同期腰椎术后患者发生恐动症例数}{统计周期内腰椎术后患者总例数} \times 100\%$$

四、说明

"统计周期"可根据质量管理部门要求确定,如每月、每季度、每年。"腰椎术后恐动症"的纳入标准:①符合《实用骨科学》中椎间盘突出症诊断标准,并经影像学检查确诊为椎间盘突出,疼痛时间>3个月,且初次进行腰椎手术患者;②恐动症 TSK 评分 >37 分;③意识清楚,无精神性疾病。

五、数据收集方法

计算腰椎术后患者恐动症发生率,需要先确定统计的周期。然后根据数据测量,获得统计周期内腰椎术后患者恐动症发生的例数。腰椎手术患者数可以通过护理记录单或者手术登记表获得。

恐动症评估量表在患者术后第三天进行评估,由患者自行填写。填表前,向患者讲解问卷的填写方法,对于因文化或视力等因素不能自行完成者,由研究者如实代填。填写过程中,为患者提供疑虑解答。填写后检查问卷,如有遗漏项目及时补全,并当场收回。所有管床护士都要学习恐动症评估量表使用注意事项及每个条目意义及相关解释。

六、指标分析建议

应将腰椎术后患者恐动症发生率作为护理高度相关的常用康复指标进行监测。通过数据监测,可以了解腰椎术后患者恐动症发生率变化趋势,同时可以分析发生恐动症的相关因素,是否与护理不当和照顾缺失有关,为制订恐动症的干预策略提供理论依据。

第六节 中医外治法用于关节置换术后减轻肿胀疼痛有效率

一、指标定义

（一）中医外治法

目前学界一般认为外治的概念分为广义外治和狭义外治，广义外治泛指除口服及单纯注射给药以外施于体表皮肤（黏膜）或从体外进行治疗的方法，比如音乐疗法、体育疗法等也包括在内。狭义外治则指用药物、手法或器械施于体表皮肤（黏膜）或从体外进行治疗的方法。现在一般意义上理解的外治为狭义外治法，中医和现代医学都有外治法，所以中医外治的一般概念应为在中医学基本理论指导下的狭义外治活动或者是可为中医治疗过程所用的狭义外治活动。这个活动既包括理论活动也包括临床活动。中医外治的内容非常丰富，据有关文献记载外治法多达四百余种，概括起来可分两大类：药物外治法、非药物外治法。在治疗范围上一般分内病外治、外病外治两大类，具体到临床外治法又分为内科外治法、外科外治法、妇科外治法、儿科外治法等。近年兴起的中药经皮给药属于中医外治法的药物外治法研究范畴，可应用于临床各科疾病治疗。随着时代的发展，中医外治又不断有新的内容加入，根据不同的分类途径，中医外治可有不同的分类方法。进行中医外治法的分类，有助于明确中医外治研究的对象和目标。

（二）测量方法

1. 肿胀分级

评估患肢肿胀程度标准如下：正常，皮肤无肿胀；Ⅰ级，用（+）表示，皮纹存在，皮肤稍有肿胀；Ⅱ级，用（++）表示，皮纹消失且稍有肿胀，未出现张力水疱，温度稍高；Ⅲ级，用（+++）表示，患肢肿胀严重且无皮纹，有张力水疱，皮肤温度升高。

2. 皮下血肿

通过手掌法测量皮下瘀斑占体表面积的百分比，以患者本人手掌（包括手指掌面）为准，其面积为体表总面积的1%。

3. 水疱情况

记录水疱个数，水疱直径1 cm以内、1~3 cm、3 cm以上分别以小、中、大表示。

4. 皮温

在患者进行功能锻炼1小时后用皮温枪测试，并与健肢对比，患侧与健侧皮肤温差≥2℃则为皮温升高。

二、指标意义

中医学认为手术过程中，关节局部筋脉受损，血不循经，积聚于肌腠，或聚于皮下，积而为瘀，瘀而不通，不通则痛。局部经络瘀滞气血不畅，影响水液代谢通路，水液代谢紊乱，水津外溢，聚而成湿，流注下肢而发肿胀。中医辨证当属瘀血内阻，瘀血闭阻气机，壅滞血脉。血瘀是总的病机，瘀血是血瘀的病理产物。患肢肿胀可能导致严重甚至危及生命的后果。

患肢肿胀疼痛的发生与医院的整体管理、护理质量、患者教育、疾病因素和治疗方法等密切相关。采用某些工具来评估并辨别出具有较高发生肿胀风险的患者，实施中医外治法预防措施，对已经发生的患肢肿胀情况通过根本原因分析，使患者患肢肿胀情况得到及时有效的辨证施护，在医院管理团队和医护人员的共同努力下，找到有效的防治措施，积极提高中医外治法用于关节置换术后减轻肿胀疼痛有效率，加速患者康复。住院患者发生患肢肿胀疼痛，不但给患者带来身体和精神上的痛苦，也给医院的整体利益带来损失，包括增加患者的住院时间和医疗费用、增加护理人员的工作任务、影响床位周转率等。因此，以指标监测获得的信息为基础引导的持续质量改进活动，是日常医院患者康复管理的重要内容。护理人员直接接触患者，是应用中医外治法辨证施护的主要实施者，应及时正确评估患肢肿胀情况，通过循证医学获得最佳措施予以实施，完善科室防治患肢肿胀疼痛管理制度、优化流程、提高护士人力资源配备，对与之关联的系统原因包括环境因素、设备因素、人员因素、治疗因素、患者教育因素等进行改进，提高中医外治法用于关节置换术后减轻肿胀疼痛有效率。因此，护理人员介导的以中医外治法为基础的用于关节置换术后减轻肿胀疼痛有效率的监测具有非常重要的意义。

三、计算公式

中医外治法用于关节置换术后减轻肿胀疼痛有效率（每季度随机抽样调查关节置换术后 100 例患者）= $\dfrac{\text{中医外治法减轻关节置换术后肿胀疼痛人次}}{\text{抽查关节置换术后总人数}} \times 100\%$

四、说明

"统计周期"可根据质量管理部门要求确定，如每月、每季度、每年；分子的选择基于应用中医外治法的人数。

五、数据收集方法

计算中医外治法用于关节置换术后减轻肿胀疼痛有效率，需要先确定统计周期。然后根据护理记录，获得统计周期内关节置换术后中医外治法用于减轻肿胀疼痛的例数。关节置换术后总人数可以通过病区日报表获得。为了便于分析，还可将患者的平均年龄、基础病情况等信息一并采集并分类。

六、指标分析建议

关节置换术是目前治疗骨性关节炎的常规手术方式。关节置换手术创面大，渗血多，有广泛的截骨与软组织剥离，开通骨髓腔，术后需要应用抗凝药物等，这些因素导致关节置换术后患者出现不同程度的肿胀。由手术创伤引起的组织水肿、隐性失血以及患肢术后制动导致的回流障碍，使术后患肢肿胀、卧床时间延长、疼痛加重，影响术后功能锻炼，形成恶性循环。如肿胀严重，可直接影响肢体的血液循环，甚至出现皮肤水疱和深静脉栓塞等并发症，威胁患者生命安全。因此，有效地减轻患肢肿胀对术后康复具有重要意义。

应将中医外治法用于关节置换术后减轻肿胀疼痛有效率作为关节骨科护理工作中的重要指标进行监测，可以了解患肢肿胀疼痛情况及中医外治法的应用有效率,从科室、医护人员、患者角度而言均具有实际意义,为制订防止肿胀疼痛发生的辨证施护体系提供理论依据。病区每月进行数据的收集和统计分析,每季度向护理部、医院中医应用质量管理委员会汇报。根据监测结果,可以检验临床护理实践、组织体系、规章制度是否合理,中医外治法辨证施护措施是否落实到位,了解患者具体肿胀疼痛的风险评级是多少、本科室护理工作的效力和效率如何、护理人员是否短缺、护理临床工作经验是否缺乏、护士防范患肢肿胀疼痛的知识是否缺乏等问题。寻找相关原因并制订整改计划,按照计划实施落实,监测过程、持续改进,将改进后的结果与基线比较,确认整改措施是否有效。如无效果,需要改变措施,进入下一轮的持续质量改进。

第七节 肛肠疾病患者术后尿潴留发生率

一、指标定义

(一)术后尿潴留

术后尿潴留指手术后膀胱内充满尿液而不能自行排出,参照国家中医药管理局《中医病证诊断疗效标准》拟定的诊断标准为小便不利,点滴不畅,或小便闭塞不通,尿道无涩痛,小腹胀痛。体格检查时耻骨上区常可见到半球形膨胀的膀胱,用手按压有明显尿意,叩诊为实音,是外科患者常见的并发症,残余尿 B 型超声检查可以明确诊断。

(二)尿潴留的损害

术后尿潴留是肛肠科患者常见的并发症,其发生率高达 52%。痔疮手术后的尿潴留发生率为 20%。在外科手术中,肛肠手术和疝气手术的尿潴留发生率较高。术后尿潴留可能对患者造成严重影响,不仅会妨碍术后的快速恢复,还可能增加尿路感染的风险和医疗负担。由于麻醉和镇痛泵的使用,术后尿潴留在早期往往没有明显临床表现。数据显示,61% 的全麻术后尿潴留患者在膀胱容量超过 600 ml 时仍未出现膀胱不适症状,部分患者的尿潴留可能在术后两天或更长时间才被诊断,未及时治疗可能导致膀胱永久性损伤。如果肛肠疾病术后的尿潴留处理不及时,可能需要插入导尿管,这增加了感染和尿道损伤的风险。

二、指标意义

肛肠疾病术后尿潴留,是肛肠科患者常见的并发症。肛肠疾病术后尿潴留如果处理不及时,需插导尿管协助患者排尿,会增加感染及尿道损伤的概率。对肛肠疾病患者术后尿潴留的风险进行评估,通过患者围手术期的相关信息评估,区分其术后发生尿潴留的概率并进行分级管理,作为精准化护理的重要评估手段,可以有效地指导护理人员实施护理措施,降低工作量。通过对肛肠疾病术后尿潴留的发生率的监测,能及时了解肛肠疾病术后尿潴留发生的趋势、影响因素等,通过采取一系列的护理措施与管理,进一步减少肛肠疾病术后尿潴留的发生,减少并发症的发生。通过对术后尿潴留患者的观察分析,总结可引起尿潴留的几种原因,并采取治疗措施,解除患者痛苦,避免了因导尿而引起的尿路感染,防止尿潴留的再次发生。因此,护理人员介导的以团队改进为基础的肛肠疾病术后尿潴留发生率的检测具有非常重要的意义。

三、计算公式

肛肠疾病患者术后尿潴留发生率 = $\dfrac{\text{同期肛肠疾病患者术后发生尿潴留的例数}}{\text{统计周期内肛肠疾病手术患者总数}} \times 100\%$

肛肠疾病术后尿潴留并发症发生率 = $\dfrac{\text{同期肛肠疾病尿潴留患者并发症发生的例数}}{\text{统计周期内肛肠疾病手术后尿潴留患者的总数}} \times 100\%$

某原因尿潴留发生率 = $\dfrac{\text{同期某原因肛肠疾病患者术后发生尿潴留的例数}}{\text{统计周期内肛肠疾病手术患者尿潴留发生总数}} \times 100\%$

四、说明

"统计周期"可根据质量管理部门的要求确定，如每月、每季度、每年；"肛肠疾病患者术后发生尿潴留"的纳入标准：所有肛肠疾病术后发生的尿潴留，同一患者多次发生尿潴留每次都需要统计1例。

肛肠疾病术后尿潴留并发症，可表现为膀胱功能障碍、尿路感染等。

公式中的某原因的分类参考，可分为疾病、麻醉方式、药物、自身因素、环境因素等。

五、数据收集方法

计算肛肠疾病患者术后尿潴留的发生率，首先需要确定统计周期，一般为每季度。然后根据科室制订肛肠疾病患者术后尿潴留发生查检表（表5-1），由责任组长每天统计，填写肛肠疾病患者术后尿潴留数据统计表（表5-2），根据责任组长统计的数据表获得当日肛肠疾病患者手术的总数和术后发生尿潴留的例数。

为了便于做分层分析，通常还会将患者的疾病类型、手术方式、麻醉方式、个人特征（年龄、性别）等信息一并采集。如果要通过术后尿潴留原因寻找影响患者尿潴留的因素，也可以根据肛肠疾病患者术后尿潴留的影响因素设计报表。

六、指标分析建议

应将肛肠疾病患者术后尿潴留为护理高度相关的常用安全指标进行监测。通过数据监测，可以了解肛肠疾病患者术后尿潴留的发生率，同时可以分析发生肛肠疾病患者术后尿潴留的相关因素，是否与护理不当和照护缺失有关，为制订肛肠科术后尿潴留改进策略提供理论依据。科室建立肛肠疾病患者术后尿潴留发生的查检表，根据查检表进行相关分析—责任确认—整改—落实及反馈等完整的流程；定期对护士进行关于肛肠疾病术后尿潴留防护知识的教育。病区每月进行术后尿潴留数据的收集和统计分析，每季度向护理部或医院质量管理委员会汇报。根据监测结果，可以检验临床护理实践、组织体系、规章制度是否合理，预防肛肠疾病患者术后尿潴留的措施是否落实到位，了解患者术后尿潴留发生的原因、本科室护理工作的效力和效率如何、护理人员是否短缺、护理临床工作经验是否缺乏、护士预防术后尿潴留发生的有效措施等问题。寻找相关原因并制订整改计划，按照计划实施落实，监测过程、持续改进，将改进后的结果与基线比较，确认整改措施是否有效。如无效果，需要改变措施，进入下一轮的持续质量改进。

表5-1 肛肠疾病患者术后尿潴留发生查检表

科室： 患者姓名： 住院号： 性别： 年龄：
手术名称： 麻醉方式：

检查项目	检查结果		备注
	是	否	
术前护士是否告知术后排尿的注意事项及提前训练			
术后护士是否做好排尿的相关健康宣教			
术后护士是否及时询问排尿情况			
患者刀口处是否有纱布填塞			
术后如发生尿潴留护士是否采取诱导方式促进排尿			
患者尿潴留后是否对其进行导尿			
护士导尿的操作是否规范			
患者导尿后护理措施是否规范			
导尿后患者有无发生尿路感染			
是否出现其他并发症			

表 5-2 肛肠疾病患者术后尿潴留数据统计表

日期	科室肛肠病手术总数	发生术后尿潴留的例数	性别、年龄	
			男	女

第八节　造口患者造口周围粪水性皮炎发生率

一、指标定义

粪水性皮炎是由于粪水长时间刺激造口周围皮肤而引起的皮肤糜烂,主要表现为皮肤发红、肿胀、疼痛、皮温增高。肠造口排泄物具有很强的刺激性,一旦与皮肤接触,1小时内即可引起红斑,数小时即可引发皮肤表面溃疡。

二、指标意义

造口周围粪水性皮炎是医院内患者不良事件之一,轻者影响患者生存质量,严重者可能导致严重损害甚至危及生命的后果。作为最常见的造口问题,会降低患者护理造口自信心,增加护理难度,加重经济负担,从而降低患者生活质量。造口周围粪水性皮炎的发生是患者基础疾病和健康状态、造口本身状态、护理技能和指导等多方因素共同作用的结果,影响因素众多。明确影响造口周围粪水性皮炎发生的因素是做好其预防及护理的前提条件和基础，是制订预防和处理策略的重要参考和依据。

造口周围粪水性皮炎的发生与医院的整体管理、护理质量、患者教育、疾病因素和治疗方法等密切相关。造口周围粪水性皮炎发生率的高低是评价医院患者安全的重要指标之一。采用某些量表工具来评估并辨别出具有较高风险的患者，实施相应的预防措施，对发生的造口周围粪水性皮炎进行监测和上报，医院或部门能够及时获得造口周围粪水性皮炎发生的频率、严重度其相关联的其他信息。通过根本原因分析，使患者造口周围粪水性皮炎的相关危险因素得到及时识别，在医院管理团队和医务人员的共同努力下，找到有效的预防措施，努力减少造口周围粪水性皮炎不良事件的发生，借此提高住院患者的满意度。

造口周围粪水性皮炎，不但给患者带来身体和精神上的痛苦，也给医院的整体利益带来损失，包括增加患者的住院时间和医疗费用、增加护理人员的工作任务、影响床位周转率等。因此，以指标监测获得的信息为基础引导的持续质量改进活动，是日常医院患者安全管理的重要内容。护理人员直接接触患者，是控制导致患者造口周围粪水性皮炎的不安全因素的主要实施者，应正确评估患者造口周围粪水性皮炎的高危因素，通过循证获得预防造口周围粪水性皮炎的最佳措施并予以实施，评估造口周围粪水性皮炎预防措施的落实率，防止责任缺陷。管理部门通过对造口周围粪水性皮炎发生率、伤害率和伤害程度的分析，得到造成患者造口周围粪水性皮炎的特异性因素，完善医院预防造口周围粪水性皮炎管理制度、优化预防流程、提高护士人力资源配备，对与造口周围粪水性皮炎关联的系统原因包括环境因素、设备因素、人员因素、治疗因素、患者教育因素等进行改进，防止类似的事件再次发生。因此，护理人员介导的以团队改进为基础的住院患者造口周围粪水性皮炎发生率的监测具有非常重要的意义。

三、计算公式

$$造口患者造口周围粪水性皮炎发生率 = \frac{同期肠造口患者发生粪水性皮炎例数}{统计周期内造口患者人日数} \times 100\%$$

四、说明

"统计周期"可根据质量管理部门要求确定,如每月、每季度、每年;"造口周围粪水性皮炎"的纳入标准:所有的住院患者发生的造口周围粪水性皮炎,同一患者多次造口周围粪水性皮炎每次都需要计1例。

五、数据收集方法

计算住院患者造口周围粪水性皮炎发生率,需要先确定统计的周期。然后根据不良事件报表或护理记录,获得统计周期内造口周围粪水性皮炎发生例数。造口患者人日数可以通过病区日报表获得。如果HIS比较完善,造口周围粪水性皮炎发生例数可直接从不良事件上报系统或护理记录系统获取,造口患者人日数从病案系统直接获取。

为了便于做分层分析,通常还会将患者的造口周围粪水性皮炎风险评分、个体特征(年龄、性别、诊断)等信息一并采集。如果要通过造口周围粪水性皮炎原因寻找病区或医院层面患者造口周围粪水性皮炎的危险因素,则可以根据造口周围粪水性皮炎的影响因素设计报表。

六、指标分析建议

应将造口患者造口周围粪水性皮炎发生率作为护理相关的安全指标进行监测。通过数据监测,可以了解住院患者造口周围粪水性皮炎发生率的情况,同时可以分析发生造口周围粪水性皮炎的相关因素,是否与护理不当和照护缺失有关,为制订预防造口周围粪水性皮炎的改进策略提供理论依据。医院应建立护理不良事件上报系统;护理不良事件报告有上报—分析—责任确认—系统整改—落实反馈等完整流程和制度;相关制度与流程有利于主动报告;定期对护士进行安全警示教育。造口周围粪水性皮炎发生后护理人员除及时上报以外,还应在护理病历中及时记录造口周围粪水性皮炎的原因和处置。护理部、病区每月进行全院和病区造口周围粪水性皮炎数据的收集和统计分析,每季度向医院质量管理委员会汇报。根据监测结果,可以检验临床护理实践、组织体系、规章制度是否合理,预防造口周围粪水性皮炎的措施是否落实到位，了解患者造口周围粪水性皮炎风险是什么、本医院护理工作的效力和效率如何、护理临床工作经验是否缺乏等问题。寻找相关原因并制订整改计划，按照计划实施落实，监测过程、持续改进，将改进后的结果与基线比较，确认整改措施是否有效。如无效果，需要改变措施，进入下一轮的持续质量改进。

第九节　患者肠镜检查知识知晓率

一、指标定义

（一）肠镜检查

肠镜是一支细长可弯曲的医学仪器，直径大约 1 cm，结肠镜通过肛门进入直肠，直到大肠，可让医生观察到结肠和大肠的内部情况。肠镜检查是医生用来检查大肠及结肠内部病变的一种诊断方式，是目前发现肠道肿瘤及癌前病变最简便、安全、有效的方法。

（二）肠镜知识知晓率

肠镜知识知晓率是指患者对肠镜检查的目的、意义、方法，以及检查前饮食准备情况、肠道清洁剂服用时间和肠镜检查前清洁度肉眼分辨标准的认知。

二、指标意义

肠镜检查是目前发现肠道肿瘤及癌前病变最简便、安全、有效的方法。但肠镜检查是一种侵入性检查方法，有一定的不适和并发症，因此不少人畏惧这种检查，致使一些大肠病变甚至肿瘤不能早期诊断，也有些患者肠道准备不充分，在肠镜检查时仍有许多粪便，影响进镜和观察，造成检查失败。因此，要了解患者对肠镜检查前相关知识的掌握情况，以便为其提供针对性的健康教育，使患者顺利接受并完成检查。

三、计算公式

$$患者肠镜检查知识知晓率 = \frac{同期患者回答或理解相关提问正确例数}{统计周期内肠镜准备例数} \times 1000‰$$

$$药物服用正确率 = \frac{同期患者服药正确人次}{统计周期内住院患者结肠镜检查人次} \times 100\%$$

$$肠道评估正确率 = \frac{同期患者中肠道评估正确人次}{统计周期内住院患者结肠镜检查人次} \times 100\%$$

四、说明

"统计周期"可根据质量管理部门要求确定，如每月、每季度、每年；"肠镜检查"的纳入标准：所有的病房住院患者肠镜检查，同一患者多次检查每次都需要计1例。

五、数据收集方法

计算住院患者肠镜检查知识知晓，需要先确定统计的周期。然后根据药物宣教等，获得统计周期内患者回答或理解相关提问正确例数。住院患者肠镜检查人次可通过胃肠镜室预约群获得。

为了便于做分层分析，通常还会将患者的肠道准备评估评分、个体特征（年龄、性别、诊断）等信息一并采集。

六、指标分析建议

应将患者肠镜检查知识知晓率作为护理高度相关的常用安全指标进行监测。通过数据监测，可以了解住院患者肠镜检查合格的情况，同时可以分析肠镜检查肠道准备不合格的相关因素，是否与护理宣教不到位有关，为制订提高肠道准备合格率的改进措施提供理论依据。护理部、病区每月、季度针对肠镜检查知识知晓情况进行分析汇总、收集和统计分析，每季度向医院质量管理委员会汇报。根据监测结果，可以检验临床护理实践、组织体系、规章制度是否合理，肠镜检查宣教是否落实到位、本医院护理工作的效力和效率如何、护理人员是否短缺、护理临床工作经验是否缺乏、护士肠镜检查宣教能力等问题。寻找相关原因并制订整改计划,按照计划实施落实,监测过程、持续改进,将改进后的结果与基线比较,确认整改措施是否有效。如无效果,需要改变措施,进入下一轮的持续质量改进。

第十节　结肠镜检查前肠道清洁合格率

一、指标定义

（一）结肠镜

结肠镜是一种临床常用的纤维内窥镜。结肠镜分为金属硬管和纤维结肠镜两种。通过肛门插入,逆行向下可检查到直肠、乙状结肠、降结肠、横结肠、升结肠和盲肠以及与大肠相连的一小段小肠（回盲部末端）。可以清楚地发现肠道病变,同时还可以对部分肠道病变进行治疗。

（二）结肠镜检查

结肠镜检查是利用电子肠镜经肛门、直肠、乙状结肠、降结肠、横结肠、升结肠到达回盲部,从黏膜侧观察结肠病变（如炎症、肿瘤等）的过程,同时还可对肠道病变进行治疗,如取活检、息肉等良性病变镜下直接摘除,对肠道出血进行镜下止血,对大肠内异物进行清除等,且可以进行活体的病理学和细胞学检查。

（三）肠道准备

肠道准备指通过口服清肠药物彻底清除滞留在肠道中的粪便等内容物,保证肠道清洁度,减少肠道内的细菌数,以达到彻底导泻清肠的作用,便于术中操作和减少并发症。

（四）结肠镜检查前肠道清洁合格率

结肠镜检查前肠道清洁合格率指统计周期内肠道清洁合格的例数与统计周期内结肠检查的总例数的比例。

二、指标意义

结肠镜检查前肠道清洁合格率与医院的整体管理、护理质量、患者的宣教、疾病因素等密切相关，它是消化内镜室护理质量的一项监测指标。采用数据的实时记录、监测和上报，医院的相关部门能够及时获得数据及相关信息，通过对根本原因的分析，使影响结肠镜检查前肠道清洁合格率的因素不断地修正，数值不断地提高。因此，结肠镜检查前肠道清洁合格率是消化内镜室管理的重要内容，对肠道清洁合格率的监测具有非常重要的意义。

三、计算公式

$$结肠镜检查前肠道清洁合格率 = \frac{同期肠道清洁合格例数}{统计周期内结肠镜检查总例数} \times 100\%$$

四、说明

"统计周期"可根据质量管理部门要求确定，如每月、每季度、每年。该指标目标值大于等于90%。

五、数据收集方法

计算结肠镜检查前肠道清洁合格率，需要先确定统计周期；统计周期内结肠镜检查总例数（门诊患者+住院患者），然后根据医生出具的结肠镜报告单上肠道清洁合格分数，再进行统计和计算。为了便于做数据的分析，通常还会将检查者的个体特征，如年龄、性别、诊断、既往史等信息一并采集。

六、指标分析建议

应将结肠镜检查前肠道清洁合格率作为消化内镜室的常用指标进行监测。通过数据监测，可以了解结肠镜检查者的肠道清洁情况，同时还可以分析肠道清洁的相关因素，为制订改进策略提供理论依据。寻找相关原因并制订整改计划，按照计划实施落实，确认整改措施是否有效，如无效果，需要改变措施，进入下一轮的持续质量改进。在不断统计、上报、分析、整改、落实反馈中不断地提高护理质量和患者的满意度。

第十一节　住院患者肠镜术后腹胀发生率

一、指标定义

（一）腹胀

腹胀是一种常见的消化道症状，而非一种疾病。可以是主观上感觉腹部的一部分或全腹部胀满，通常伴有相关的症状，如呕吐、腹泻、嗳气等；也可以是一种客观上的检查所见，如发现腹部一部分或全腹部膨隆。引起腹胀的原因主要见于胃肠道胀气、各种原因所致的腹水、腹腔肿瘤等。

（二）住院患者肠镜术后腹胀发生率

住院患者肠镜术后腹胀发生率指统计周期内住院患者肠镜术后发生腹胀例次数与统计周期内住院患者肠镜检查总例数的比例。

二、指标意义

腹胀的发生与肠镜检查技术、护理质量、患者教育、疾病因素和治疗方法等密切相关。腹胀发生率的高低是评价医院内镜技术的重要指标之一。评估并辨别出具有较高腹胀风险的患者，实施腹胀发生的预防措施，对发生腹胀事件进行监测和评估，科室能够及时获得患者腹胀发生的频率、严重度和其他相关信息。通过根本原因分析，可使患者及时识别腹胀的发生因素，在护理管理团队和医务人员的共同努力下，找到有效的预防措施，可减少患者肠镜术后腹胀的发生，提高住院患者的舒适度和满意度。住院患者肠镜术后发生腹胀，不但给患者带来身体和精神上的痛苦，也给医院的整体利益带来损失，包括增加患者的住院时间和医疗费用、增加护理人员的工作任务、影响床位周转率等。因此，以指标监测获得的信息为基础引导的持续质量改进活动，是日常医院患者安全管理的重要内容。护理人员及时正确评估患者肠镜术后发生腹胀的高危因素，实施预防腹胀的最佳措施，评估腹胀预防措施的落实率，防止责任缺陷，减少医患纠纷。科室通过对腹胀发生率的分析，得到造成患者肠镜术后腹胀的特异性因素，完善科室预防腹胀的护理管理制度、优化预防流程、提高护士人力资源配备,将肠镜术后腹胀发生原因包括手术因素、设备因素、人员因素、治疗因素、患者教育因素等改进,防止类似的事件再次发生。因此,对护理人员介导的以团队改进为基础的住院患者肠镜术后腹胀发生率的监测具有非常重要的意义。

三、计算公式

$$住院患者肠镜术后腹胀发生率 = \frac{同期住院患者结肠镜术后腹胀总例数}{统计周期内住院患者结肠镜检查总例次} \times 100\%$$

四、说明

"统计周期"根据质量管理部门要求确定,一般为每季度;"肠镜术后腹胀"的纳入标准:所有的住院患者肠镜术后的腹胀,同一患者多次腹胀每次都需要计1例。

五、数据收集方法

计算住院患者肠镜术后腹胀发生率,需要先确定统计的周期。然后根据查检表或护理记录,获得统计周期内腹胀发生例数。住院患者肠镜例数可以通过病区胃肠镜日报表获得。

六、指标分析建议

应将住院患者肠镜术后腹胀发生率作为消化内镜诊疗科护理人员重要的日常监测指标。通过数据监测,可以了解住院患者肠镜术后腹胀发生率情况,同时可以分析发生腹胀的相关因素,是否与护理不当和照护缺失有关,为制订预防腹胀的改进策略提供理论依据。科室建立护理质量监测单;患者肠镜术后腹胀发生后护理人员应及时在护理病历中记录,包括处理及效果评价。病区护士长每月进行肠镜数据的收集和统计分析,每季度向护理质量管理委员会汇报。根据监测结果,可以检验临床护理实践、组织体系、护理制度是否合理,预防腹胀的措施是否落实到位,了解患者肠镜术后腹胀的风险是什么、本科室护理工作的效力和效率如何、护理人员是否短缺、护理临床工作经验是否缺乏、护士防范患者腹胀的知识是否缺乏等问题。寻找相关原因并制订整改计划,按照计划实施落实,监测过程、持续改进,将改进后的结果与基线比较,确认整改措施是否有效。如无效果,需要改变措施,进入下一轮的持续质量改进。

第十二节 肠内营养腹泻发生率

一、指标定义

肠内营养腹泻发生率指统计周期内肠内营养支持患者发生腹泻的例数与同期肠内营养支持患者总例数之比。喂养速度过快、营养液温度过低或营养液在使用时污染等原因容易导致腹泻的发生,腹泻是肠内营养最常见的并发症,可用来判断患者是否耐受肠内营养。

二、指标意义

肠内营养腹泻的发生可能造成伤害,甚至导致危及生命的后果,通过对肠内营养腹泻发生率指标的监测,制订有效的措施预防,可以降低住院患者肠内营养腹泻发生的风险,保障患者安全。

三、计算公式

$$肠内营养腹泻发生率 = \frac{同期肠内营养支持患者发生腹泻的例数}{统计周期内肠内营养支持患者总例数} \times 100\%$$

四、说明

(一)分子

分子为统计周期内肠内营养支持过程中发生腹泻的患者例数。

(二)分母

分母为统计周期内肠内营养支持的患者总例数。

(三)临床征象

大便次数超过每日 3 次,粪便量大于每日 200 ml,水分超过粪便总量的 85%。

五、数据收集方法

肠内营养支持患者腹泻发生例数可以通过医疗机构相关信息系统直接采集;翻阅护理记录单或通过登记单人工采集等。

建立全院患者肠内营养腹泻记录表,动态记录腹泻发生的时间、原因、护理措施情况。

肠内营养支持患者总例数可以通过医疗机构相关信息系统在病案日报系统中直接采集;通过病案日报手工统计等。

六、指标分析建议

建议此指标按照月、季度和年度进行统计,根据管理需要,可以测算天、周或某时间段肠内营养腹泻发生率趋势。

直观掌握本院院内肠内营养腹泻发生率现状,通过数据分布与趋势分析结果,进行自身性、阶段性肠内营养腹泻护理质量评价。

针对院内肠内营养腹泻发生的原因,运用PDCA有针对性地制订肠内营养腹泻的质量改进目标和方案,明确干预的有效性。

肠内营养腹泻发生会增加患者的痛苦、住院时间、医疗费用。通过监控院内肠内营养腹泻发生率,可分析院内肠内营养腹泻发生的趋势、特征及其影响因素,通过采取针对性的肠内营养腹泻护理措施与管理,进一步减少院内肠内营养腹泻的发生,减少对患者造成的直接和间接伤害。肠内营养腹泻发生与护理人员的认知、行为与人力配置等密切相关。

第十三节 乳腺癌患者术后患肢功能锻炼的准确率

一、指标定义

(一)功能锻炼准确率

功能锻炼是众多运动疗法之一,可徒手或借助相关器械进行,目的是促进运动器官功能恢复。功能锻炼准确指患者住院或出院后有效的功能锻炼。乳腺癌患者术后患肢功能锻炼的康复目标是患者肌力增加、肩关节活动度扩大、生理功能恢复。

（二）无效功能锻炼的伤害

无效功能锻炼的伤害表现为患肢水肿、肩关节运动幅度受限、肌力低下、运动后迅速出现疲劳以及精细运动功能障碍等。

（三）乳腺癌患者术后患肢功能锻炼的准确率

乳腺癌患者术后患肢功能锻炼的准确率指统计周期内乳腺癌住院患者术后功能锻炼准确例数与统计周期内乳腺癌患者手术例数的比例。

（四）乳腺癌术后功能锻炼准确率的分级

观察患者患肢水肿、皮下积血积液、功能障碍等并发症的发生情况。包括现场演示和口头提问，总共100分，乳腺癌术后7个动作的准确性（每项10分），口头提问患者对术后功能锻炼的认识及注意事项的把握30分。总评分在80分以上为佳，60~80分为一般，<60为差。

二、指标意义

乳腺癌术后并发症不但给患者带来身体和精神上的痛苦，也给医院的整体利益带来损失，包括增加患者的住院时间和医疗费用、增加护理人员的工作任务、影响床位周转率等。因此，以指标监测获得的信息为基础引导的持续质量改进活动，是日常医院患者安全管理的重要内容。护理人员直接接触患者，可通过循证获得促进患者功能锻炼准确的最佳措施并予以实施，评估患者功能锻炼的落实率，防止责任缺陷。管理部门通过对患者功能锻炼正确率的分析，可完善医院相关管理制度、优化预防流程、提高护士人力资源配备，对与患者功能锻炼关联的系统原因包括环境因素、设备因素、人员因素、治疗因素、患者教育因素等进行改进。因此，护理人员介导的以团队改进为基础的乳腺癌患者术后功能锻炼正确率的监测具有非常重要的意义。

三、计算公式

乳腺癌患者术后患肢功能锻炼的准确率 =

$$\frac{同期乳腺癌患者术后患肢功能锻炼准确例数}{统计周期内乳腺癌患者手术例数} \times 100\%$$

四、说明

"统计周期"可根据质量管理部门要求确定，如每月、每季度、每年。分母纳入标准为患者意识清楚，有语言表达能力，可正常交流；术中病理确认为乳腺癌；术前双上肢肢体活动度正常。

五、数据收集方法

计算乳腺癌患者术后患肢功能锻炼的准确率，需要先确定统计的周期；然后根据自行设计的统计量表获得统计周期内功能锻炼正确的例数和不正确的例数。统计周期内乳腺癌患者手术例数可以通过医惠护理信息系统获得。为了便于做分层分析，通常还会将乳腺癌患者术后功能锻炼正确率、个体特征（年龄、性别、诊断）等信息一并采集。如果要探讨乳腺癌患者术后功能锻炼的影响因素，则自行设计量表。

六、指标分析建议

应将乳腺癌患者术后患肢功能锻炼的准确率作为护理高度相关的常用结果指标进行监测。通过数据监测，可以了解术后患者有效功能锻炼的准确情况，同时可以分析影响患者有效功能锻炼的相关因素，是否与护理宣教不到位和照护缺失有关，为制订健康教育的改进策略提供理论依据。医院应建立护理结果指标上报系统；制订完整流程和制度；相关制度与流程有利于主动报告；定期对护士进行安全警示教育。护理部、病区每月进行患者功能锻炼数据的收集和统计分析，每季度向医院质量管理委员会汇报。根据监测结果，可以检验临床护理实践、组织体系、规章制度是否合理，健康宣教是否落实到位，了解患者需求是什么、本医院护理工作的效力和效率如何、护理人员是否短缺、护理临床工作经验是否缺乏、护士对乳腺癌术后功能锻炼的知识是否缺乏等问题。寻找相关原因并制订整改计划，按照计划实施落实，监测过程、持续改进，将改进后的结果与基线比较，确认整改措施是否有效。如无效果，需要改变措施，进入下一轮的持续质量改进。

第十四节 肾穿刺患者术后尿潴留发生率

一、指标定义

（一）尿潴留

尿潴留是由于膀胱排空功能受限导致尿液潴留于膀胱的一种临床病症，可伴或不伴有并发症。所有原因引起的尿潴留均应包含在内。

（二）尿潴留的分类

尿潴留一般可分为阻塞性和非阻塞性两类。阻塞性尿潴留的病因有前列腺增生、尿道狭窄、膀胱或尿道结石、肿瘤等疾病阻塞了膀胱颈或尿道而发生尿潴留。非阻塞性尿潴留即膀胱和尿道并无器质性病变，尿潴留是由神经或肌源性因素导致排尿功能障碍引起的，如脑肿瘤、脑外伤、脊髓肿瘤、脊髓损伤、周围神经疾病以及手术和麻醉等均可引起尿潴留。肾穿刺患者术后尿潴留为非阻塞性尿潴留。

（三）肾穿刺患者术后尿潴留发生率

肾穿刺患者术后尿潴留发生率指统计周期内肾穿刺术后发生尿潴留患者例数与同期肾穿刺患者总例数的比例。

二、指标意义

肾穿刺术对于明确肾脏疾病的病理分型、判断预后、修正临床诊断有着重要意义，因技术要求较高、过程较为复杂，存在很多并发症，其中尿潴留是较为常见的一种并发症。若术后发生尿潴留，除对患者心理及生理方面造成痛苦外，还会对医护人员在穿刺完成后，后续的早期尿液观察造成影响，与患者穿刺后恢复状况及效果直接相关。尿潴留发生后，一般采用导尿的方式进行排尿，部分患者难以接受且增加了尿路感染的概率。因此，尿潴留的发生与科室的整体管理、护理质量、患者教育和治疗方法等密切相关。尿潴留发生率的高低是评价科室患者满意度的重要指标之一。有效预防尿潴留的发生，提高肾穿刺患者舒适度非常必要。尿潴留的发生因素很多，有缺乏床上小便训练、心理因素、环境因素以及术后特殊体位、疼痛等。研究表明，焦虑较为严重的患者因负性情绪的存在，对于治疗抵触情绪的发生率相对较高，且焦虑越为严重的患者抵触情况发生率越高，导致治疗依从性的低下。

通过原因分析，正确分析患者肾穿刺术后尿潴留发生的原因，及时识别危险因素，在医院管理团队和医务人员的共同努力下，找到有效的预防措施，可以减少尿潴留的发生，提高住院患者的满意度及安全感。尿潴留发生后，不但给患者带来身体和精神上的痛苦，也给医院的整体利益带来了损失，包括增加护理人员的工作任务、患者满意度下降、对治疗失去信心等。因此，以指标监测获得的信息为基础引导的持续质量改进活动，是日常医院患者安全管理的重要内容。护理人员直接接触患者，是肾穿刺术患者术前健康教育的主要执行者，这些活动包括及时正确评估患者尿潴留的危险因素，通过循证获得预防尿潴留的最佳措施并予以实施，评估尿潴留预防措施的落实率，防止责任缺陷。管理部门通过对尿潴留发生率的分析，得到造成患者尿潴留的特异性因素，完善医院预防术后尿潴留的管理制度、优化预防流程、提高护士人力资源配备，对与尿潴留关联的系统原因包括环境因素、设备因素、人员因素、治疗因素、患者教育因素等进行改进，防止类似的事件再次发生。因此，护理人员介导的以团队改进为基础的住院患者肾穿刺术后尿潴留发生率的监测具有非常重要的意义。

三、计算公式

$$肾穿刺患者术后尿潴留发生率 = \frac{同期肾穿刺术后发生尿潴留患者例数}{统计周期内肾穿刺患者总例数} \times 100\%$$

$$某原因尿潴留发生率 = \frac{同期某原因尿潴留病例次数}{统计周期内住院患者中尿潴留发生例次数} \times 100\%$$

四、说明

"统计周期"医院护理部要求确定为每季度；"肾穿刺患者术后尿潴留"的纳入标准：本科室内所有的肾穿刺术后发生尿潴留的患者。

肾穿刺患者术后发生尿潴留主要原因的分类参考教科书建议，可分为药物、患者自身因素、环境危险因素及器材设备、健康宣教等因素。

五、数据收集方法

计算肾穿刺术后尿潴留患者发生率,需要先确定统计的周期。然后根据护理记录,获得统计周期内肾穿刺术后尿潴留发生例数和某种原因造成尿潴留的例数。肾穿刺患者人数可以通过查询 HIS 获得。

为了便于做分层分析,通常还会将患者的个体特征(年龄、性别、诊断)、尿潴留原因等信息一并采集。如果要通过尿潴留原因寻找病区或医院层面患者尿潴留的危险因素,则可以根据尿潴留的影响因素设计报表。

六、指标分析建议

应将肾穿刺术后患者尿潴留发生率作为护理高度相关的常用指标进行监测。通过数据监测,可以了解肾穿刺术后患者尿潴留发生率的情况,同时可以分析发生尿潴留的相关因素,是否与护理不当和健康宣教不到位有关,为制订预防肾穿刺术后尿潴留的改进策略提供理论依据。科室建立肾穿刺术后患者尿潴留护理表单,表单中对其原因进行列表,对列表进行整理分析,明确原因并进行系统整改,建立落实反馈等制度,完善相关流程,相关制度与流程有利于发现问题,定期对护士进行安全警示教育。肾穿刺术后尿潴留发生后护士长除了需要通过 NIS 进行监测指标的上报外,责任护士还应在护理病历中及时记录尿潴留的结果和处置。护理部、病区每季度进行病区肾穿刺术后尿潴留数据的收集和统计分析,每季度向医院护理部汇报。根据监测结果,可以检验临床护理实践、组织体系、规章制度是否合理,预防肾穿刺术后尿潴留的措施是否落实到位,了解患者尿潴留的风险是什么、本医院护理工作的效力和效率如何、护理人员是否短缺、护理临床工作经验是否缺乏、护士对患者的健康教育知识是否缺乏等问题。寻找相关原因并制订整改计划,按照计划实施落实、监测过程、持续改进,将改进后的结果与基线比较,确认整改措施是否有效。如无效果,需要改变措施,进入下一轮的持续质量改进。

第十五节　耳穴压豆缓解眼科手术前焦虑性失眠的有效率

一、指标定义

(一)失眠

失眠是指以频繁而持续的入睡困难和(或)睡眠维持困难导致的睡眠感不满意为特征的睡眠障碍。失眠可孤立存在，也可与精神障碍、躯体疾病或物质滥用共同存在。

(二)焦虑

焦虑性神经症简称焦虑症，是以广泛、持续性焦虑或反复发作的惊恐不安为主要特征的神经症性障碍，常伴有自主神经症状和运动性紧张。

(三)耳穴压豆

耳穴压豆法是在耳针疗法的基础上发展起来的一种保健方法。具体操作是将表面光滑近似圆球状或椭圆状的中药王不留行籽或小绿豆等，贴于 0.6 cm×0.6 cm 的小块胶布中央，然后对准耳穴贴紧并稍加压力，使患者耳朵感到酸麻胀或发热。贴后嘱患者每天自行按压数次，每天 3~5 次，每次 1~2 分钟。每次贴压后保持 3~7 天。

(四)耳穴压豆缓解眼科手术前焦虑性失眠的有效率

耳穴压豆缓解眼科手术前焦虑性失眠的有效率指统计周期内给予耳穴压豆缓解术前焦虑性失眠患者例数与同期眼科所有术前焦虑性失眠患者总例数的比例。

二、指标意义

术前焦虑性失眠的发生与医院的环境、患者健康教育、疾病因素和治疗方法等密切相关。

通过根本原因分析，及时识别患者失眠的相关因素，在医院管理团队和医务人员的共同努力下，找到有效的预防及治疗措施，努力防止患者失眠的发生，借此提高住院患者的治疗效果。住院患者经常失眠，不但给患者带来身体和精神上的痛苦，也对治疗效果有负面影响，包括增加患者的住院时间和医疗费用、增加护理人员的工作任务、影响床位周转率等。因此，以指标监测获得的信息为基础引导的持续质量改进活动，是日常医院患者安全管理的重要内容。护理人员介导的以团队改进为基础的通过耳穴压豆治疗眼科患者术前焦虑性失眠的监测具有非常重要的意义。

三、计算公式

耳穴压豆缓解眼科手术前焦虑性失眠的有效率 =

$$\frac{\text{同期给予耳穴压豆缓解术前焦虑性失眠患者例数}}{\text{统计周期内眼科所有术前焦虑性失眠患者总例数}} \times 100\%$$

四、说明

"统计周期"为每季度。"术前焦虑性失眠"的纳入标准：所有的眼科住院患者发生的术前焦虑性失眠，同一患者多次手术每次失眠都需要计1例。

五、数据收集方法

计算耳穴压豆缓解眼科手术前焦虑性失眠的有效率，需要先确定统计的周期。然后根据眼科病房护理记录，获得统计周期内给予耳穴压豆缓解术前焦虑性失眠患者例数。同期眼科所有术前焦虑性失眠患者总例数可以根据病区日报表获得。

六、指标分析建议

通过数据监测，可以了解眼科病房住院患者耳穴压豆缓解眼科手术前焦虑性失眠的有效率情况，同时可以分析发生术前焦虑性失眠的相关因素，是否与健康教育不当和环境有关，为制订术前焦虑性失眠改进策略提供理论依据。根据监测结果，可以检验临床护理实践、组织体系、规章制度是否合理，术前健康教育是否落实到位，本医院眼科病房护理工作的效力和效率如何、护理人员是否短缺、护理临床工作经验是否缺乏等问题。寻找相关原因并制订整改计划，按照计划实施落实，监测过程、持续改进，将改进后的结果与基线比较，确认整改措施是否有效。如无效果，需要改变措施，进入下一轮的持续质量改进。

第十六节 产后催乳成功率

一、指标定义

（一）产后催乳

产后催乳指通过口服中药、穴位按摩、耳穴压豆、中药贴敷、中药熏洗等方法来达到疏通经络、调和脏腑气血的目的，从而促进乳汁分泌。

（二）催乳成功标准

催乳成功：经过产后催乳，患者乳汁分泌增加，新生儿吸吮后满足，并且2次哺乳之间有乳胀感觉。催乳未成功：经过产后催乳，患者乳汁分泌无明显增加，新生儿吸吮后不能满足，且无乳胀感觉。

（三）产后催乳成功率

产后催乳成功率指统计同期内产后催乳成功总人数与同期产后催乳总人数的比例。

二、指标意义

产后催乳可刺激乳汁分泌，改善产后缺乳状态，增加乳汁分泌量，提高新生儿母乳喂养成功率，促进新生儿生长发育、预防疾病，有效降低黄疸发生率。新生儿吸吮时，能刺激产妇子宫收缩，有效减少产后出血，而且能有效降低宫颈癌、乳腺癌等疾病的发生率。

三、计算公式

$$产后催乳成功率 = \frac{同期产后催乳成功人数}{统计周期内产后催乳总人数} \times 100\%$$

四、说明

"统计周期"可根据质量管理部门要求确定，如每月、每季度、每年。"产后催乳总人数"的纳入标准：病情稳定、自理认知能力好，选择母乳喂养方式患者。排除标准：急性加重期、脑血管疾病后遗症、严重心功能不全患者，拒绝母乳喂养的患者。

五、数据收集方法

计算产后催乳成功率，需要先确定统计的周期，一般每一季度统计。制作查检表，通过收集的查检表信息，对信息进行汇总、分析。

六、指标分析建议

应将产后催乳成功率作为护理相关的结果指标进行检测。通过数据监测，可以了解产后催乳护理治疗项目执行情况，同时可以掌握产后催乳的效果评价。通过汇总查检表相关性信息，分析同期产后催乳成功率及未成功的原因，病区每季度进行产后催乳患者的例数的数据收集和统计分析，每季度向医院质量管理委员会汇报。根据监测结果，可以提升优质护理服务质量，提高新生儿母乳喂养成功率、检验本科室护理工作的效力和效率如何、优质护理服务是否到位、临床工作经验是否缺乏等问题。寻找相关原因并制订整改计划，按照计划实施落实，监测过程、持续改进，将改进后的结果与基线比较，确认整改措施是否有效。如无效果，需要改变措施，进入下一轮的持续质量改进。

第十七节　先兆流产住院患者焦虑发生率

一、指标定义

（一）先兆流产

先兆流产为妊娠28周前先出现少量阴道流血，一般为暗红色或血性白带，无妊娠组织排出，随后出现阵发性下腹痛或腰背痛；妇科检查可见宫口未开，胎膜未破，子宫大小与停经周数相符。

（二）焦虑

焦虑指一种对尚未发生的事情，怀有一种忐忑不安的不愉快的情绪体验。焦虑自评量表由Zung于1971年编制，中文版量表由我国学者王征宇等于

1984年译制，用于测量成人焦虑状态程度，能较好地反映被试者近1周的主观焦虑情绪。该量表包括20个项目，采用4级评分法，条目由"没有或很少时间有"至"绝大部分或全部时间都有"分别赋值1~4分。其中15项正向计分，5项反向计分。采用标准分即各项目得分总和乘以1.25后取整数部分为最后得分，分值越高说明焦虑程度越高。国内常将标准分<50定为非焦虑者，≥50分即说明存在焦虑情绪。评价标准：标准分50~59分、60~69分、70~100分，分别为轻、中、重度焦虑。

（三）先兆流产住院患者焦虑发生率

先兆流产住院患者焦虑发生率指统计周期内先兆流产住院患者焦虑发生例数与统计周期内先兆流产住院患者总人数的比例。

（四）先兆流产住院患者焦虑某等级比例

先兆流产住院患者焦虑某等级比例指统计周期内先兆流产住院患者中发生某等级焦虑的患者例数与同期先兆流产住院患者中发生焦虑总例数的比例。

二、指标意义

先兆流产常见于孕妇怀孕早期，是指妊娠28周前，孕妇阴道有少量出血，并伴有阵发性下腹痛等现象。导致孕妇发生先兆流产的原因较多，如情绪异常、怀孕早期进行性生活、胚胎质量差、母体内分泌异常以及从事过重体力劳动等。孕早期先兆流产患者除了需要忍受生理疼痛之外，还要承担巨大心理压力，担心自身及胎儿的健康，容易产生各种不良情绪，对保胎极为不利。孕早期先兆流产保胎患者须进行卧床休息，这会进一步加重经济负担，从而进一步影响其心理状态。孕早期先兆流产保胎患者，一方面由于担心保胎效果，往往容易因不良情绪而导致睡眠障碍，另一方面由于日常饮食习惯的改变以及心理压力的加重等也会对其睡眠带来一定影响，不仅不利于其身体健康，还可能进展为难免流产。

三、计算公式

$$先兆流产住院患者焦虑发生率 = \frac{同期先兆流产住院患者出现焦虑的例数}{统计周期内先兆流产住院患者总人数} \times 100\%$$

$$先兆流产住院患者发生某等级焦虑比例 = \frac{同期先兆流产住院患者中发生某等级焦虑患者例数}{统计周期内先兆流产住院患者中发生焦虑总例数} \times 100\%$$

四、说明

"统计周期"可根据质量管理部门要求确定,如每月、每季度、每年;"焦虑"的纳入标准:所有的先兆流产住院患者发生的焦虑。

五、数据收集方法

计算先兆流产住院患者焦虑发生率,需要先确定统计的周期。然后根据焦虑量表或护理记录,获得统计周期内焦虑发生例数和焦虑程度。先兆流产住院患者总人数需要通过病区日常统计获得。

六、指标分析建议

应将先兆流产住院患者焦虑发生率作为护理高度相关的常用安全指标进行监测。通过数据统计分析,可以了解先兆流产住院患者焦虑发生率的情况,同时可以深入分析产生焦虑的相关因素,为制订预防先兆流产住院患者焦虑发生的有效策略提供理论依据。病区每季度对先兆流产住院患者焦虑发生情况进行统计学分析,并定期上报有关部门。根据统计学结果,进一步剖析临床优质护理服务存在的弊端,并制订整改计划,按照计划实施落实,监测过程、持续改进,将改进后的结果与基线比较,确认整改措施是否有效。如无效果,需要改变措施,进入下一轮的持续质量改进。

第十八节 辅助生殖患者黄体支持用药后硬结发生率

一、指标定义

(一)硬结

硬结指同一部位反复长期注射,注射药量过多,药物浓度过高,注射部位过浅,密集的针眼和药物对局部组织产生物理、化学刺激,局部血液循环不良，导致药物吸收速度过慢，药物不能充分吸收，在皮下组织停留时间延长，蓄积而形成的硬结。

（二）评价标准

设立黄体酮肌内注射情况登记表，指定专人对应用黄体酮肌内注射一周后的患者进行沟通登记，对硬结发生率进行总结，并评价其硬结程度。注射部位没有硬结出现为无硬结；注射部位硬结直径 <3 cm，不存在压痛者，为轻度硬结，注射部位硬结直径为 3~5 cm，压痛轻微，不妨碍注射者，为中度硬结；注射部位硬结直径 >5 cm，质地硬，对注射产生妨碍者，为重度硬结。

（三）辅助生殖患者黄体支持用药后硬结发生率

辅助生殖患者黄体支持用药后硬结发生率指统计周期内黄体酮肌内注射硬结发生例数与同期保胎患者黄体酮肌内注射总例数的比例。

二、指标意义

对造成黄体酮肌内注射部位发生硬结的原因进行查找，经查找主要原因为医生开具黄体酮用药剂量偏大；护士在执行肌内注射时未计划实施双侧臀部交替注射；不规范体位摆放，造成臀部肌肉发生紧绷情况，对药液吸收产生消极作用；针头选用不合适，注射深度不够；拔针时未同时按压或按压时间不足，使药液可能随针头带至皮下；患者自身对药物知识了解不够，没有对硬结进行预防或不遵医嘱进行预防；护理人员重视度缺乏，没有强化健康教育；家属依从性欠缺，对预防措施没有充分协助。

通过查找原因，由各相关科室负责人对本科室医生开具的黄体酮用药剂量进行了全面审视，统一规范用药流程和用药剂量。对因病情需要超剂量使用的个例充分告知潜在风险，并严格监控局部皮肤反应。

在护理方面尤其强调熟练掌握注射技巧和局部皮肤保护技术的重要性。

组织所有护理人员对相关文献进行学习，明确降低黄体酮肌内注射部位发生不良反应的风险，并根据重在预防和积极干预的原则，统一规范黄体酮肌内注射操作技术和注射部位皮肤保护技术。

肌内注射硬结的发生与医院的整体管理、护理质量、患者教育、疾病因素和治疗方法等密切相关。硬结发生率的高低是护理质量监测指标。采用某些工具来评估并辨别出具有较高硬结风险的患者，实施硬结预防措施，对发生的硬结事件进行统计和监测，通过根本原因分析，使患者硬结的相关危险因素得到及时解决，在医护人员共同努力下，找到有效的预防措施，努力防止硬结事件的发生，借此提高住院患者的满意度。

住院患者发生肌内注射硬结的伤害，不但给孕妇造成心理压力和躯体上的不适，也给医院的整体利益带来损失，包括增加患者的住院时间和医疗费用、增加护理人员的工作任务、影响床位周转率等。因此，以指标监测获得的信息为基础引导的持续质量改进活动，是日常医院患者安全管理的重要内容。

及时正确评估患者肌内注射硬结的高危因素，及时实施通过循证获得的预防肌内注硬结的最佳措施并予以实施，准确评估肌内注射硬结预防措施的落实率，防止责任缺陷。管理部门通过对肌内注射硬结发生率、伤害率和伤害程度的分析，得到造成患者肌内注射硬结的特异性因素，完善肌内注射硬结预防管理制度、优化预防流程、提高护士人力资源配备，对与肌内注射硬结关联的系统原因，包括药物剂量、浓度、时间、注射深度、患者教育因素等进行改进，防止类似的事件再次发生。因此，护理人员以团队改进为基础的住院患者肌内注射硬结发生率的监测具有非常重要的意义。

三、计算公式

$$\text{辅助生殖患者黄体支持用药后硬结发生率} = \frac{\text{同期黄体酮肌内注射部位硬结发生例数}}{\text{统计周期内住院保胎患者黄体酮肌内注射总例数}} \times 100\%$$

四、说明

"统计周期"根据质量管理部门要求确定，一般为每季度、每年。

五、数据收集方法

计算该指标，需要先确定统计的周期；然后根据查检表（表5-3）或护理记录，获得统计周期内黄体酮肌内注射硬结发生例数。住院保胎患者人数可以通过病区日报表获得。

表 5-3 黄体酮肌内注射部位硬结查检表

日期	床号	姓名	药物名称	注射时间	是否硬结	硬结程度	预防措施	是否有效	签名

六、指标分析建议

应将该指标作为护理高度相关的常用安全指标进行监测。通过数据监测，可以了解保胎患者黄体酮肌内注射硬结发生率的情况，为制订预防肌内注射硬结的改进策略提供理论依据。病区每季度进行数据的收集和统计分析，每季度向医院护理部汇报。根据监测结果，可以检验临床护理实践、组织体系、规章制度是否合理，预防肌内注射硬结的措施是否落实到位，了解患者肌内注射硬结的风险是什么、本医院护理工作的效力和效率如何、护理人员是否短缺、护理临床工作经验是否缺乏、护士防范意识是否缺乏等问题。寻找相关原因并制订整改计划，按照计划实施落实，监测过程、持续改进，将改进后的结果与基线比较，确认整改措施是否有效。如无效果，需要改变措施，进入下一轮的持续质量改进。

第十九节　经桡动脉冠状动脉介入术后张力水疱发生率

一、指标定义

（一）张力水疱

经皮冠状动脉介入治疗（percutaneous coronary intervention，PCI）时间过长、反复穿刺、在送导丝时误入桡动脉小分支引起血管破裂、穿孔，术中使用肝素等都会造成不同程度的血管损伤，术后患者口服抗血小板药物、皮下注射低分子肝素及静脉使用替罗非班等药物都会导致患者凝血功能异常，加速血肿进行性扩大。另外，患者血管细小曲折，动脉弹性差，穿刺部位愈合不足，局部软组织损伤严重，血管内膜损伤严重，血液和淋巴液回流障碍，组织内毛细血管通透性增加，液体渗出增多，使液化坏死产生的内生水在表皮和真皮之间的薄弱处积聚，行止血器止血后，渗出液由受压处移向无压力的部位，引起张力水疱。

（二）张力水疱的伤害

张力水疱如果处理不当，可能会引起患者局部感染，增加术后感染的机会。大面积水疱、皮肤青紫从外观上会给患者造成较大心理压力。术后出现的肢体肿胀、疼痛可加剧负面影响。同时患者也会出现紧张、焦虑及对手术效果失望的情绪。

（三）经桡动脉 PCI 术后张力水疱发生率

经桡动脉 PCI 术后张力水疱发生率指统计周期内住院患者经桡动脉 PCI 术后张力水疱发生例次数（包括造成或未造成伤害的）与统计周期内住院患者经桡动脉 PCI 术后总人数的比例。

二、指标意义

张力水疱是经桡动脉 PCI 术后常见的并发症之一，但目前为止，公认的可用的治疗护理方案较少，而推荐的治疗方案主要是基于经验观察。

采用某些工具来评估并辨别出经桡动脉 PCI 术后具有较高风险发生张力

水疱的患者，对其实施对张力水疱的预防和处理措施，对发生的张力水疱进行监测和上报，医院或部门能够及时获得张力水疱发生的频率、严重程度和相关联的其他信息。通过根本原因分析，及时识别经桡动脉 PCI 术后患者张力水疱的相关危险因素，在医院管理团队和医务人员的共同努力下，找到有效的预防措施，努力减少张力水疱不良事件的发生，借此提高住院患者的安全性。经桡动脉 PCI 术后发生张力水疱，不但给患者带来身体和精神上的痛苦，也给医院的整体利益带来损失，包括增加患者的住院时间和医疗费用、增加护理人员的工作任务、影响床位周转率等。因此，以指标监测获得的信息为基础引导的持续质量改进活动，是日常医院患者安全管理的重要内容。护理人员通过及时正确评估患者发生张力水疱的高危因素，通过循证获得预防张力水疱的最佳处理措施并予以实施，评估预防张力水疱措施的落实率，防止责任缺陷。管理部门通过对经桡动脉 PCI 术后张力水疱发生率、伤害率和伤害程度的分析，得到造成患者张力水疱的特异性因素，完善医院预防经桡动脉介入术后张力水疱的管理制度、优化预防流程、提高护士人力资源配备，对与张力水疱关联的系统原因包括环境因素、设备因素、人员因素、治疗因素、患者教育因素等进行改进，防止类似的事件再次发生。因此，护理人员介导的以团队改进为基础的预防经桡动脉介入张力水疱发生率的监测具有非常重要的意义。

三、计算公式

$$经桡动脉\ PCI\ 术后张力水疱发生率 = \frac{同期经桡动脉\ PCI\ 术后张力水疱发生人数}{统计周期内经桡动脉\ PCI\ 术后人数} \times 100\%$$

四、说明

"统计周期"可根据质量管理部门要求确定，如每月、每季度、每年；"张力水疱"的纳入标准：科室内所有经桡动脉 PCI 术后的住院患者、急诊经桡动脉 PCI 术后转入科室的患者发生的张力水疱，同一患者多次经桡动脉 PCI 术每次都需要计 1 例。

五、数据收集方法

计算住院患者经桡动脉 PCI 术后张力水疱发生率，需要先确定统计的周期。然后根据不良事件报表或护理记录，获得统计周期内张力水疱发生例数。

为了便于做分层分析，通常还会将患者的张力水疱的位置、大小、个数、个体特征（年龄、性别、诊断）等信息一并采集，可以根据张力水疱的影响因素设计报表（表 5-4）。

表 5-4 经桡动脉 PCI 术后张力水疱发生率统计表

病区名称： 手术时机：急诊□ 择期□
记录日期： 年 月 日 记录人：
床号： 姓名： 性别： 年龄： 体重： kg 住院号：
既往史：糖尿病□ 高血压□ 凝血功能障碍□ 桡动脉穿刺史□
离开病房时间： 返回病房时间： 手术时长：
首次穿刺是否成功：是□ 否□ 桡动脉穿刺位置：左□ 右□
支架：是□ 否□ 支架个数： 个 药物球囊：是□ 否□ 球囊个数： 个
术中有无桡动脉损伤：是□ 否□
术中应用抗凝药：是□ 否□ 抗凝药名称： 剂量用法：
术后止血加压装置：止血器□ 弹力绷带□ 术后皮下血肿：是□ 否□
术后应用抗凝药：是□ 否□ 抗凝药名称： 剂量用法：

放气次数	放气时间	放气量	张力水疱	发生时间	位置/大小	处理措施	预后
			是□ 否□				
			是□ 否□				
			是□ 否□				
			是□ 否□				
			是□ 否□				
			是□ 否□				

（续表）

解除压迫时间：		是□ 否□				
日期	术后天数	张力水疱	发生时间	位置/大小	处理措施	预后
	第1天	是□ 否□				
	第2天	是□ 否□				
	第3天	是□ 否□				

注：
①所有符合纳入、排除标准的经桡动脉途径行 PCI 的患者都登记。
②评价方法：在桡动脉 PCI 术后评估伤口周围皮肤破损、水疱及皮肤瘙痒的发生情况，分轻型和重型。轻型张力水疱：受压皮肤出现单个或多个透明疱疹，皮肤较薄，浸润较浅，疼痛较轻，时有瘙痒感；重型张力水疱：局部肿胀明显，疼痛难忍，出现多处大面积水疱，如蛋壳大小，周围红晕，表面透明饱满，破溃后有大量黄色液渗出，浸润深者有血性液体甚至表面坏死，疼痛较重。
③手术时长指导管室入室到出室的时间（见介入交接单）。

六、指标分析建议

应将经桡动脉 PCI 术后患者张力水疱发生率作为护理高度相关的常用安全指标进行监测。通过数据监测，可以了解住院患者经桡动脉 PCI 术后张力水疱发生率的情况，同时可以分析发生张力水疱的相关因素，是否与护理不当和健康宣教缺失有关，为制订预防张力水疱的改进策略提供理论依据。张力水疱发生后护理人员应在护理病历中及时记录张力水疱的大小、位置、处置措施及预后。根据监测结果，可以检验临床护理预防经桡动脉 PCI 术后张力水疱的措施是否落实到位，了解患者张力水疱的风险是什么、护理临床工作经验是否缺乏、护士防范患者经桡动脉 PCI 术后发生张力水疱的知识是否缺乏等问题。寻找相关原因并制订整改计划，按照计划实施落实，监测过程、持续改进，将改进后的结果与基线比较，确认整改措施是否有效。如无效果，需要改变措施，进入下一轮的持续质量改进。

第二十节　急性心肌梗死患者便秘发生率

一、指标定义

（一）急性心肌梗死

急性心肌梗死指在冠状动脉病变的基础上发生急剧性冠脉血供应减少或中断的冠心病类型，当患者发生便秘时常因用力排便而使心脏负荷急剧增加，进而诱发心律失常，心源性休克，心力衰竭甚至死亡。

（二）急性心肌梗死便秘发生人数

急性心肌梗死患者包括医疗第一诊断为急性ST段抬高心肌梗死及急性非ST段抬高心肌梗死。便秘指正常的排便形态改变，排便次数减少，粪便干硬，且排便不畅、困难。

（三）急性心肌梗死患者便秘发生率

急性心肌梗死患者便秘发生率指统计周期内住院患者中急性心肌梗死患者发生便秘的人数与同期急性心肌梗死患者的比例。

二、指标意义

根据相关研究报道，心肌梗死后心绞痛发生率为26.6%，其中一部分因患者大小便用力不当诱发。

便秘的发生与医院的整体管理、护理质量、患者教育、疾病因素和治疗方法等密切相关。急性心肌梗死高危期是在发病后1周内，并发症也最多发生在病后1周内，在患者病后1周内需要尽可能地消除或避免不利因素的发生。虽然说排便不是急性心肌梗死并发症的独立诱发因素，但是在住院期间的急性心肌梗死患者需要高度重视，因此要求心内科护士对急性心肌梗死患者该方面的护理要有针对性。个体化护理不仅仅在于对排便的正确指导，还需要关注患者心理健康、疾病知识宣教等。在平日护理当中要注意患者个体差异性，最终目的是让患者心理、身体、精神都处于舒适状态，以达到最佳护理效果，解决患者便秘的问题，从而减少急性心肌梗死患者并发症的发生，这对患者二级预防意义重大。因此，以指标监测获得的信息为基础引导的持续质量改进活动，是日常医院患者安全管理的重要内容。

三、计算公式

$$急性心肌梗死患者便秘发生率 = \frac{同期急性心肌梗死患者发生便秘人数}{统计周期内急性心肌梗死患者总人数} \times 100\%$$

四、说明

"统计周期"可根据质量管理部门要求确定，如每月、每季度、每年；"便秘"的纳入标准：所有的住院、急诊观察室的急性心肌梗死患者发生的便秘，同一患者多次便秘每次都需要计1例。

五、数据收集方法

计算急性心肌梗死患者便秘发生率，需要先确定统计的周期。然后根据不良事件报表或护理记录，获得统计周期内急性心肌梗死便秘发生例数。心肌梗死患者人数可以通过病区出入院登记本获得。

为了便于做分层分析，通常还会将患者的个体特征（年龄、性别、诊断）等信息一并采集。

六、指标分析建议

应将急性心肌梗死患者便秘发生率作为护理高度相关的常用安全指标进行监测。通过数据监测，可以了解急性心肌梗死患者便秘发生率的情况，同时可以分析发生便秘的相关因素，是否与护理不当和照护缺失有关，为制订预防便秘的改进策略提供理论依据。心肌梗死患者便秘发生后护理人员应在护理病历中及时记录采取的护理措施。根据监测结果，可以检验临床护理实践、组织体系、规章制度是否合理，护理措施是否落实到位，了解患者便秘的原因是什么、本医院护理工作的效力和效率如何、护士防范患者便秘的知识是否缺乏等问题。寻找相关原因并制订整改计划，按照计划实施落实，监测过程、持续改进，将改进后的结果与基线比较，确认整改措施是否有效。如无效果，需要改变措施，进入下一轮的持续质量改进。

第二十一节　慢性心力衰竭患者集束化中医护理康复策略实施率

一、指标定义

（一）慢性心力衰竭

慢性心力衰竭是指持续存在的心力衰竭状态，可以稳定、恶化或失代偿。治疗心力衰竭的目标不仅包括改善症状、提高生活质量，而且要针对心肌重构的机制，延缓和防止心肌重构的发展，降低心力衰竭的住院率和死亡率。

（二）集束化中医护理康复策略

集束化中医护理康复策略包括辨证施膳、健身气功六字诀、八段锦、穴位按摩、耳穴压豆、中药足浴。

二、指标意义

集束化中医护理康复策略包括：辨证施膳、健身气功六字诀、八段锦、穴位按摩、耳穴压豆、中药足浴，可以明显改善慢性心力衰竭患者的心脏耐力和生活质量。

有研究显示优化营养配方能明显改善慢性心力衰竭患者的营养状况，可促进个体在营养素方面的个性化补充，利于新陈代谢，改善心功能水平。

六字养生法，是我国古代流传下来的养生方法，最早见于南北朝时期中医名家陶弘景《养性延命录》一书。它以"嘘、呵、呼、呬、吹、嘻"六个汉字发音时的呼吸，六字诀可以明显改善慢性心力衰竭患者的心脏耐力和生活质量。

中医认为八段锦的各节招式对经络脏腑的影响侧重不一，对五脏六腑皆有帮助，第一段及最后一段侧重于影响全身，中间六段侧重于影响局部，特别是第二式的"左右开弓似射雕"，更是针对性增强心肺功能的动作，改善血液循环，对心力衰竭患者，皆直接或间接产生正面的影响。现代医学认为"八段锦"属于有氧运动，而有氧运动可以提高高密度脂蛋白受体的基因表达水准，使低密度脂蛋白水准下降、高密度脂蛋白水准上升，促进了脂肪代谢，有效降低患动脉粥样硬化及冠心病的危险，预防心力衰竭的发生。八段锦对心力衰竭的致病原因的干预及改善患者的心、脑血管功能和血液流变学的研究，反映出此运动对心力衰竭患者有"未病先防""既病防变""瘥后防复"的效果。

隋代的《诸病源候论》每卷之末，都附有导引按摩之法。当时，自我按摩作为按摩的一个内容十分盛行，它的广泛开展，说明按摩疗法重视预防，注意发挥患者与疾病作斗争的主观能动性，按摩合谷穴、神门穴、少冲穴、心俞穴、内关穴、中冲穴、中泉穴等特效穴位，可以为血液循环增加动力，对预防心力衰竭大有裨益。

慢性心力衰竭病位在心，与心、肾、脾有关，心调节血液运行，肾调节水液代谢，脾化痰祛湿。各种脏器在耳郭上存在反射区域，王不留行消肿止痛、活血通络，利用王不留行的种子刺激耳郭的穴位，可疏通经络，改变血液黏滞性。

足部是三阴和三阳的交汇点，沟通表里。足浴药方中桂枝散寒解表、温通经络、温阳化气，药理学认为桂枝能扩张皮肤的血管，促进血液循环；红花活血通络、祛瘀止痛，药理学认为红花保护心肌，扩张血管，改善微循环障碍；赤芍性微寒，凉血消肿、行瘀止痛，药理学认为赤芍作用于血管内皮素和内膜系统，改善心血管系统；附子味甘性热，回阳救逆、温助肾阳，药理学认为附子有正性肌力、强心、抗心律失常作用；生艾叶温经止血、散寒止痛，降血压；川芎活血行气，药理学认为川芎嗪抗心肌缺血、舒张血管，抑制血小板聚集；乳香辛散温通、活血行气、通经止痛，没药活血止痛、消肿生肌，乳香和没药配伍疏通经络、宣通脏腑。足浴使足部皮肤吸收药物的有效成分，经络传递后进入血液循环中，通过血液循环达到各个器官。此外，足浴扩张足部的毛细血管，疏通经络，促进血液循环。通过足浴发挥温热作用，配合温阳活血的中药，刺激足部反射区域，调节内脏器官，有利于患者的康复。

中医集束化护理策略对改善心力衰竭患者心功能、改善生活质量、回归社会有重要作用。

三、计算公式

慢性心力衰竭患者集束化中医护理康复策略实施率 =

$$\frac{\text{同期实施集束化中医护理康复策略的住院慢性心力衰竭患者人数}}{\text{统计周期内适宜实施集束化中医康复策略的住院慢性心力衰竭患者总人数}} \times 100\%$$

四、说明

"统计周期"可根据质量管理部门要求确定，如每月、每季度、每年；"适宜实施"的纳入标准：所有适宜实施集束化中医护理康复策略的慢性心力衰竭住院患者。

五、数据收集方法

计算慢性心力衰竭患者集束化中医护理康复策略实施率，需要先确定统计的周期。然后根据慢性心力衰竭患者集束化中医护理康复策略实施记录单，获得统计周期内实施人数。住院慢性心力衰竭患者人数可由住院患者登记本获得，如果 HIS 比较完善，也可从病案系统直接获取。

为了便于做分析，通常会将患者未实施策略的因素做登记，则可以根据未实施的因素调整工作方式以提高实施率。

六、指标分析建议

将统计周期内在我科住院的经纽约心脏病学会（New York Heart Association，NYHA）心功能分级Ⅱ～Ⅲ级的慢性心力衰竭患者进行筛选，适宜实施标准：①患者年龄≥18岁；②患者具有一定自我管理功能；③NYHA心功能分级Ⅱ～Ⅲ级；④因心力衰竭（射血分数减低或射血分数保留）住院；⑤日常生活活动能力（activity of daily living，ADL）评分≥80分。对适宜在常规护理基础上采用集束化护理策略并行穴位按摩、八段锦、健身气功六字诀、经穴体外反搏、辨证施膳指导、耳穴贴压、中药足浴的患者，根据心肺功能运动试验改善值、平均住院日、焦虑自评量表、抑郁自评量表、明尼苏达心力衰竭生活质量问卷，6分钟步行试验等的评测结果变化进行效果评价并及时调整集束化护理策略。将适宜患者未实施策略的因素做登记，则可以根据未实施的因素调整工作方式以提高实施率。寻找相关原因并制订整改计划，按照计划实施落实，监测过程、持续改进，将改进后的结果与基线比较，确认整改措施是否有效。如无效果，需要改变措施，进入下一轮的持续质量改进。

第二十二节　吞咽障碍患者吞咽功能评估准确率

一、指标定义

（一）吞咽障碍评估

脑卒中患者进食食物、水及口服药物之前，应常规进行吞咽障碍评估。在患者进食第一口食物、水或药物之前进行了吞咽功能评估。

（二）吞咽障碍患者吞咽功能准确评估

脑卒中患者吞咽障碍评估的规范性主要体现在筛查时机的准确性、过程及结果判断的正确性。

二、指标意义

吞咽障碍患者临床症状多为吞咽困难、饮水呛咳，卒中后约有60%吞咽功能障碍的患者出现隐匿性误吸，37%的患者进一步发展为肺炎。另外还会有脱水、电解质紊乱、营养不良等并发症的发生，严重的可导致患者死亡，影响患者的预后，造成严重的医疗和社会问题。通过对吞咽障碍患者吞咽功能评估准确率的监测，了解科室吞咽功能评估准确率。通过根本原因分析和有效的对策实施，可以提高吞咽功能评估准确率，有效降低患者肺炎、误吸等并发症发生，提高吞咽功能障碍患者的生活质量，还能促进吞咽功能障碍患者的康复，改善吞咽障碍患者的结局，提高患者满意度，提升整体护理水平。

三、计算公式

$$吞咽障碍患者吞咽功能评估准确率 = \frac{同期做吞咽功能评定准确的吞咽障碍患者例数}{统计周期内吞咽障碍患者评定总例数} \times 100\%$$

四、说明

"统计周期"可根据质量管理部门要求确定，如每月、每季度、每年。

五、数据收集方法

计算吞咽障碍患者吞咽功能评估准确率，需要先确定统计的周期。然后根据病例诊断，获得吞咽障碍患者的例数。护理质量监测指标小组的成员负责检查责任护士每天记录评估准确的吞咽障碍患者数和总的评估吞咽障碍患者数。对科室现有吞咽功能障碍的患者每日抽查，检查对评估量表应用是否准确、方法是否正确，检查每班护士对吞咽障碍患者关注的情况，包括患者吞咽功能、护理规范的执行、患者的饮食指导及吞咽障碍康复护理措施落实情况，询问患者和（或）家属对饮食的相关注意事项知晓情况、吞咽障碍康复护理措施的掌握情况，检查护理文书记录情况及交接班的情况。

六、指标分析建议

科室成立专科护理质量监测指标监测负责小组，小组由护士长和3名成员构成，负责对科室监测的护士进行护理质量监测指标监测的相关学习和培训，其内容包括建立专科护理质量监测指标的意义和目的，监测指标的定义、计算公式及阈值，监测指标实施的具体方法、指标的评价标准等内容。学习培训结束后对所有护士进行考核，考核合格后参与并实施本研究。

根据监测指标数据收集的要求设计表格，每日进行数据记录，并追踪指标落实情况，每月底对数据进行汇总。若未达标，科室质量小组进行讨论，头脑风暴分析原因，提出改进措施，进行追踪并评价反馈。同时，护理部和大科片区的质量与安全管理小组定期对科室的护理质量进行质控和检查，包括专科护理质量监测指标的落实情况，使用3级的护理质量检查来提高护理质量，保障护理质量敏感监测指标的落实。

第二十三节 洼田饮水试验护士操作不合格率

一、指标定义

（一）洼田饮水试验

洼田饮水试验是让患者取端坐位，让患者按照其饮水习惯饮下温水 30 ml，通过观察并记录好患者的饮水时间和呛咳次数，将吞咽功能分为 5 级：Ⅰ级，一次饮完，无呛咳现象；Ⅱ级，2 次及以上吞咽将水饮完，无声音嘶哑或呛咳；Ⅲ级，一次饮完，但伴有声音嘶哑或呛咳；Ⅳ级，2 次及以上吞咽将水饮完，同时伴有声音嘶哑或呛咳；Ⅴ级，吞咽过程呛咳不断，难以将水饮完。洼田饮水试验是经典的吞咽障碍床旁筛查评估工具。

（二）吞咽障碍

吞咽障碍指由多种原因引起的，发生于不同部位的吞咽时咽下困难。吞咽障碍可影响摄食及营养吸收，还可导致食物误吸入气管引发吸入性肺炎，严重者可危及生命。康复训练是改善神经性吞咽障碍的必要措施。

（三）护士操作不合格率

护士操作不合格率指统计周期内抽查护士不合格人数与同期评估护士总人数的比例。

（四）评估护士

评估护士包括科室在职护士及转科规培护士。

二、指标意义

洼田饮水试验是由 1982 年日本学者洼田俊夫提出，因其简便易行、经济，在临床评估中应用较为广泛，尤其多用于脑卒中患者吞咽障碍的评估，洼田饮水试验护士操作不合格的发生与科室的整体管理、护理质量、护士相关专业知识、责任心和工作态度等密切相关。护士操作不合格率的高低是评价科室护理质量的重要指标之一。洼田饮水试验是床旁初步筛查吞咽障碍的经典方法，也是科室对中风患者吞咽障碍筛查的最常用方法。护士长不定期抽查，对抽查到的护理人员进行洼田饮水试验操作考核,对于操作不合格者,通过根本原因分析,使护士操作不合格的相关因素得到及时识别,在科室管理团队和护理人员的共同努力下,找到有效的预防措施,努力减少护士操作不合格事件的发生,借此提高护理质量,提升护理安全。护士操作不合格可影响试验结果,错误的结果判定不但给患者带来身体和精神上的痛苦,严重者可危及患者生命,也给医院的整体利益带来损失,包括增加患者的住院时间和医疗费用、增加护理人员的工作任务、引起医患纠纷、影响医院整体形象等。以指标监测获得的信息为基础引导的持续质量改进活动,是日常医院患者安全管理的重要内容。护理人员是试验的直接操作者,是控制导致操作不合格的影响因素的主要实施者,应及时正确评估患者、操作注意事项等,通过循证获得预防护士操作不合格的最佳措施并予以实施,评估护士操作不合格预防措施的落实率,防止责任缺陷。管理人员通过对护士操作不合格发生率的分析,得到造成护士操作不合格的特异性因素,重视对护士的系统培训,建立规范的操作要求及标准化的评估流程,以提高护理干预的可靠性及科学性。对与护士操作不合格关联的系统原因包括环境因素、设备因素、人员因素、治疗因素、护士教育因素等进行改进,防止类似的事件再次发生。因此,护理人员介导的以团队改进为基础的洼田饮水试验护士操作不合格率的监测具有非常重要的意义。

三、计算公式

$$洼田饮水试验护士操作不合格率 = \frac{同期抽查护士操作不合格人数}{统计周期内抽查护士操作总人数} \times 100\%$$

四、说明

"统计周期"可根据质量管理部门要求确定,如每月、每季度、每年;"护士操作不合格"的纳入标准:科室所有的在职护士及转科规培护士抽查洼田饮水试验操作不合格,同一护士多次抽查操作不合格每次都需要计1例。

五、数据收集方法

计算洼田饮水试验护士操作不合格率，需要先确定统计的周期。然后根据抽查记录，获得护士操作不合格例数及抽查护士操作总人数。为了便于做分层分析，通常还会将抽查护士的考核成绩、个体特征（年龄、工作年限、学历）等信息一并采集。如果要通过护士操作不合格原因寻找病区或医院层面护士操作不合格的危险因素，则可以根据护士操作不合格的影响因素设计报表。

六、指标分析建议

应将洼田饮水试验护士操作不合格率作为科室常用质控指标进行监测。通过数据监测，可以了解护士操作不合格的情况，同时可以分析护士操作不合格的相关因素，是否与工作态度和相关专业知识缺乏有关，为制订相应的改进策略提供理论依据。

每个月护士长不定期抽查护士洼田饮水试验操作考核，并做好相应的考核成绩记录及试卷的留存。科室每月进行病区护士操作数据的收集和统计分析，每季度进行质控分析报告，分析包含问题、整改措施、总结等。根据监测结果，可以检验临床护理实践、组织体系、规章制度是否合理，护理培训是否落实到位，了解患者的风险是什么、科室护理工作的效力和效率如何、护理人员是否短缺、护理临床工作经验是否缺乏、护士相关吞咽障碍评定专业知识是否缺乏等问题。寻找相关原因并制订整改计划，按照计划实施落实，监测过程、持续改进，将改进后的结果与基线比较，确认整改措施是否有效。如无效果，需要改变措施，进入下一轮的持续质量改进。

第二十四节 慢性阻塞性肺疾病患者呼吸功能锻炼执行率

一、指标定义

（一）慢性阻塞性肺疾病

慢性阻塞性肺疾病（chronic obstructive pulmonary disease，COPD）是一种以不完全可逆性气流受限为特点的疾病，随着病情的逐渐加重，患者心肺功能下降，活动受限，生活质量越来越差，该病患者数多，病死率也高，对社会造成了相当重的负担，已成为重要的公共卫生问题。

（二）呼吸功能锻炼

呼吸功能锻炼是通过有效的呼吸，以增强呼吸肌，特别是膈肌的肌力和耐力为主要原则，以减轻呼吸困难，减少呼吸衰竭的发生及提高患者生活质量为目的的治疗方法，包括缩唇呼吸、腹式呼吸、有效咳嗽等。

缩唇呼吸：闭口经鼻吸气，然后嘴型为吹口哨样呼气 3~5 秒，缩唇程度自行调整，应大小适中。缩唇呼吸可降低呼吸频率，改善气体交换，潮气量增加后利于肺功能恢复，避免小气道关闭过早，可排除肺泡残气量。

腹式呼吸：以卧位、坐位练习吸鼓呼缩方法，两手分别放于胸前与腹部，胸部不动，呼气时压腹部并回缩，吸气时用鼻深吸，鼓起腹部，呼气时缩唇呼气，时间长于吸气 1 倍左右。一开始每次锻炼 3 分钟，逐渐增加至每次 6~10 分钟，每日 3 次。

有效咳嗽：身体向前倾，采用缩唇式呼吸方法做几次深呼吸，最后 1 次深呼吸后，张开嘴呼气期间用力咳嗽，同时顶住腹部肌肉。

（三）执行判断标准

完全落实：经过呼吸功能训练后，患者自觉主动依据训练步骤进行锻炼。
基本落实：在医护及家属督促下，患者能按步骤进行，每日练习 3~4 次。
未落实：即使在医护及家属的督促下也未完整地练习 1 次。

（四）COPD 患者

纳入标准：病情处于稳定期，自理、认知能力良好。排除标准：急性加重期、长期卧床、脑血管疾病后遗症、语言沟通障碍及严重心功能不全患者。

二、指标意义

COPD 是一种具有气流受限特征的疾病，气流受限不完全可逆、呈进行性发展，与肺部对香烟烟雾等有害气体或有害颗粒的异常炎症反应有关。COPD 为慢性病，长期反复住院、迁延不愈，导致社会活动受限，家庭经济负担重。由于其发病率、病死率、致残率较高，在全球，它是当前死亡原因的第 4 位。在我国，流行病学调查资料显示，40 岁以上人群的 COPD 患病率为 8.2%。COPD 将成为我国严重的公共卫生问题和沉重的社会经济负担。

对于 COPD 患者来说，急性加重期的治疗是非常重要的，但是处于稳定期后的相应治疗也是相当关键的。处于稳定期的患者不仅要使用药物治疗，还要同时进行良好的呼吸功能锻炼，不仅能够将症状减轻，还能预防病情发作和加重，增强体质，提高患者的日常生活能力，有效改善患者的生活质量，降低病死率。

大量研究证明，缩唇呼吸可延缓呼气流速，减慢呼吸频率，肺泡通气量增加，功能残气量减少，咳嗽能力增强。腹式呼吸可使胸腔扩大，增加通气量，呼气时间延长，有利于肺内气体充分排出，心脏得到充分舒张，有利于心肌供血和供氧。增加了腹内压，改善了胃肠道动力，增加胃肠道蠕动，加速了小肠的吸收，有利于患者营养状况改善。

呼吸功能锻炼最重要的是患者要持之以恒，长久坚持康复锻炼才能改善呼吸功能。要提高患者锻炼的效果，我们需要提高患者呼吸功能锻炼的依从性，进而达到护理干预的目的。

三、计算公式

$$\text{COPD 患者呼吸功能锻炼执行率} = \frac{\text{同期 COPD 患者呼吸功能训练人数}}{\text{统计周期内 COPD 患者总人数}} \times 100\%$$

四、说明

"同期"为同一统计周期内，如每季度。"COPD 患者"的纳入标准：病情处于稳定期、自理和认知能力良好。不包括急性加重期、长期卧床、脑血管疾病后遗症、语言沟通障碍及严重心功能不全患者。

五、数据收集方法

计算 COPD 患者呼吸功能锻炼执行率，需要先确定统计的周期，每季度一统计；制作查检表，通过收集的查检表信息，对信息进行汇总、分析。并通过呼吸功能锻炼未落实查检表查找改善重点，以便下一步分析原因进行整改。

六、指标分析建议

COPD 患者呼吸功能锻炼执行率作为护理相关的过程指标进行监测。通过数据监测，可以了解 COPD 患者对呼吸功能锻炼的掌握情况、实施情况，同时可以分析呼吸功能锻炼掌握规范率低的相关因素，是否与护理方式欠佳和患者自身原因有关，为制订提高规范率的改进策略提供理论依据。

科室通过制订呼吸功能锻炼宣传图谱，建立 COPD 患者呼吸功能锻炼查检表及呼吸功能锻炼未落实原因查检表，通过对符合条件的 COPD 稳定期患者进行查检，计算执行率及未落实主要原因，病区每季度进行 COPD 患者呼吸功能锻炼掌握情况数据的收集和统计分析，每季度向医院质量管理委员会汇报。根据监测结果，可以提升护理质量、改善患者肺功能水平，提高患者生活质量、检验本科室护理工作的效力和效率如何、护理服务是否到位、护理临床工作经验是否缺乏等问题。寻找相关原因并制订整改计划，按照计划实施落实，监测过程、持续改进，将改进后的结果与基线比较，确认整改措施是否有效。如无效果，需要改变措施，进入下一轮的持续质量改进。

第二十五节 肢体功能障碍患者桥式运动实施率

一、指标定义

（一）桥式运动

桥式运动分为单侧桥式运动、双侧桥式运动和动态桥式运动。包含伸髋、屈膝、足踝背伸等动作。患者仰卧，双腿屈曲，然后伸髋、抬臀，并保持，则为双侧桥式运动；若患者病腿屈曲，伸直健腿，然后伸髋、抬臀，并保持，则为单侧桥式运动。训练时两腿之间可夹持枕头或其他物体。该运动是脑卒中偏瘫患者功能训练中最重要、最常用的一种运动训练方法，它可以抑制下肢伸肌痉挛模式，并有利于提高骨盆对下肢的控制和协调能力，能促进下肢功能的恢复，是成功的站立和步行训练的基础。

（二）桥式运动的作用

桥式运动能帮助患者增加躯干的运动，一旦患者能熟练地完成，就可以随意地抬起臀部而使其处于舒适的位置，进而减少褥疮的发生，增加膝关节的控制能力，为以后的坐和站打下基础，防止以后步行时伸髋困难而引起的行走不便，从而促进患者自理能力的恢复，提高生命质量。

（三）肢体功能障碍

肢体功能障碍指某处或连带性的肢体不受思维控制运动或受思维控制但不能完全按照思维控制去行动，例如：中风患者的肢体不能受意识支配，有感觉，但没支配意识，丧失肢体功能。

（四）肢体功能障碍患者桥式运动实施率

肢体功能障碍患者桥式运动实施率指统计周期内住院肢体功能障碍患者实施桥式运动人数与统计周期内住院肢体功能障碍患者人数的比例。

（五）肢体功能障碍患者桥式运动作用率

肢体功能障碍患者桥式运动作用率指统计周期内住院肢体功能障碍患者桥式运动作用数与统计周期内有记录的肢体功能障碍患者桥式运动实施数的比例。

二、指标意义

近些年来，临床诊疗手段的不断发展，使得急性脑梗死患者的临床死亡率明显降低。但仍有大部分患者经过积极治疗后，遗留各种神经功能障碍。其中，肢体功能障碍可引发患者生理、自理能力不同程度地丧失，导致其生活质量明显下降。肢体功能障碍使患者自理能力丧失，严重影响患者生活质量和幸福感，护理不当可能导致病情加重甚至危及生命。桥式运动能帮助患者增加躯干的运动，一旦患者能熟练地完成，就可以随意地抬起臀部而使其处于舒适的位置，进而减少褥疮的发生，增加膝关节的控制能力，为以后的坐和站打下基础，防止以后步行时伸髋困难而引起行走不便。促进下肢功能的恢复，是成功站立和步行训练的基础。

桥式运动的实施率与医院的整体管理、护理质量、患者教育、疾病因素和治疗方法等密切相关。通过根本原因分析，在科室医务人员的共同努力下，找到有效的落实措施，努力提高肢体功能障碍患者桥式运动实施率，借此提高住院肢体功能障碍患者的自理能力。住院患者肢体功能的障碍，不但给患者带来身体和精神上的痛苦，也给整个家庭带来很大经济负担，包括增加患者的住院时间和医疗费用、增加护理人员的工作任务、影响床位周转率等。因此，以指标监测获得的信息为基础引导的持续质量改进活动，可以促进肢体功能障碍患者尽快康复出院。护理人员直接接触患者，是肢体功能障碍患者康复训练宣教的主要实施者，应及时正确评估患者是否能规范进行桥式运动，通过循证获得最佳措施予以实施，评估桥式运动的实施率，防止不会及不规范应用。因此，护理人员介导的以团队改进为基础的住院体功能障碍患者桥式运动实施率的监测具有非常重要的意义。

三、计算公式

$$肢体功能障碍患者桥式运动实施率 = \frac{同期肢体功能障碍患者桥式运动实施人数}{统计周期内肢体功能障碍患者总人数} \times 100\%$$

$$肢体功能障碍患者桥式运动作用率 = \frac{同期住院肢体功能障碍患者桥式运动作用数}{统计周期内有记录的肢体功能障碍患者桥式运动实施数} \times 100\%$$

四、说明

"统计周期"可根据质量管理部门要求确定，如每月、每季度、每年；"肢体功能障碍"的纳入标准：某处或连带性的肢体不受思维控制运动或受思维控制但不能完全按照思维控制去行动。

根据医院内部管理指标的需要，各个变量可以采取不同的统计公式。

五、数据收集方法

计算肢体功能障碍患者桥式运动实施率，需要先确定统计的周期。然后根据病历中的入院记录，获得统计周期内肢体功能障碍患者例数和肢体功能障碍患者桥式运动实施的例数。

六、指标分析建议

应将肢体功能障碍患者桥式运动实施率和作用率作为护理高度相关的常用康复训练方法进行监测。通过数据监测，可以了解住院肢体功能障碍患者桥式运动实施率和作用率的情况，同时可以分析实施率低和作用率低的相关因素，是否与护理宣教不到位和照护缺失有关，为制订改进策略提供理论依据。

科室应建立专科功能障碍患者护理宣教流程；有统计案例—分析案例—护理措施—实施方法—反馈效果等完整流程；有利于定期对护士进行总结反馈教育。

除入院宣教以外，还应在科室内录制相关宣教视频，通过反复播放及指导，提高桥式运动实施率，护理病历中及时记录实施效果及作用效果，及时总结归纳实施率低或作用率低的原因。每月进行全病区功能障碍患者病历收集和统计分析。根据监测结果，可以检验临床护理实践、组织体系、入院宣教制度是否合理，肢体功能障碍患者桥式运动的实施是否落实到位，了解实施率低的原因是什么、本病区护理工作的效力和效率如何、护理人员是否短缺、护理临床工作经验是否缺乏、护士专科宣教知识是否缺乏等问题。寻找相关原因并制订整改计划，按照计划实施落实，监测过程、持续改进，将改进后的结果与基线比较，确认整改措施是否有效。如无效果，需要改变措施，进入下一轮的持续质量改进。

第二十六节 类风湿关节炎患者关节功能锻炼执行率

一、指标定义

（一）类风湿关节炎

类风湿关节炎（rheumatoid arthritis，RA）是一种以慢性、进行性侵蚀关节为主要临床表现的自身免疫性疾病，其基本病理表现为滑膜炎、血管翳的形成，从而引起关节破坏，导致关节功能障碍甚至关节功能丧失。

（二）功能锻炼

功能锻炼指通过肢体运动来预防某些损伤性疾病，促进肢体功能恢复的一种方法。关节功能分级参照1991年美国风湿病学会修订的RA关节功能分级标准：Ⅰ级：功能状态完好，日常生活不受限制；Ⅱ级：能从事正常活动，但有一个或多个关节活动受限或不适；Ⅲ级：关节有明显活动受限，只能胜任一小部分或完全不能胜任一般职业性任务，或不能很好照顾自己；Ⅳ级：大部分或完全丧失活动能力，或者被迫卧床，或只能坐在轮椅上很少能或不能活动。

（三）RA患者关节功能锻炼执行率

RA患者关节功能锻炼执行率指统计周期内RA住院患者关节功能锻炼人数与统计周期内RA住院患者总人数的比例。

（四）关节功能Ⅰ级比例

关节功能Ⅰ级比例指统计周期内RA住院患者关节功能Ⅰ级的人数与同期RA住院患者关节功能锻炼人数的比例。

（五）关节功能Ⅱ级比例

关节功能Ⅱ级比例指统计周期内RA住院患者关节功能Ⅱ级的人数与同期RA住院患者关节功能锻炼人数的比例。

（六）关节功能Ⅲ级比例

关节功能Ⅲ级比例指统计周期内RA住院患者关节功能Ⅲ级的人数与同期RA住院患者关节功能锻炼人数的比例。

（七）关节功能Ⅳ级比例

关节功能Ⅳ级比例指统计周期内RA住院患者关节功能Ⅳ级的人数与同期RA住院患者关节功能锻炼人数的比例。

二、指标意义

国内外研究数据显示，RA的全球发病率为0.5%~1.0%，我国大陆发病率为0.42%，总患者数约500万。国内一项调查报告显示，我国病程1~5

年、5~10 年、10~15 年及 >15 年的 RA 患者的致残率分别为 18.6%、43.5%、48.1%、61.3%，随着病程的延长，残疾及功能受限的发生率升高，严重影响了患者的正常生活及工作。

RA 患者在接受药物规范治疗的同时，进行运动锻炼可以改善患者关节活动度，预防畸形。《类风湿关节炎患者的慢病管理专家共识（2014 版）》中提到，适当的体力活动和锻炼有助于提高患者肌力，维护关节功能，延缓病情进展。功能锻炼可以降低 RA 患者的关节疼痛感，减少晨僵时间，并且可以缓解患者病情，对改善关节功能、提高患者生存质量有积极作用，临床工作中应该积极实施和宣传。然而，大多数的 RA 患者虽然在住院期间有机会接受正规的功能锻炼方法指导，但绝大多数患者出院后无法保证后期功能锻炼的坚持、定期评估及效果评价，同时，由于病情的反复及其关节症状的改变，患者可能会中断锻炼或者过度锻炼致使一些不良结果的发生，因此，我们应将个体化的功能锻炼方案坚持下去并延伸至家庭之中，才能取得最优的效果。

三、计算公式

$$RA\ 患者关节功能锻炼执行率 = \frac{同期\ RA\ 住院患者关节功能锻炼执行人数}{统计周期内\ RA\ 住院患者总人数} \times 100\%$$

$$RA\ 患者关节功能某等级比例 = \frac{同期\ RA\ 患者功能锻炼某等级人数}{统计周期内\ RA\ 患者功能锻炼人数} \times 100\%$$

$$某原因未进行功能锻炼执 = \frac{同期某原因未锻炼人数}{统计周期内\ RA\ 患者人数} \times 100\%$$

四、说明

"统计周期"可根据质量管理部门要求确定，如每月、每季度、每年。主要原因的分类参考等级医院评审建议，可分为药物、患者自身因素、环境危险因素及器材设备等因素。

五、数据收集方法

计算 RA 患者关节功能锻炼执行率,需要先确定统计的周期。然后根据住院患者中 RA 患者实际查检,获得统计周期内进行关节功能锻炼的人数和不同等级关节功能人数。住院患者中 RA 患者可以通过病区报表获得。

为了便于做分层分析,通常还会将患者的关节晨僵时间、关节疼痛评分、个体特征(年龄、性别、诊断)等信息一并采集,分析 RA 患者未执行关节功能锻炼的原因,通过原因,找出相应对策,加以改正。

六、指标分析建议

通过信息采集、数据监测,可以了解住院 RA 患者关节功能锻炼执行情况和不同等级关节功能者通过执行个体化锻炼计划能否对关节功能有所改善。同时可以分析未进行关节功能锻炼的相关因素,是否与护理人员宣教和患者自身有关,为制订个体化关节功能锻炼提供理论依据。

科室内应制订相应的个体化功能锻炼标准,制订患者病情—分析原因—关节功能分级—个体化功能锻炼流程,有利于让患者针对性地进行关节锻炼,缓解患者晨僵情况,改善受累关节功能。责任护士做好患者落实情况,积极引领患者进行关节功能锻炼,做好科室宣教,鼓励患者在病情允许的范围内动起来。

针对患者情况,在护理记录中不定期记录患者改善情况,有无不适,改进对策。病区每月进行病区功能锻炼人员数据的收集和统计分析,每季度向护理部、医院质量管理委员会汇报。根据监测结果,可以检验临床护理实践、组织体系、规章制度是否合理,改进的措施是否落实到位,了解患者未进行关节功能锻炼的原因是什么、本医院护理工作的效力和效率如何、护理人员是否短缺、护理临床工作经验是否缺乏、护士专科知识是否缺乏等问题。寻找相关原因并制订整改计划,按照计划实施落实,监测过程、持续改进,将改进后的结果与基线比较,确认整改措施是否有效。如无效果,需要改变措施,进入下一轮的持续质量改进。

第二十七节 糖尿病药物规范注射率

一、指标定义

糖尿病药物规范注射率指统计周期内糖尿病药物规范注射人次与统计周期内糖尿病药物注射总人次的比例。

二、指标意义

作为糖尿病治疗的重要手段之一，胰岛素药物的使用已经相当广泛。有调查显示，我国61.53%的糖尿病患者使用胰岛素治疗，这部分患者的血糖达标率仅为37%。注射技术在胰岛素治疗中发挥着极其重要的作用。不规范的注射不仅直接影响血糖控制，还会给临床治疗和患者的自我管理带来新的风险。因此，护理人员介导的以团队改进为基础的糖尿病药物规范注射率的监测具有非常重要的意义。

三、计算公式

$$糖尿病药物规范注射率 = \frac{同期糖尿病药物规范注射人次}{统计周期内糖尿病药物注射总人次} \times 100\%$$

四、说明

"统计周期"为每月。

五、数据收集方法

计算糖尿病药物注射规范率，每日查检糖尿病药物注射情况，糖尿病药物注射总人次由HIS查询。

六、指标分析建议

应将糖尿病药物规范注射率作为护理高度相关的专科安全指标进行监测。通过数据监测，可以了解糖尿病药物注射的情况，同时可以分析糖尿病药物不规范注射的相关因素，为制订糖尿病药物规范注射改进策略提供理论依据。

每月进行数据的收集和统计分析。可以科学评价护理质量，在护理管理工作中有着导向性作用。同时，利用糖尿病药物注射护理质量评价指标进行测评，可以使护士有可依的标准，从而在实际操作中严格按照规范进行，保障患者的安全，同时提高护士专业水平，使糖尿病药物注射技术达标率得到改善。寻找相关原因并制订整改计划，按照计划实施落实，监测过程、持续改进，将改进后的结果与基线比较，确认整改措施是否有效。如无效果，需要改变措施，进入下一轮的持续质量改进。

第二十八节 餐后 2 小时血糖漏测率

一、指标定义

（一）血糖监测

血糖监测就是对于血糖值的定期检查。实施血糖监测可以更好地掌控糖尿病患者的血糖变化，对生活规律、活动、运动、饮食以及合理用药都具有重要的指导意义，并可以帮助患者随时发现问题，及时到医院就医。

（二）血糖漏测

血糖漏测指在有医嘱的情况下，因为患者、护士等各种因素导致的漏测。

（三）餐后 2 小时血糖漏测率

餐后 2 小时血糖漏测率指统计周期内住院患者餐后 2 小时血糖漏测人次（早餐、午餐、晚餐）与统计周期内餐后 2 小时应测血糖总人次的比例。

（四）患者因素餐后 2 小时血糖漏测率

患者因素餐后 2 小时血糖漏测率指统计周期内因患者因素造成住院患者餐后 2 小时血糖漏测人次（早餐、午餐、晚餐）与统计周期内餐后 2 小时应测血糖总人次的比例。

（五）护士因素餐后 2 小时血糖漏测率

护士因素餐后 2 小时血糖漏测率指统计周期内因护士因素造成住院患者

餐后2小时血糖漏测人次（早餐、午餐、晚餐）与统计周期内餐后2小时应测血糖总人次的比例。

二、指标意义

对病房住院患者全天血糖漏测的原因进行统计分析，其漏测原因为：医生开出监测单，责任护士未及时向患者做好宣教导致患者随意离开病房而漏测血糖；患者进餐时间不同步，护士因忙于其他工作导致漏测血糖；交接班不严格导致漏测血糖；患者本人对血糖监测不重视，擅自外出致漏测血糖等。通过强化环节管理，制订全天血糖监测流程；加强护士的责任心及糖尿病患者的健康教育，从而提高血糖监测的依从性和准确性，为医生调整治疗方案提供重要依据。护士长和质控护士作为科室医疗质量小组的成员，应发挥护士长和质控护士的职能，强化环节管理，充分认识全天血糖谱监测的重要性，召开科室护理人员会议，对年轻护士进行培训，制订全天血糖谱监测流程：医生开出全天血糖谱监测单→责任护士向患者做好宣教，告知监测的时间和注意事项→监测血糖护士监测后再次提醒患者下一次血糖监测时间→对离院或外出检查的患者做好登记并交班。合理安排患者外出检查时间，避免与监测血糖时间重叠。加强护士的责任心，对进食不同步的患者，护士设定手机闹钟来提醒自己为患者监测血糖；加强请假制度，告知患者不要擅自外出，对请假患者，一定要查看是否有血糖监测单。对一些年龄大、记忆力减退、文化程度不高的患者，设计血糖监测提醒牌，此卡片设计简单，内容易懂，提醒患者进行血糖监测。把由患者提醒护士来监测血糖的被动模式转变为护士主动为患者监测血糖，并为患者个体设定测量时间，体现以人为本的护理理念，提高患者的满意率。

三、计算公式

$$\text{餐后2小时血糖漏测率} = \frac{\text{同期餐后2小时血糖漏测人次}}{\text{统计周期内餐后2小时应测血糖总人次}} \times 100\%$$

$$\text{患者因素餐后2小时血糖漏测} = \frac{\text{同期患者因素餐后2小时血糖漏测人次}}{\text{统计周期内餐后2小时应测血糖总人次}} \times 100\%$$

$$护士因素餐后2小时血糖漏测 = \frac{同期护士因素餐后2小时血糖漏测人次}{统计周期内餐后2小时应测血糖总人次} \times 100\%$$

四、说明

"统计周期"可根据要求确定，如每月、每季度、每年；"餐后2小时血糖漏测人次"的纳入标准：所有的住院患者发生的漏测，同一患者多次漏测每次都需要计1例。

五、数据收集方法

计算住院患者餐后2小时血糖漏测率，需要先确定统计的周期。然后根据患者血糖记录单，获得统计周期内餐后2小时血糖漏测人次。同期餐后2小时应测血糖总人次可以通过医嘱及患者血糖记录单或医惠系统获得。

六、指标分析建议

通过餐后2小时血糖漏测率数据监测，可以了解住院患者餐后2小时血糖漏测率的情况，同时可以分析发生餐后2小时血糖漏测率相关因素，是否与护理不当和照护缺失有关，为制订降低餐后2小时血糖漏测率的改进策略提供理论依据。

科室应建立相关制度与流程，有利于制订措施进行改善；定期对护士进行督促提醒。病区每季度进行数据的收集和统计分析，每季度向护理部汇报。根据监测结果，可以检验临床护理实践、组织体系、规章制度是否合理，本科护理工作的效力和效率如何、护理人员是否短缺、护理临床工作经验是否缺乏、护士责任心是否加强等问题。寻找相关原因并制订整改计划，按照计划实施落实，监测过程、持续改进，将改进后的结果与基线比较，确认整改措施是否有效。如无效果，需要改变措施，进入下一轮的持续质量改进。

第二十九节 化疗患者静脉炎发生率

一、指标定义

（一）静脉炎

静脉炎是由物理、化学、感染等因素对血管内壁的刺激而导致血管内壁的炎症表现，表现为局部的热、痛、紧绷感及胀感，沿着注射部位的血管会产生条索状的红线，触诊时有发热、发硬的感觉。

（二）静脉炎分级

根据美国静脉输液护理协会的静脉炎分级标准，对静脉炎进行分级。0级：无症状；1级：穿刺部位发红，伴或不伴有疼痛；2级：穿刺部位疼痛伴有发红和（或）水肿；3级：穿刺部位疼痛伴有发红和（或）水肿，条索样物形成，可摸到条索样静脉；4级：穿刺部位疼痛伴有发红和（或）水肿，条索样物形成，可摸到条索样物 >2.5 cm，有脓。

二、指标意义

化疗患者发生静脉炎是医院内患者不良事件之一，静脉炎可能导致严重后果，因而静脉保护问题一直为护理界所关注。

静脉炎的发生与医院的整体管理、护理质量、患者教育、疾病因素和治疗方法等密切相关。静脉炎发生率的高低是评价医院患者安全的重要指标之一。通过根本原因分析，及时识别使患者发生静脉炎的相关危险因素，在医院管理团队和医务人员的共同努力下，找到有效的预防措施，努力减少相关不良事件的发生，借此提高住院患者的安全性。住院患者发生静脉炎，不但给患者带来身体和精神上的痛苦，也给医院的整体利益带来损失，包括增加患者的住院时间和医疗费用、增加护理人员的工作任务、影响床位周转率等。因此，以指标监测获得的信息为基础引导的持续质量改进活动，是日常医院患者安全管理的重要内容，直接接触患者的护理人员是控制导致患者发生静脉炎的不安全因素的主要实施者，应及时正确评估患者高危因素，通过循证获得预防静脉炎的最佳措施予以实施，管理部门通过对静脉炎发生率、伤害率和伤害程度的分析，得到造成患者静脉炎的因素，完善医院管理制度、优化预防流程、提高护士人力资源配备，防止类似的事件再次发生。因此，护理人员介导的以团队改进为基础的化疗患者静脉炎发生率的监测具有非常重要的意义。

三、计算公式

$$化疗患者静脉炎发生率 = \frac{同期化疗患者发生静脉炎的例数}{统计周期内住院静脉化疗患者总例数} \times 100\%$$

四、说明

"统计周期"可根据质量管理部门要求确定，如每月、每季度、每年；"静脉炎"的纳入标准：所有的住院化疗患者发生的静脉炎，同一患者多次发生静脉炎每次都需要计1例。

五、数据收集方法

计算住院化疗患者静脉炎发生率，需要先确定统计的周期。然后根据不良事件报表或护理记录，获得统计周期内静脉炎发生例数。住院化疗患者人数可通过病区日报表获得。

六、指标分析建议

应将住院患者化疗后静脉炎发生率作为护理高度相关的常用安全指标进行监测。通过数据监测，可以了解住院患者化疗后发生静脉炎的情况，同时可以分析发生静脉炎的相关因素，是否与护理不当有关，为制订预防静脉炎发生的改进策略提供理论依据。医院应建立护理不良事件上报系统；护理不良事件报告有上报—分析—责任确认—系统整改—落实反馈等完整流程和制度；相关制度与流程有利于主动报告；定期对护士进行安全警示教育。静脉炎发生后护理人员除及时上报以外，还应在护理病历中及时记录发生的过程、结果和处置。护理部、病区每月进行全院和病区跌倒数据的收集和统计分析，每季度向医院质量管理委员会汇报。根据监测结果，可以检验临床护理实践、组织体系、规章制度是否合理，本医院护理工作的效力和效率如何、护理人员是否短缺、护理临床工作经验是否缺乏、护士防范患者发生静脉炎的知识是否缺乏等问题。寻找相关原因并制订整改计划，按照计划实施落实，监测过程、持续改进，将改进后的结果与基线比较，确认整改措施是否有效。如无效果，需要改变措施，进入下一轮的持续质量改进。

第三十节　使用血管活性药物静脉炎发生率

一、指标定义

（一）静脉炎

静脉炎是由物理、化学、感染等因素对血管内壁的刺激而导致血管内壁的炎症表现，表现为局部的热、痛、紧绷感及胀感，沿着注射部位的血管会产生条索状的红线，触诊时有发热、发硬的感觉。

（二）静脉炎分级

根据美国静脉输液护理协会的静脉炎分级标准，对静脉炎进行分级。0级：无症状；1级：穿刺部位发红，伴或不伴有疼痛；2级：穿刺部位疼痛伴有发红和（或）水肿；3级：穿刺部位疼痛伴有发红和（或）水肿，条索样物形成，可摸到条索样静脉；4级：穿刺部位疼痛伴有发红和（或）水肿，条索样物形成，可摸到条索样物 >2.5 cm，有脓。

（三）使用血管活性药物静脉炎发生率

使用血管活性药物静脉炎发生率指统计周期内使用血管活性药物发生静脉炎例次数（包括最终造成或未造成伤害的）与统计周期内执行血管活性药物治疗患者总数的千分比。

（四）使用血管活性药物静脉炎伤害率

使用血管活性药物静脉炎伤害率指统计周期内使用血管活性药物发生静脉炎伤害例次数与统计周期内有记录的静脉炎例次数的比例。

（五）静脉炎伤害严重度 1 级比例

静脉炎伤害严重度 1 级比例指统计周期内使用血管活性药物静脉炎发生伤害严重度 1 级的例次数与同期使用血管活性药物发生静脉炎例次数的比例。

（六）静脉炎伤害严重度 2 级比例

静脉炎伤害严重度 2 级比例指统计周期内使用血管活性药物静脉炎发生伤害严重度 2 级的例次数与同期使用血管活性药物发生静脉炎例次数的比例。

（七）静脉炎伤害严重度 3 级比例

静脉炎伤害严重度 3 级比例指统计周期内使用血管活性药物静脉炎发生伤害严重度 3 级的例次数与同期使用血管活性药物发生静脉炎例次数的比例。

（八）静脉炎伤害严重度 4 级比例

静脉炎伤害严重度 4 级比例指统计周期内使用血管活性药物静脉炎发生伤害严重度 4 级的例次数与同期使用血管活性药物发生静脉炎例次数的比例。

二、指标意义

使用血管活性药物发生静脉炎是医院内患者不良事件之一，近年来，此类不良事件日益增多。静脉输液是临床治疗的主要手段之一，如何加强静脉药物的风险管理，预防输液风险事件的发生已成为护理管理者日益关注的重点。静脉炎的发生与医院的整体管理、护理质量、患者教育、疾病因素和治疗方法等密切相关。静脉炎发生率的高低是评价医院患者安全的重要指标之一。采用某些工具来评估并辨别出具有较高静脉炎风险的患者，实施静脉炎预防措施，对发生的静脉炎事件进行监测和上报，医院或部门能够及时获得静脉炎发生的频率、严重度和静脉炎发生相关联的其他信息。通过根本原因分析，使患者静脉炎的相关危险因素得到及时识别，在医院管理团队和医务人员的共同努力下，找到有效的预防措施，努力减少静脉炎不良事件的发生，借此提高使用血管活性药物的安全性。使用血管活性药物发生静脉炎造成的伤害，不但给患者带来身体和精神上的痛苦，也给医院的整体利益带来损失，包括增加患者的住院时间和医疗费用、增加护理人员的工作任务、影响床位周转率等。因此，以指标监测获得的信息为基础引导的持续质量改进活动，是日常医院患者安全管理的重要内容。护理人员直接接触患者,是控制导致患者静脉炎的不安全因素的主要实施者,应及时正确评估患者静脉炎的高危因素,通过循证获得预防静脉炎的最佳措施并予以实施,评估静脉炎预防措施的落实率,防止责任缺陷。管理部门通过对静脉炎发生率、伤害率和伤害程度的分析,得到造成患者静脉炎的特异性因素,完善医院预防静脉炎管理制度、优化预防流程、提高护士人力资源配备,对与静脉炎关联的系统原因包括环境因素、设备因素、人员因素、治疗因素、患者教育因素等进行改进,防止类似的事件再次发生。因此,护理人员介导的以团队改进为基础的使用血管活性药物静脉炎发生率的监测具有非常重要的意义。

三、计算公式

$$使用血管活性药物静脉炎发生率 = \frac{同期使用血管活性药物发生静脉炎例次数}{统计周期内执行血管活性药物治疗患者总例数} \times 1000‰$$

$$使用血管活性药物静脉炎伤害率 = \frac{同期使用血管活性药物静脉炎产生伤害例次数}{统计周期内使用血管活性药物发生静脉炎例次数} \times 100\%$$

$$静脉炎伤害某等级比例 = \frac{同期使用血管活性药物发生静脉炎伤害某等级例次数}{统计周期内使用血管活性药物发生静脉炎例次数} \times 100\%$$

$$某原因使用血管活性药物静脉炎发生率 = \frac{同期因某原因使用血管活性药物发生静脉炎例次数}{统计周期内使用血管活性药物治疗患者总例数} \times 100\%$$

四、说明

"统计周期"可根据质量管理部门要求确定,如每月、每季度、每年;"静脉炎"的纳入标准:所有的使用血管活性药物发生的静脉炎,同一患者多次静脉炎每次都需要计1例。

五、数据收集方法

计算使用血管活性药物静脉炎发生率，需要先确定统计的周期。然后根据不良事件报表或护理记录，获得统计周期内静脉炎发生例数和静脉炎造成不同程度伤害的例数。使用血管活性药物人数可以通过病区日报表获得。如果 HIS 比较完善，静脉炎发生例数和静脉炎造成不同程度伤害的例数可直接从不良事件上报系统或护理记录系统获取，使用血管活性药物人数从病案系统直接获取。

为了便于做分层分析，通常还会将患者的静脉炎风险评分、个体特征（年龄、性别、诊断）等信息一并采集。如果要通过静脉炎原因寻找病区或医院层面患者静脉炎的危险因素，则可以根据静脉炎的影响因素设计报表。

六、指标分析建议

应将使用血管活性药物静脉炎发生率和静脉炎伤害率作为护理高度相关的常用安全指标进行监测。通过数据监测，可以了解使用血管活性药物静脉炎发生率和静脉炎伤害率的情况，同时可以分析发生静脉炎和静脉炎伤害的相关因素，是否与护理不当和照护缺失有关，为制订预防静脉炎的改进策略提供理论依据。医院应建立护理不良事件上报系统，护理不良事件报告有上报—分析—责任确认—系统整改—落实反馈等完整流程和制度，相关制度与流程有利于主动报告，定期对护士进行安全警示教育。静脉炎发生后护理人员除及时上报以外，还应在护理病历中及时记录静脉炎的过程、静脉炎的结果和处置。护理部、病区每月进行全院和病区静脉炎数据的收集和统计分析，每季度向医院质量管理委员会汇报。根据监测结果，可以检验临床护理实践、组织体系、规章制度是否合理、预防静脉炎的措施是否落实到位、了解患者静脉炎的风险是什么、本医院护理工作的效力和效率如何、护理人员是否短缺、护理临床工作经验是否缺乏、护士防范患者静脉炎的知识是否缺乏等问题。寻找相关原因并制订整改计划，按照计划实施落实，监测过程、持续改进，将改进后的结果与基线比较，确认整改措施是否有效。如无效果，需要改变措施，进入下一轮的持续质量改进。

第三十一节 皮下注射低分子肝素皮下瘀斑发生率

一、指标定义

（一）皮下瘀斑

皮下瘀斑指患者皮下注射低分子肝素 12 小时后造成不同程度的皮下瘀斑。

（二）皮下瘀斑分级

①无异常；②出现硬结，无瘀斑；③轻度出血：皮下瘀斑面积 ≤ 0.5 cm × 0.5 cm 或针尖大小；④中度出血：0.5 cm × 0.5 cm ≤ 皮下瘀斑面积 ≤ 2 cm × 2 cm；⑤重度出血：皮下瘀斑面积 >2 cm × 2 cm。

（三）皮下注射低分子肝素皮下瘀斑发生率

皮下注射低分子肝素皮下瘀斑发生率指统计周期内皮下注射低分子肝素皮下瘀斑发生人数与统计周期内皮下注射低分子肝素总人数的千分比。

（四）皮下注射低分子肝素皮下瘀斑轻度出血发生比例

皮下注射低分子肝素皮下瘀斑轻度出血发生比例指统计周期内住院患者皮下注射低分子肝素皮下瘀斑轻度出血的例次数与同期住院患者有记录皮下注射低分子肝素皮下瘀斑总例次数的比例。

（五）皮下注射低分子肝素皮下瘀斑中度出血发生比例

皮下注射低分子肝素皮下瘀斑中度出血发生比例指统计周期内住院患者皮下注射低分子肝素皮下瘀斑中度出血的例次数与同期住院患者有记录皮下注射低分子肝素皮下瘀斑总例次数的比例。

（六）皮下注射低分子肝素皮下瘀斑重度出血发生比例

皮下注射低分子肝素皮下瘀斑重度出血发生比例指统计周期内住院患者皮下注射低分子肝素皮下瘀斑重度出血的例次数与同期住院患者有记录皮下注射低分子肝素皮下瘀斑总例次数的比例。

二、指标意义

正确掌握皮下注射低分子肝素的方法，既能减少皮下瘀斑又能方便临床护理操作。皮下注射低分子肝素皮下瘀斑发生率的高低是评价医院患者安全的重要专科指标之一。抗凝药物低分子肝素具有生物利用度高、抗凝作用好、无须实验室检测等优点。低分子肝素皮下注射造成皮下瘀斑的原因有注射操作不规范、注射深度与角度不当、按压方法不合理。通过对造成皮下瘀斑的原因进行分析，可以及时识别相关危险因素，减少皮下瘀斑的发生，借此提高住院患者的安全性，因此，以指标监测获得的信息为基础引导的持续质量改进活动，是日常医院患者安全管理的重要内容。管理部门对皮下注射皮下瘀斑发生率、发生等级程度的分析，对降低皮下注射低分子肝素皮下瘀斑发生率具有非常重要的意义。

三、计算公式

$$皮下注射低分子肝素皮下瘀斑发生率 = \frac{同期注射低分子肝素皮下瘀斑发生人数}{统计周期内皮下注射低分子肝素总人数} \times 1000‰$$

$$皮下注射低分子肝素皮下瘀斑发生某分级比例 = \frac{同期注射低分子肝素皮下瘀斑某等级例次数}{统计周期内皮下注射低分子肝素皮下瘀斑总例次数} \times 100\%$$

四、说明

"统计周期"可根据质量管理部门要求确定，如每月、每季度、每年；"皮下瘀斑"的纳入标准：所有的住院患者进行低分子肝素皮下注射发生皮下瘀斑都需要计为1例。根据医院内部管理指标的需要，各个变量可以采取不同的统计公式。

五、数据收集方法

计算皮下注射低分子肝素皮下瘀斑发生率，需要先确定统计的周期。制作皮下注射低分子肝素皮下瘀斑的统计表格，然后根据统计表格或护理记录，获得统计周期内皮下瘀斑发生例数和皮下瘀斑造成不同程度伤害的例数。皮下注射低分子肝素总人数可以通过病区 HIS 获得。

六、指标分析建议

在低分子肝素皮下注射时常由于皮下出血引起瘀斑，这主要是由人为因素和患者自身因素及药物因素引起的。应将皮下注射低分子肝素皮下瘀斑发生率作为护理高度相关的常用安全指标进行监测。通过数据监测，可以了解住院患者注射低分子肝素 12 小时后皮下瘀斑发生率和注射低分子肝素皮下瘀斑不同程度的情况，同时可以分析发生注射低分子肝素皮下瘀斑的相关因素，为制订降低皮下注射低分子肝素皮下瘀斑发生的改进策略提供理论依据。皮下注射低分子肝素皮下瘀斑发生后护理人员应在护理病历中及时记录皮下瘀斑的范围、颜色和处置。护理部、病区每月进行全院和病区注射低分子肝素皮下瘀斑数据的收集和统计分析，每季度向医院质量管理委员会汇报。根据监测结果，可以检查预防注射低分子肝素皮下瘀斑的措施是否落实到位、护士对皮下注射低分子肝素发生皮下瘀斑的知识是否缺乏等问题。寻找相关原因并制订整改计划，按照计划实施落实，监测过程、持续改进，将改进后的结果与基线比较，确认整改措施是否有效。如无效，需要改变措施，进入下一轮的持续质量改进。

第三十二节　穴位注射后皮下血肿发生率

一、指标定义

（一）皮下血肿

皮下血肿指血管（通常为毛细血管）中的血由于异常原因渗出血管外，积聚在皮肤中所形成的肿块。广泛性或局限性皮肤、黏膜下出血，形成皮肤黏膜的红色或暗红色色斑，直径 3~5 mm 甚至更大，压之褪色者称为紫癜。通常直径在 2 mm 以内者称为出血点，大于 5 mm 者称为瘀斑，局部隆起或有波动感者则为血肿。皮下血肿发生的主要原因是血管壁受损，使血液从血管内渗出到血管外。未预见性的皮肤组织内局限性的少量出血，是内出血的一种。多是由于外伤、针刺或凝血功能障碍引起的。皮下血肿表现为血液淤积于皮肤，形成红色或暗红色斑，压之不褪色。有时可伴有疼痛、发热等症状。

（二）穴位注射后皮下血肿的伤害

穴位注射后皮下血肿的伤害指患者穴位注射后发生皮下血肿造成不同程度的伤害甚至导致患者死亡。如果血肿比较小，那么不会有太大的影响；如果血肿比较大，会导致局部的疼痛，影响日常生活。如果皮下血肿一直不消退，对机体最大的危害在于患者有可能会出现其他脏器的出血，若有重要脏器的出血，如消化道出血和脑出血，往往会危及生命。所以当皮下血肿一直不消退时，需要进一步完善相关检查，明确导致皮下血肿不消退的原因，针对原因进行治疗，预防患者出现严重的出血事件。

（三）穴位注射后皮下血肿发生率

穴位注射后皮下血肿发生率指统计周期内住院患者穴位注射后皮下血肿发生例次数（包括已造成和未造成伤害的）与统计周期内住院患者穴位注射总例次数的千分比。

（四）穴位注射后皮下血肿伤害率

穴位注射后皮下血肿伤害率指统计周期内住院患者穴位注射后皮下血肿发生伤害例次数与统计周期内有记录的穴位注射后皮下血肿例次数的比例。

（五）穴位注射后皮下血肿严重度1级比例

穴位注射后皮下血肿严重度1级比例指统计周期内住院患者发生穴位注射后皮下血肿伤害严重度1级的例次数与同期住院患者有记录的穴位注射后皮下血肿发生伤害例次数的比例。

（六）穴位注射后皮下血肿严重度2级比例

穴位注射后皮下血肿严重度2级比例指统计周期内住院患者发生穴位注射后皮下血肿伤害严重度2级的例次数与同期住院患者有记录的穴位注射后皮下血肿发生伤害例次数的比例。

（七）穴位注射后皮下血肿严重度 3 级比例

穴位注射后皮下血肿严重度 3 级比例指统计周期内住院患者发生穴位注射后皮下血肿伤害严重度 3 级的例次数与同期住院患者有记录的穴位注射后皮下血肿发生伤害例次数的比例。

二、指标意义

穴位注射后皮下血肿是医院内患者不良事件之一，可能导致严重甚至危及生命的后果。穴位注射后皮下血肿的发生与医院的整体管理、护理质量、患者教育、疾病因素和治疗方法等密切相关。穴位注射后皮下血肿发生率的高低是评价医院患者安全的重要指标之一。

穴位注射时，完全有可能刺入血管，故推药前必须回抽；还有一种可能就是在注射过程中穿破血管后继续进针，故回抽也无回血，此种原因虽无法避免，但也应提醒临床医生须规范和提高各项技术操作，熟练掌握局部解剖结构知识。使用抗凝药物时要结合患者有无高血压、糖尿病病史，在排除禁忌证的情况下使用阿司匹林抗血小板聚集，考虑到阿司匹林的不良反应可能增加出血的风险，包括手术期间出血、血肿、鼻衄、泌尿生殖器出血等。若患者在使用阿司匹林穴位注射时出现血肿情况，在停用阿司匹林及血肿消退后进行注射治疗未出现血肿，则阿司匹林导致皮下血肿的可能性大，提醒临床医生在选用药物时应注意及观察药物的不良反应。如果临床医生经验不足，发现局部有包块后未交代患者注意事项，导致热敷后次日包块增大，因热敷有改善局部循环、活血化瘀的作用，这应是血肿增大的原因，因此提醒临床医生在注射后须严密观察治疗反应，发现包块后应考虑其原因，注意区分血肿与硬结（注射部位药物吸收欠佳），刚发现的血肿需冷敷，而热敷有可能使血肿进一步增大。

因此，以指标监测获得的信息为基础引导的持续质量改进活动，是日常医院患者安全管理的重要内容。护理人员直接接触患者，是控制导致患者穴位注射后皮下血肿发生的不安全因素的主要实施者，应及时正确评估患者发生皮下血肿的高危因素，通过循证获得预防皮下血肿的最佳措施予以实施，评估皮下血肿预防措施的落实率，防止责任缺陷。管理部门通过对穴位注射后皮下血肿发生率、伤害率和伤害程度的分析，得到造成患者发生皮下血肿的特异性因素，完善医院预防皮下血肿管理制度、优化预防流程、提高护士人力资源配备，对与皮下血肿关联的系统原因包括环境因素、设备因素、人员因素、治疗因素、患者教育因素等进行改进，防止类似的事件再次发生。因此，护理人员介导的以团队改进为基础的住院患者穴位注射后皮下血肿发生率的监测具有非常重要的意义。

三、计算公式

穴位注射后皮下血肿发生率 =

$$\frac{\text{同期住院患者穴位注射后发生皮下血肿例次数}}{\text{统计周期内住院患者穴位注射总例次数}} \times 1000‰$$

穴位注射后皮下血肿伤害率 =

$$\frac{\text{同期住院患者穴位注射后发生皮下血肿伤害例次数}}{\text{统计周期内住院患者有记录的穴位注射后皮下血肿例次数}} \times 100\%$$

穴位注射后皮下血肿伤害某等级比例 =

$$\frac{\text{同期住院患者穴位注射后发生皮下血肿伤害某等级例次数}}{\text{统计周期内住院患者有记录的穴位注射后皮下血肿伤害例次数}} \times 100\%$$

穴位注射后皮下血肿评估某风险等级患者皮下血肿发生比例 =

$$\frac{\text{同期皮下血肿评估某风险等级患者发生穴位注射后皮下血肿例次数}}{\text{统计周期内住院患者穴位注射后皮下血肿发生例次数}} \times 100\%$$

某原因穴位注射后皮下血肿发生率 =

$$\frac{\text{同期某原因穴位注射后皮下血肿例次数}}{\text{统计周期内住院患者穴位注射后皮下血肿发生例次数}} \times 100\%$$

四、说明

"统计周期"可根据质量管理部门要求确定，如每月、每季度、每年；"穴位注射后皮下血肿"的纳入标准：所有的住院患者、急诊观察室的患者发生的穴位注射后皮下血肿，同一患者多次皮下血肿每次都需要计1例。

五、数据收集方法

计算住院患者穴位注射后皮下血肿发生率，需要先确定统计的周期。然后根据不良事件报表或护理记录，获得统计周期内穴位注射后皮下血肿发生例次数和皮下血肿造成不同程度伤害例次数。如果 HIS 比较完善，穴位注射后皮下血肿发生例次数和穴位注射后皮下血肿造成不同程度伤害的例次数可直接从不良事件上报系统或护理记录系统获取，住院患者穴位注射总例次数从病案系统直接获取。

为了便于做分层分析，通常还会将患者的穴位注射后皮下血肿风险评分、个体特征（年龄、性别、诊断）等信息一并采集。如果要通过皮下血肿原因寻找病区或医院层面患者穴位注射后皮下血肿发生的危险因素，则可以根据穴位注射后皮下血肿的影响因素设计报表。

六、指标分析建议

住院患者穴位注射后皮下血肿发生率和穴位注射后皮下血肿伤害率作为护理高度相关的常用安全指标进行监测。通过数据监测，可以了解住院患者穴位注射后皮下血肿发生率和穴位注射后皮下血肿伤害率的情况，同时可以分析发生穴位注射后皮下血肿和穴位注射后皮下血肿伤害的相关因素是否与护理不当和照护缺失有关，为制订预防穴位注射后皮下血肿发生率的改进策略提供理论依据。医院应建立护理不良事件上报系统；护理不良事件报告有上报—分析—责任确认—系统整改—落实反馈等完整流程和制度，相关制度与流程有利于主动报告，定期对护士进行安全警示教育。穴位注射后皮下血肿发生后护理人员除及时上报以外，还应在护理病历中及时记录发生的过程、结果和处置。护理部、病区每月进行全院和病区穴位注射后皮下血肿数据的收集和统计分析，每季度向医院质量管理委员会汇报。根据监测结果，可以检验临床护理实践、组织体系、规章制度是否合理、预防穴位注射后皮下血肿发生率的措施是否落实到位、了解患者穴位注射后皮下血肿的风险是什么、本院护理工作的效力和效率如何、护理人员是否短缺、护理临床工作经验是否缺乏、护士防范患者穴位注射后皮下血肿的知识是否缺乏等问题。寻找相关原因并制订整改计划，按照计划实施落实，监测过程、持续改进，将改进后的结果与基线比较，确认整改措施是否有效。如无效果，需要改变措施，进入下一轮的持续质量改进。

第三十三节　静脉留置针使用规范率

一、指标定义

（一）静脉留置针

静脉留置针又称套管针，是将带有套管的针刺入静脉后将针芯退出，将导管留在血管内的方法，为静脉输液的主要工具。静脉留置针的应用，能够显著提高护理工作效率和安全性，并为抢救患者提供可靠的基础。

（二）静脉留置针不规范使用

静脉留置针不规范使用指在静脉留置针使用和输液过程中，由于护士对静脉留置针操作不规范、巡视不及时、判断不准确等，导致患者输液肿胀、反复穿刺、静脉炎、堵塞等。

（三）静脉留置针使用规范率

静脉留置针使用规范率指统计周期内规范静脉留置针输液次数与同期静脉留置针输液总次数的比例。

二、指标意义

静脉输液是目前临床上最常用的一种给药途径，静脉留置针的应用是临床输液较好的方法，一是方便合理安排用药时间，提高药效，减少穿刺次数，保护患者血管，在输液过程中患者能轻微活动，不用担心血管被刺破；二是减轻护士工作量，提高护士工作效率，且便于紧急情况下抢救用药。正确使用静脉留置针，可最大限度地减少静脉炎的发生，提高药物疗效，使患者满意度得到提升。长期住院的患者常需要长期输液，可导致不同程度的损伤，轻者可出现疼痛，重者可出现静脉炎，渗漏可引起不同程度的组织损伤，还可延长患者的住院时间。因此，静脉留置针的规范使用尤为重要。

三、计算公式

$$静脉留置针使用规范率 = \frac{同期规范静脉留置针输液次数}{统计周期内静脉留置针输液总次数} \times 100\%$$

四、说明

"统计周期"可根据质量管理部门要求确定,如每月、每季度、每年;"静脉留置针使用规范"的纳入标准:所有的住院患者、急诊观察室的患者规范静脉留置针输液次数。

五、数据收集方法

计算住院患者静脉留置使用规范率,需要先确定统计的周期。然后根据科室查检表及护理记录,获得统计周期内静脉留置针规范使用次数与统计周期内静脉留置输液总次数。

六、指标分析建议

应将静脉留置针使用规范率作为本科室专科指标进行监测。通过数据监测,可以了解住院患者静脉留置针使用的情况,同时可以分析发生静脉留置针使用不规范的相关因素,包括护理操作不当、护士输液安全知识缺乏、输液工具选择不当、穿刺部位选择不合理、脉冲式冲管不到位、延长管或接头内有陈旧性积血等导管维护不佳情况以及敷贴固定不当、敷贴卷边、胶布覆盖穿刺点、延长管未"U"形固定等导管固定不当;留置针相关知识培训不到位;患者因素包括躁动不安、血液黏稠、血管条件差、缺乏留置针相关知识、自我保护留置针意识不够、输液肢体放置不当、依从性差、不配合管理等。实施具有针对性、可操作性强的改进措施,进行留置针相关知识培训,责任护士加强对患者及家属进行留置针留置后的相关知识的健康教育等。通过指标采集、分析原因、整改措施,提高护理质量。病区每月进行数据的收集和统计分析,每季度向医院质量管理委员会汇报。寻找相关原因并制订整改计划,按照计划实施落实,监测过程、持续改进,将改进后的结果与基线比较,确认整改措施是否有效。如无效果,需要改变措施,进入下一轮的持续质量改进。

第三十四节 留置针静脉炎发生率

一、指标定义

（一）静脉炎

静脉炎是静脉输液治疗过程中最常见的并发症之一，临床表现为穿刺静脉沿静脉走向出现红肿和疼痛，皮肤下出现红线，严重者静脉可出现索条状改变和结节。静脉炎不仅增加了患者的痛苦，同时也影响了治疗效果。其主要是由同一根静脉反复多次穿刺或输入浓度较高、刺激性较强的药物，或静脉内长时间留置刺激性较大的塑料管，导致局部静脉壁的化学炎性反应。多年来，临床专业人员通过了解静脉炎发生的原因，采取多种有效的防治护理措施，使静脉炎的发生率有所下降。

（二）静脉炎的伤害

静脉炎的疼痛肿胀和运动有关，特别是一些年老体衰的患者长时间卧床不起，由于患者长时间卧床，肌肉的活动减少，血液更易淤积，病情无疑会进一步加重。静脉炎的患者由于局部疼痛还会影响睡眠，情绪也随之变得易激动或抑郁、沮丧等。静脉炎症状的具体危害随着淤血情况加重，铁红素在血管周围沉着，使皮肤呈现褐色或灰褐色，有碍观瞻，一些心理脆弱或爱美的女性患者由此出现自卑心理，对生活失去信心。静脉炎的危害还有长期不愈的溃疡，溃疡不易愈合，愈合后也每因蚊虫叮咬或轻微划伤而再次发作，若发展到组织坏疽期则需要截肢。患者早期发现患肢出现红、热区域，伴有触痛，在牵引患部时疼痛加剧，在大隐静脉受累时，可引起隐神经炎反应，使该神经分布区出现神经痛，有时在静脉病变消失后，神经痛仍可持续一段时间，检查时在浅静脉可见 1 cm 宽的红线，长短不一，局部皮肤温度增高，皮下触及一柔软的索状肿块，此即血栓形成的静脉，皮肤的红、热，说明有静脉周围炎和渗出。

（三）静脉炎发生的原因

1. 药物作用

静脉炎的发生主要与药物的酸碱度、渗透压、药物浓度、药物本身的毒性作用及Ⅰ型变态反应有关。①pH值：正常人体血液的pH值为7.35~7.45，在此范围以外的溶液会对血管内皮细胞造成损伤，并诱发血小板聚集和继发的血栓性静脉炎的链式反应。②血浆渗透压的升高：血浆渗透压的升高是导致静脉炎的主要因素之一。当输入高渗液体时，血浆渗透压升高，使组织渗透压随之升高，血管内皮细胞脱水，进而局部血小板聚集，并释放前列腺素E_1、E_2，静脉通透性增加，白细胞浸润并产生炎症改变，产生静脉炎。③化疗药物的直接毒性作用：化疗药物在杀伤肿瘤细胞的同时，对正常的细胞、组织具有一定的损伤。因其高浓度药物输注对局部组织有较强的刺激，超过了血管缓冲应激的能力，或在血管受损处堆积，使毛细血管通透性增加，导致局部pH值、代谢及渗透压改变、细胞溶解、化学介质释放。同时化学药物影响DNA和蛋白质的合成，影响血管内膜的正常代谢和功能，从而引发静脉炎。如阿霉素对心肌细胞的DNA有亲和性，且毒性是长期累加的；氨甲蝶呤可干扰叶酸代谢等。抗癌药物多系化学及生物碱类制剂，它直接毒性作用可导致局部组织酸碱平衡失调，加上其对血管有强烈的刺激性，所致的静脉炎多为坏死型。④药物浓度：药物浓度越高，刺激性也就越大，高浓度的药物短时间内大量快速进入血管内，也是诱发静脉炎发作的主要原因。⑤输液速度：静脉用药滴速过快，或用药时间间隔不足，致使局部血管内药物浓度高，超过了其缓冲应激能力，或在血管受损处堆积，均可使内膜受刺激，从而导致静脉炎的发生。

2. 机械刺激及感染因素

在同一血管周围反复多次穿刺造成的静脉炎也是静脉给药中最常见的并发症，因为反复多次穿刺后，易导致血管周围炎症、纤维组织增生及血管内淤血现象。硅胶管在血管内留置时间太长也容易导致血管内膜损伤引起化学炎性反应；或不按时更换敷贴，易使微生物侵袭而引起静脉炎；穿刺部位消毒不彻底也是引发静脉炎的重要因素。

3. 微粒因素及物理因素

引发静脉炎的微粒主要来源于药液本身的结晶、输液器具、不当的配液操作环节等。另外药液的温度及理化性质对血管也是一种刺激。

（四）静脉炎分级

静脉炎分为0~4级，一共5级，分别描述如下：0级表现是没有症状；1级表现为输液部位发红，伴或不伴有疼痛；2级表现为输液部位疼痛，伴有发红或水肿；3级表现为输液部位疼痛，伴有发红或水肿，有条索状物形成，可触及条索状静脉；4级表现为输液部位疼痛，伴有发红或水肿，可以触及条索状的静脉，一般 >2.5 cm，常有脓液渗出。

（五）留置针静脉炎发生率

留置针静脉炎发生率指统计周期内住院患者留置针静脉炎发生例次数与同期留置针留置总人数的比例。

（六）留置针静脉炎伤害严重度1级比例

留置针静脉炎伤害严重度1级比例指统计周期内住院患者留置针静脉炎发生伤害严重度1级的例次数与同期住院患者留置针静脉炎发生伤害例次数的比例。

（七）留置针静脉炎伤害严重度2级比例

留置针静脉炎伤害严重度2级比例指统计周期内住院患者留置针静脉炎发生伤害严重度2级的例次数与同期住院患者留置针静脉炎发生伤害例次数的比例。

（八）留置针静脉炎伤害严重度3级比例

留置针静脉炎伤害严重度3级比例指统计周期内住院患者留置针静脉炎发生伤害严重度3级的例次数与同期住院患者留置针静脉炎发生伤害例次数的比例。

（九）留置针静脉炎伤害严重度4级比例

留置针静脉炎伤害严重度4级比例指统计周期内住院患者留置针静脉炎发生伤害严重度4级的例次数与同期住院患者留置针静脉炎发生伤害例次数的比例。

二、指标意义

静脉炎是静脉输液治疗过程中最常见的并发症之一，静脉炎不仅增加了患者的痛苦，也影响了治疗效果。患者发生静脉炎可能造成血管伤害，导致患者局部的肿胀、疼痛。通过对住院患者留置针静脉炎发生率指标的监测，可了解所在病区的留置针静脉炎发生率。通过根本原因分析和有效的对策实施，可以降低留置针静脉炎发生率，保障患者安全。对输注高危药品的患者进行评估，可以帮助护理工作者建立无痛输液、人文关怀的职业思维。预防患者局部肿胀、疼痛带来的不适，充分体现了护理工作对患者的责任和关怀。

三、计算公式

$$留置针静脉炎发生率 = \frac{同期留置针静脉炎发生例次数}{统计周期内留置针总人数} \times 100\%$$

$$某原因留置针静脉炎发生率 = \frac{同期某原因留置针静脉炎发生例次数}{统计周期内留置针总人数} \times 100\%$$

$$留置针静脉炎伤害严重度某等级比例 = \frac{同期留置针静脉炎伤害严重度某等级例次数}{统计周期内留置针静脉炎发生伤害例次数} \times 100\%$$

四、说明

"统计周期"可根据科室要求确定，如每月、每季度、每年；"静脉炎"的纳入标准：所有的住院患者发生的留置针静脉炎，同一患者多次发生留置针静脉炎每次都需要计1例。

五、数据收集方法

计算住院患者留置针静脉炎发生率，需要先确定统计的周期。然后根据护理记录，获得统计周期内静脉炎留置针发生例次数和静脉炎造成不同程度伤害的例次数。使用留置针患者数可以通过病区查检表获得。为了便于做分层分析，通常还会将患者的留置针静脉炎风险评分等信息一并采集。

六、指标分析建议

应将住院患者静脉留置针作为护理高度相关的常用输液安全指标进行监测。通过数据监测，可以了解住院患者留置针静脉炎发生率的情况，同时可以分析发生静脉炎的相关因素，是否与护理不当、输注药物、药物滴速等有关，为制订预防留置针静脉炎的改进策略提供理论依据。病区每月进行病区留置针静脉炎数据的收集和统计分析，每季度向医院质量管理委员会汇报。根据监测结果，可以检验临床护理实践、组织体系、规章制度是否合理，预防留置针静脉炎的措施是否落实到位，了解患者的风险是什么、本医院护理工作的效力和效率如何、护理人员是否短缺、护理临床工作经验是否缺乏、护士对静脉炎的知识是否缺乏等问题。寻找相关原因并制订整改计划，按照计划实施落实，监测过程、持续改进，将改进后的结果与基线比较，确认整改措施是否有效。如无效果，需要改变措施，进入下一轮的持续质量改进。

第三十五节　压力性损伤高危患者风险评估合格率

一、指标定义

（一）压力性损伤

压力性损伤是位于骨隆突处、医疗或其他器械下的皮肤和（或）软组织的局部损伤。可表现为皮肤完整或开放性溃疡，可伴有疼痛。损伤由强烈和（或）长期存在的压力或压力联合剪切力导致。软组织对压力和剪切力的耐受性受微环境、营养、灌注、并发症以及软组织情况的影响。因诊断或治疗目的使用器械而产生的压力性损伤称为器械相关压力性损伤，其损伤形状与器械形状一致。

（二）压力性损伤高危患者

有压力性损伤风险的高危人群包括移动受限、活动受限、承受摩擦力和剪切力大的患者；有既往的压力性损伤史或压力点疼痛的患者以及糖尿病患者；患有慢性神经系统疾病的患者大都为老年人，且长期卧床，在皮肤脆弱的基础上又叠加了血液的流通性差；长时间手术的患者也面临着基础疾病和皮肤长时间受压等挑战，且压力性损伤是外科手术最常见的并发症；重症患者，脊髓损伤患者，姑息治疗患者，肥胖患者，新生儿和儿童，社区、老年护理和康复机构的患者及手术室患者；在前往或往返于医疗机构（如救护车或在急诊室等待入院）的患者处于长时间不动的状态，也有较高的压力性损伤风险。

（三）压力性损伤风险评估

压力性损伤风险评估是医护人员通过一系列的评估工具和方法，对患者发生压力性损伤的可能性进行预测和判断的过程。常见的评估工具包括Braden量表、Norton量表等。评估的内容通常涵盖以下几个方面。①感觉知觉：患者对压力、疼痛等的感知能力；②潮湿程度：皮肤暴露于潮湿环境的频率和程度；③活动能力：患者自主改变体位的能力；④移动能力：患者在床或椅子上移动的能力；⑤营养状况：包括饮食摄入、体重变化等；⑥摩擦力和剪切力：例如在移动患者时产生的力量。通过这些评估，可以确定患者的风险等级（通常分为低、中、高风险），从而制订相应的预防和护理措施，如定期翻身、使用减压床垫、保持皮肤清洁干燥、改善营养状况等，以降低压力性损伤的发生概率。

二、指标意义

压力性损伤是临床常见的并发症，相关资料表明，住院老年患者中压力性损伤发生率为10%~25%，出现压力性损伤的老年患者比无压力性损伤的老年患者死亡率升高6倍，由于压力性损伤对患者预后的不良影响较大，会直接影响患者的生活质量，若情况严重还会引起其他并发症，因此对压力性损伤高危患者风险评估具有重要意义。

早期预防，个性化护理。通过评估，可以尽早识别出具有压力性损伤风险的高危患者，从而在损伤发生之前就采取积极有效的预防措施，根据评估结果，为患者制订个性化的护理方案。不同患者的风险因素和程度可能不同，如定时翻身、使用减压床垫等，针对性地护理能够更好地满足患者的需求，提高护理效果。

改善预后。及时有效的预防措施可以减少压力性损伤的严重程度，促进损伤的愈合，改善患者的预后，减少并发症的发生，提高患者的生存质量。

资源合理分配，降低医疗成本，提高医疗质量。明确患者的风险等级，预防压力性损伤的发生比治疗损伤的成本要低得多。通过风险评估和早期预防，可以避免后续昂贵的治疗费用和长时间的康复治疗。有助于合理分配医疗资源，将更多的护理资源投入到高风险患者中，实现资源的优化利用。准确的风险评估是医疗护理质量的重要体现，有助于提升医疗机构的整体服务水平和专业形象。能让患者感受到更好的护理服务，从而提高患者对医疗服务的满意度。

法律保护。充分的风险评估和相应的预防措施是医疗机构和医护人员履行职责的重要依据，在一定程度上可以减少医疗纠纷和法律风险。

三、计算公式

$$压力性损伤高危患者风险评估合格率 = \frac{同期住院患者压力性损伤风险评估合格例数}{统计周期内住院患者压力性损伤风险评估总数} \times 100\%$$

四、说明

"统计周期"可根据质量管理部门要求确定，如每月、每季度、每年；"压力性损伤"的纳入标准：所有的住院患者、急诊观察室的患者发生的压力性损伤，同一患者多次压力性损伤每次都需要计1例。根据医院内部管理指标的需要，各个变量可以采取不同的统计公式。

五、数据收集方法

计算压力性损伤高危患者风险评估合格率，需要先确定统计的周期。然后根据不良事件报告系统、护理记录、医疗机构质量管理信息系统等获得统计周期内压力性损伤高危患者风险评估合格的例数。如果HIS比较完善，压力性损伤高危患者风险评估合格例数可直接从护理记录系统获取。为了便于做分层分析,通常还会将患者的压力性损伤风险评分、个体特征(年龄、性别、诊断)等信息一并采集。

六、指标分析建议

建议此指标按照月度和季度进行统计监测。

季度的指标值应直接利用公式获得,不能通过各个月值的算术平均数或者各个月值的分子、分母累加获得。

通过数据监测,可以了解压力性损伤高危患者风险评估的情况,同时可以分析发生压力性损伤和压力性损伤伤害的相关因素,是否与护理人员知识缺乏、工作疏忽、护理工作繁忙等有关,为制订预防压力性损伤评估方法的改进策略提供依据。护理部、病区每月进行全院和病区压力性损伤高危患者风险评估合格数据的收集和统计分析,每季度向医院质量管理委员会汇报。根据监测结果,可以检验临床护理实践、组织体系、规章制度是否合理,预防压力性损伤的措施是否落实到位,了解患者发生压力性损伤的风险是什么、本医院护理工作的效力和效率如何、护理人员是否短缺、护理临床工作经验是否缺乏、护士防范患者压力性损伤的知识是否缺乏等问题,寻找相关原因并制订整改措施。

第三十六节 间歇性清洁导尿患者健康教育知识掌握率

一、指标定义

(一)间歇性清洁导尿

间歇性清洁导尿指在清洁条件下,定时将尿管经尿道插入膀胱,规律排空尿液的方法。清洁的定义是所用的导尿物品清洁干净,将会阴部及尿道口用清水清洗干净,无须消毒,插管前用洗手液洗净双手即可,不需要无菌操作。

(二)间歇性清洁导尿患者健康教育知识掌握率

护士对患者及家属反复进行导尿注意事项的宣教,然后通过询问得知患者掌握注意事项的程度,并给予评分。患者的得分与导尿注意事项总分的比值即为间歇性清洁导尿患者健康教育知识掌握率。

（三）间歇性清洁导尿患者规范操作率

患者最初开始自行导尿时护士对患者导尿的每一个环节进行监督，对操作过程中存在的问题及时记录，并给予指导。针对文化程度较低、接受能力及记忆力较差的患者，发放间歇性清洁导尿流程图并由责任护士详细讲解，通过定期间歇性清洁导尿技术操作考核评分来评估患者/家属对此项操作的规范性。患者的得分与间歇性清洁导尿患者操作总分的比值即为间歇性清洁导尿患者操作规范率。

（四）间歇性清洁导尿患者感染发生率

间歇性清洁导尿患者感染发生率指统计周期内间歇性清洁导尿患者发生感染的例次数与统计周期内间歇性清洁导尿患者例次数的比例。

二、指标意义

间歇性导尿术是指将尿管不留置于膀胱内，而是在需要时插入膀胱，排空后即拔除，目前临床上已广泛应用于神经源性膀胱功能障碍的治疗。间歇性清洁导尿，是指可以由非医务人员（患者、亲属或陪护者）进行的不留置导尿管的导尿方法，以减少患者对医务人员的依赖性，提高患者的生活独立性。间歇性导尿是公认的科学的尿路管理的方法，它可使膀胱维持近似正常的生理状态，减少残余尿，预防尿路感染，促使其功能的恢复。通过健康教育可以使患者及家属规范操作，提高间歇性导尿的认知及操作依从性，利于保持膀胱容量和恢复膀胱的收缩功能，减少泌尿系统感染，使患者的生活质量得到显著提高，充分体现了护理工作对患者的责任和关怀。

三、计算公式

间歇性清洁导尿患者健康教育知识掌握率 =

$$\frac{\text{同期间歇性清洁导尿患者注意事项评分}}{\text{统计周期内间歇性清洁导尿患者注意事项总分}} \times 100\%$$

四、说明

"统计周期"可根据科室要求确定，如每月、每季度、每年。间歇性清洁导尿患者的纳入标准：所有的住院进行间歇性清洁导尿的患者。间歇性清洁导尿患者健康教育内容需要统一，责任护士统一对患者及家属进行健康指导，之后进行统一标准的评分计算。

五、数据收集方法

计算间歇性清洁导尿患者健康教育知识掌握率，需要先确定统计的周期，一般为每月、每季度、每年。通过护理病历系统、护理记录单及护理电子病历获得统计周期内间歇性清洁导尿患者健康教育知识掌握的评分。

六、指标分析建议

应将间歇性清洁导尿患者健康教育知识掌握率、操作规范率、感染发生率作为护理高度相关的常用安全指标进行监测。通过数据监测，可以了解间歇性清洁导尿患者健康教育知识掌握率的情况。护理部、病区每月进行病区间歇性清洁导尿患者健康教育知识掌握率数据的收集和统计分析，每季度向医院质量管理委员会汇报。根据监测结果，可以检验临床护理实践、组织体系、规章制度是否合理，健康教育的措施是否落实到位，了解患者间歇性清洁导尿健康教育的不足是什么、本医院护理工作的效力和效率如何、护理人员是否短缺、护理临床工作经验是否缺乏、间歇性清洁导尿患者健康教育知识是否缺乏等问题。通过寻找相关原因并制订整改计划，按照计划实施，监测过程、持续改进。改进后的结果与基线比较，确认整改措施是否有效，如无效果，需要改变措施，进入下一轮的持续质量改进。

第三十七节　输血规范执行率

一、指标定义

（一）静脉输血

静脉输血是将全血或成分血如血浆、红细胞、白细胞或血小板等通过静脉输入体内的方法。输血对改善病情、提高疗效和减少死亡有着重大意义，同时输血又是具有一定危险性的治疗措施,会引起输血反应,严重的会危及生命。

(二)输血规范执行率

输血规范执行率指统计同期内静脉输血规范执行例次数与同期住院患者静脉输血总例次数的比例。

二、指标意义

输血是临床治疗的重要组成部分,在抢救生命和治疗疾病中起着不可替代的作用。输血质量管理直接关系到患者的生命安全,加强临床输血的质量管理至关重要。

临床输血工作标准化、规范化是确保临床输血安全的重要措施。输血不良事件的发生与医院的整体管理、护理质量、患者教育、疾病因素和治疗方法等密切相关。采用某些工具来评估并辨别出输血执行不规范的问题及原因,监测并记录临床输血护理操作流程,科学合理实施输血,是提高输血疗效、保障输血安全、及时发现并有效处理患者输血中或输血后出现的不良反应的关键环节。实施规范输血护理措施,对发生的输血执行问题进行监测和上报,医院或部门能够及时获得输血问题。通过根本原因分析,使患者发生输血问题的相关危险因素得到及时识别,在医院管理团队和医务人员的共同努力下,找到有效的预防措施,努力减少输血不良事件的发生,借此提高住院患者临床输血的安全性。住院患者输血出现问题不但给患者带来身体和精神上的痛苦,也给医院的整体利益带来损失,包括增加患者的住院时间和医疗费用、增加护理人员的工作任务、影响床位周转率等。因此,以指标监测获得的信息为基础引导的持续质量改进活动,是日常医院患者安全管理的重要内容。由于临床输血涉及多学科的协作及相关专业知识的应用,程序复杂,步骤繁多,护理工作始终在输血过程中起着重要作用。规范临床输血技术护理操作流程,实施科学性、合理性和有效性输血,是保障医疗质量和患者安全的关键环节。

管理部门通过对临床输血规范执行率的分析,得到造成输血不规范执行的特异性因素,完善医院输血管理制度、优化预防流程、提高护士人力资源配备,对与输血关联的系统原因包括环境因素、设备因素、人员因素、治疗因素、患者教育因素等进行改进,防止类似的事件再次发生。监测输血规范执行率,不仅能够加强护士对输血护理的关注,使得管理者在检查护士输血护理质量的同时,能及时测量和观察输血护理的及时性,也能测量输血规范执行率,对临床用血安全有重要意义。因此,护理人员介导的以团队改进为基础的输血规范执行率的监测具有非常重要的意义。

三、计算公式

$$输血规范执行率 = \frac{同期住院患者静脉输血规范执行例次数}{统计周期内住院患者静脉输血总例次数} \times 100\%$$

四、说明

"统计周期"可根据质量管理部门要求确定,如每月、每季度、每年;"输血"的纳入标准:所有的住院患者发生的输血,同一患者多次输血每次都需要计1例。

五、数据收集方法

计算输血规范执行率,需要先确定统计的周期。然后根据不良事件报表或护理记录,获得统计周期内输血规范执行例次数。同期住院患者输血总例次数可以通过病区日报表获得。

六、指标分析建议

输血规范执行率作为护理高度相关的常用安全指标进行监测。通过数据监测,可以了解住院患者输血规范执行率的情况,同时可以分析发生输血执行不规范的相关因素,是否与护理不当和工作流程不完善有关,为制订输血规范执行的改进策略提供理论依据。医院应建立护理不良事件上报系统;护理不良事件报告有上报—分析—责任确认—系统整改—落实反馈等完整流程和制度;相关制度与流程有利于主动报告;定期对护士进行安全警示教育。输血不良事件发生后护理人员除及时上报以外,还应在护理病历中及时记录输血执行不规范的过程、结果和处置。护理部、病区每月进行全院和病区输血规范执行数据的收集和统计分析,每季度向医院质量管理委员会汇报。根据监测结果,可以检验临床护理实践、组织体系、规章制度是否合理,输血规范执行的措施是否落实到位,了解输血执行不规范的风险是什么、本医院护理工作的效力和效率如何、护理人员是否短缺、护理临床工作经验是否缺乏、护士输血规范执行的知识是否缺乏等问题。寻找相关原因并制订整改计划,按照计划实施落实,监测过程、持续改进,将改进后的结果与基线比较,确认整改措施是否有效。如无效果,需要改变措施,进入下一轮的持续质量改进。

第三十八节 患者转科交接单书写合格率

一、指标定义

（一）患者

该指标中的患者包括急诊抢救室、留观室患者及住院患者。

（二）转科交接单

转科交接单分为急诊患者转科评估交接单和病房患者转科交接单两类。

（三）患者转科交接单书写合格率

患者转科交接单书写合格率指统计同期内查检患者转运交接单书写合格项目数与同期查检患者转科交接单书写项目总数的比例。

二、指标意义

患者转科存在着众多高风险因素,虽然仅需短暂的几分钟至十几分钟,却存在着许多安全隐患,转运护理风险始终存在。使用患者转科交接单能极大程度降低护理风险,提高患者的安全。患者转科交接单在转运中的规范应用,能增加患者的安全,规避转运风险。

提高急危重症患者转运安全率。通过运用患者转科交接单,医护人员在转运前重视转运的适应证,转运中关注病情,转运后的签名明确各自的责任,及时评估和发现问题,可以促进医务人员的沟通和协作能力,增强患者及家属对医院的信任度和转运的安全感,减少因患方不配合而产生的不安全因素。

增强护理人员的责任心和风险防范意识。由于转运患者携带的引流管道和静脉通道较多,容易发生输液渗漏、管道滑脱、吸氧中断、生命体征骤变、窒息、呼吸心搏骤停等问题,这些都是导致护理差错事故发生的危险因素。应用转科交接单,护士在转送患者前都要进行认真评估和检查并进行相关处理;在转运中护理人员对患者进行病情观察及风险事件的防范;交接时护理人员根据交接单所列项目对患者情况与对方科室进行交接。

明确交接双方的责任。转运患者在转送过程中,交接双方因交接内容多、时间短、病情重等原因,可能忽略部分内容,即便没有造成严重后果,也会为差错事故的发生留下了隐患。通过使用患者转科交接单,交接双方按照交接表的内容逐项核对,做到全面、及时、清楚,对可疑问题给予及时询问。同时交接者通过签字强化了法律意识,对自己的医疗行为负责。文字资料作为无过错的依据,还可以保障护理人员的正当权益,避免医疗纠纷的发生。

三、计算公式

$$患者转科交接单书写合格率 = \frac{同期查检患者转科交接单书写合格项目数}{统计周期内查检患者转科交接单书写项目总数} \times 100\%$$

四、说明

"同期"可根据质量管理部门要求确定,如每月、每季度、每年;"项目数"指转科交接单中所列交接内容的大条目数量。同一患者多次转科每次都需要计1例。

五、数据收集方法

计算转科交接单书写合格率,需要先确定统计的周期,如每月、每季度、每年。然后根据转科交接单中所列的交接内容,进行整合分类,将所有内容归纳分为大项目,制订查检表,每日由责任护士对前一日填写的转科交接单进行检查,对转科交接单书写合格与不合格项目数进行统计。

六、指标分析建议

通过数据监测,可以了解护理人员对转科交接单的使用情况。每月月底将本月的数据进行分析汇总,计算本月书写合格率,每季度进行汇总分析,找出转科交接单书写中的薄弱环节,进行分析整改,从而找到在转科交接中容易忽视的问题点,寻找相关原因并制订整改计划,按照计划实施落实,监测过程、持续改进,将改进后的结果与基线比较,确认整改措施是否有效。如无效果,需要改变措施,进入下一轮的持续质量改进。

第三十九节 ICU 患者谵妄发生率

一、指标定义

（一）谵妄

谵妄是一种急性的可逆性的意识混乱状态,它是急性发作的脑功能障碍,表现为意识水平变化、注意力损害、波动性意识障碍和思维紊乱。通常起病急,病情波动明显。谵妄常见于老年患者。患者的认知功能下降,觉醒度改变,感知觉异常,日夜颠倒。

（二）谵妄对患者的危害

ICU 患者发生谵妄会对其生命健康和生活质量产生短期或长期的不良影响。发生谵妄的患者病死率更高,住院时间更长,出院后认知障碍的发生率更高。ICU 患者谵妄的持续时间越长,患者从 ICU 转出后发生认知障碍的程度越严重。

对家庭的危害：ICU 谵妄对患者家属的身心健康同样产生危害。Brietbart 等研究显示,80% 的 ICU 谵妄患者经历严重的抑郁情绪,同时 76% 的患者家属发生了同样程度的抑郁。目睹家庭成员遭受意识混乱、意识障碍等 ICU 谵妄症状,对于家属来说无疑是心理上的沉重打击。

对护士的危害：ICU 护士是 ICU 谵妄患者最直接的接触者和护理者,因此,ICU 谵妄对于护士的不利影响不容忽视。中国台湾的一项质性研究指出,对于护士来说,护理 ICU 谵妄的患者是困难、压抑和危险的。ICU 谵妄患者需要经验丰富的护士无微不至地照护,这无疑增加了护士的工作量。护士要在保证自身和患者安全的同时,尽力为患者提供充分的护理。ICU 谵妄除了给患者、家属及护理人员等个体身心带来不利影响,同样增加了医疗保健费用。Mibrandt 等研究表明,ICU 谵妄的发生增加了 39% 的 ICU 费用及 31% 的住院总费用。以上研究充分表明,ICU 谵妄预防策略的实施迫在眉睫。医护人员需明确谵妄多学科团队协作中各小组成员的职责,继续加强 ICU 谵妄相关知识的规范化培训,管理者需加大对谵妄评估工具使用的监控力度。由于本研究纳入的影响因素有限,可能低估了谵妄的发生和忽略了其他因素对谵妄的影响,有待更多的研究继续深入探讨 ICU 机械通气患者谵妄的危险因素及各因素对谵妄的预测效能,为临床减少谵妄的发生提供强有力的依据。

二、指标意义

ICU 是危重症患者的聚集地,其病情有高风险、变化快等特点,需要医护人员拥有高度专业化的知识水平、迅速的反应能力和精准的实践技能。ICU 谵妄是指入住 ICU 的非精神性疾病患者经历一系列打击所致的一种中枢神经系统的急性功能性障碍,表现为不同程度的认知障碍、方向感缺失及思维紊乱等。其发病率在监护室中为 70%~80%。谵妄可延长 ICU 患者的机械通气时间和住院时间,增加不安全事件的发生率,损害远期的认知功能,甚至增加死亡率。因此早期识别 ICU 谵妄并进行系统规范的护理管理至关重要,我们更应该提高 ICU 患者谵妄识别与管理的护理质量。

ICU 患者谵妄发生率较高,入 ICU 后 10 天内是 ICU 谵妄的高发期,医护人员应知晓 ICU 谵妄发生的相关危险因素和诱发因素。对于一些存在易感因素的高危患者,如高龄、有认知障碍史、有高血压病史和有酗酒史的患者,应提高警惕,使用有效的谵妄评估工具加强筛查,及早预防。对于存在较多诱发因素的高危患者,应早期采取非药物集束化预防干预措施,配合医生治疗原发疾病,去除诱发因素。可在多中心开展 ICU 谵妄的流行病学调查研究,收集更多的谵妄危险因素指标,探索不同亚型 ICU 谵妄的发生率及相关危险因素以便制订更加科学完善的 ICU 谵妄预防干预方案。

三、计算公式

$$\text{ICU 患者谵妄发生率} = \frac{\text{监测期间谵妄评估出现阳性的患者例数}}{\text{监测期间查检患者总例数}} \times 100\%$$

四、说明

"统计周期"可根据质量管理部门要求确定，如每月、每季度、每年；"谵妄"的纳入标准：所有的 ICU 住院患者发生的谵妄，24 小时内一次谵妄评估阳性计 1 例。

五、数据收集方法

计算 ICU 住院患者谵妄发生率，需要先确定统计的周期。然后根据谵妄发生报表或护理记录，获得统计周期内谵妄的发生例数和谵妄造成不同程度伤害的例数。ICU 住院患者人数可以通过 ICU 病区的日报表获得。如果 HIS 比较完善，谵妄发生例数和谵妄造成不同程度伤害的例数可直接从护理记录系统获取，ICU 住院患者人数从病案系统直接获取。

为了便于做分层分析，通常还会将患者的重症监护谵妄筛查量表（intensive care delirium screening checklist，ICDSC）评分、ICU 患者意识模糊评估法（confusion assessment method of intensive care unit，CAM-ICU）谵妄评估、个体特征（年龄、性别、诊断）等信息一并采集。如果要通过谵妄原因寻找病区或医院层面患者谵妄的危险因素，则可以根据谵妄的影响因素设计报表。

六、指标分析建议

通过数据监测，可以了解 ICU 患者谵妄发生率的情况，同时可以分析发生谵妄的相关因素，是否与护理不当和照护缺失有关，为制订降低谵妄发生率的改进策略提供理论依据。定期对护士进行培训；谵妄发生后护理人员除应及时配合处理病情以外，还应在护理病历中及时记录谵妄的过程、结果和处置；护理部、病区每月进行全院和病区谵妄数据的收集和统计分析，每季度向医院质量管理委员会汇报。根据监测结果，可以检验临床护理实践、组织体系、规章制度是否合理，降低谵妄发生率的措施是否落实到位，了解患者谵妄的风险是什么、本医院护理工作的效力和效率如何、护理人员是否短缺、护理临床工作经验是否缺乏、护士了解谵妄的知识是否缺乏等问题。寻找相关原因并制订整改计划，按照计划实施落实，监测过程、持续改进，将改进后的结果与基线比较，确认整改措施是否有效。如无效果，需要改变措施，进入下一轮的持续质量改进。

第四十节 透析间期体重增长 <5% 的维持性血液透析患者达标率

一、指标定义

（一）干体重

干体重指透析后可耐受的最低体重，此时患者仅有极轻微的低血容量或血容量过多的症状或体征。采取个体化措施，以保持血容量过多与透析时低血容量之间的平衡。

（二）透析间期

透析间期指两次血液透析之间的时间，即本次透析结束后至下次透析开始前的时间。

（三）维持性血液透析患者

维持性血液透析（maintenance hemodialysis，MHD）患者指规律性血液透析 >3 个月的透析患者。

（四）透析间期体重增长 <5% 的维持性血液透析患者达标率

透析间期体重增长 <5% 的 MHD 患者达标率指统计周期内透析间期体重增长 <5% 干体重的 MHD 患者例次数与同期 MHD 患者总例次数的比例。

二、指标意义

患者透析间期体重增长过多、液体超负荷可致心脏负担加重，是透析患者主要死因之一；还会导致水潴留，产生稀释性低钠血症，出现水中毒症状，严重者可发生心力衰竭；此外还易导致肺水肿、脑水肿以及难治性高血压。通过对透析间期体重增长<5%的MHD患者达标率的监测，可以了解所在血液透析科室及医院患者透析间期体重增长率和控制达标率。通过根本原因分析和有效的对策实施，可以降低血液透析患者心力衰竭发生的风险及高血压、低血压、肌肉痉挛等发生率，减少透析患者并发症发生率，保障血液透析患者安全。对血液透析患者透析间期体重增长的控制，可以帮助护理工作者建立血液透析患者分类管理的职业思维；预防血液透析患者透析间期体重增长过多的过程，充分体现了护理工作对患者的责任和关怀。

MHD是延长尿毒症、终末期肾病生存周期的主要替代治疗方式。随着透析设备及医疗技术的持续改进，MHD治疗使用率和患者长期生存率逐步提升。流行病学调查发现，70%~90%的MHD患者伴有高血压，不仅加剧肾脏疾病的进展，亦增加心血管疾病的发生风险，严重影响患者长期存活率与生活质量。MHD高血压具有收缩压升高明显、血压昼夜变化节律消失、透析过程易发生低血压等特点，受MHD药物清除率的影响，患者对降压药物反应较差，以往研究证实，MHD高血压患者血压水平具有容量依赖性，故透析过程中控制血容量与体质量对降压意义重大。MHD间期患者体质量每增加1%，透析前收缩压、透析前后收缩压差值可分别增加1 mmHg、1.08 mmHg。且国外相关资料显示，MHD间期患者体质量增加与卒中、充血性心力衰竭、心脏损害等不良预后息息相关。血液透析过程中，血容量的大量快速减少是引起低血压的常见原因，若患者透析间期体重增加过多，单位时间内脱水过多、过快，当超滤率超过毛细血管的再充盈率[0.25 ml/（kgBw·min）]，超滤量总量超过干体重的6%~7%，容易引起有效血容量不足，循环到心脏的血液减少，使心脏射血分数下降，每搏输出量降低，从而导致低血压的发生。低血压发生速度快，引起透析血流量不足，导致透析不能顺利进行，甚至提前终止透析，影响了患者的透析效率与质量，还可以诱发心律失常、心绞痛、心肌梗死等严重的心血管事件，并可导致肾的灌注减少造成残余肾功能进一步丧失，造成内瘘功能的丧失等，若处理不及时可引起休克，会直接威胁患者的生命，是透析患者病死率升高的独立危险因素。因此超滤率逐渐下降更有利于血压的稳定，避免过高的超滤率是非常重要的，患者在透析间期应该控制水、盐的摄入量，原则上讲，对于年轻患者，透析间期体重增长不应超过干体重的5%，老年患者则应控制在4%以内，或要求患者血液透析间期体重增长不超过每日1kg，否则应该增加透析次数或是延长透析时间，避免超滤过多过快。因此，对每一位透析患者准确评估干体重和确定适当的超滤量是防止低血压发生的关键。

严格控制MHD患者透析间期体重增长，是血液透析护士刻不容缓的工作重点，而透析间期体重增长<5%的MHD患者达标率则直观地反映护理人员对患者血容量的管理情况，从而明确下一步的工作计划和重点目标。有效地控制体重增长，可降低顽固性高血压、透析中低血压及肌肉痉挛的发生率，提高透析充分性，减少心力衰竭、器官灌注再损伤及脑缺血等并发症的发生，提高患者生存质量及生存时间，同时减少经济支出，为个人、家庭及国家医保节约开支。

三、计算公式

透析间期体重增长<5%的MHD患者达标率 =

$$\frac{\text{同期透析间期体重增长<5\%干体重的MHD患者例次数}}{\text{统计周期内MHD患者总例次数}} \times 100\%$$

四、说明

"统计周期"可根据质量管理部门要求确定，如每月、每季度、每年；"患者体重增长达标率"的纳入标准：所有的住院患者、门诊患者的透析间期体重增长达标例次数，同一患者多次达标每次都需要计1例。

五、数据收集方法

计算透析间期体重增长<5%的MHD患者达标率，需要先确定统计的周期。然后根据透析患者透前上机体重、干体重及护理记录，获得统计周期内透析间期体重增长率<5%的患者数及同期MHD患者透析总数。体重数值及透析人次均可通过医院血液透析系统进行读取。为了便于做分层分析，通常

还会将患者的每次透析间期体重增长率得分、个体特征（年龄、性别、原发病）等信息一并采集，通过分析寻找其体重增加过多的危险因素，并对其发生心力衰竭及透析中低血压的可能性进行预估，从而指导其降压药物服用及超滤量的设定。

六、指标分析建议

应将透析间期体重增长 <5% 的 MHD 患者达标率作为血液透析中心与护理高度相关的常用护理质量监测指标进行监测。通过数据监测，可以了解 MHD 患者体重控制情况，同时可以分析发生体重增长过多的相关因素，是否与护理宣教不当和家庭照护缺失有关，为制订预防体重增长过多的改进策略提供理论依据。科室应建立患者体重增长超标上报制度；患者体重增长超标报告有上报—分析—责任确认—系统整改—落实反馈等完整流程和制度；相关制度与流程有利于主动报告；定期对护士进行 MHD 患者高血压、低血压、心力衰竭等并发症危害相关知识及如何进行患者饮食健康宣教等的培训。

第四十一节 手术病理标本送检合格率

一、指标定义

（一）手术病理标本

手术病理标本指在手术室实施手术过程中，从患者身上切除的组织、器官或取出的血液、体液等，活体组织病理诊断是外科诊断的金标准。

（二）手术病理标本送检不合格

手术病理标本送检不合格指在手术病理标本材料准备过程和送检流程出现错误。参考《华中科技大学同济医学院附属协和医院》手术室标本管理质量评价体系，参考行业规范和质控要求，对病理标本送检的标本固定、标本保存、标本信息、文件书写环节进行质量管理检查控制。将手术病理标本送检不合格问题归为 4 类：病理标本固定、保存、信息录入、文件书写四项。

二、指标意义

手术病理标本是疾病的第一诊断来源，是明确治疗方案的重要依据，也是法律保障的有效依据。手术室是病理标本收集地，参与人员多，送检环节易出现诸多问题，存在手术病理标本安全隐患。通过对手术病理标本送检合格率指标的监测，可以了解手术室病理标本送检过程不合格发生率和错误率。通过根本原因分析和有效的对策实施，可以提高手术病理标本送检合格率，保障患者安全。

本评价指标覆盖标本离体、标本送检、标本交接3个时段，涉及标本浸泡固定、标本信息核对、标本文件记录3个环节。对择期手术病理标本的交接送检流程的问题进行调查追溯，检查考核，以现场查看和检查书面文件为主。通过过程监督，加强细节管理，查证标本交接制度、流程是否完善，相关人员措施是否落实到位，及时发现潜在与存在问题，优化流程，团队协作，动态管理，提高标本管理合格率。护理团队实行手术病理标本送检合格率的监测有重要的意义。

三、计算公式

$$手术病理标本送检合格率 = \frac{单位时间内抽查标本正确送检例数}{单位时间内抽查标本送检总例数} \times 100\%$$

$$标本固定不合格率 = \frac{单位时间内抽查标本固定不规范的错误数量}{单位时间内抽查标本送检不合格数量} \times 100\%$$

$$标本保存不合格率 = \frac{单位时间内抽查标本保存不规范的错误数量}{单位时间内抽查标本送检不合格数量} \times 100\%$$

$$标本信息不正确率 = \frac{单位时间内抽查标本信息不规范的错误数量}{单位时间内抽查标本送检不合格数量} \times 100\%$$

$$标本文件书写不合格率 = \frac{单位时间内抽查标本文件书写不规范的错误数量}{单位时间内抽查标本送检不合格数量} \times 100\%$$

四、数据收集方法

对每月住院患者手术标本送检记录进行检查，现场抽查病理标本交接送检流程。每日对手术病理标本送检不合格者给予记录和整改记录。

五、指标分析建议

通过数据监测，可以了解手术标本送检合格率的情况，同时分析发生标本送检不合格的相关因素，是否与护理人员、护理管理有关，为制订手术病理标本管理制度、流程提供理论依据。每月进行不合格数据的收集和统计分析。根据监测结果，可以检验临床规章制度与流程是否合理，护理人员措施是否落实到位。寻找相关原因并制订整改计划，按照计划实施落实，监测过程、持续改进，确认整改措施是否有效，持续质量改进。

第四十二节　待灭菌包器械清洗合格率

一、指标定义

（一）清洗合格

根据器械类型和性质，采用不同的清洗方法。对于特殊器械采用手工清洗；对于耐热、耐湿的器械和物品采用全自动清洗机清洗。清洗后的器械应达到如下标准。①齿类器械：轴节和齿部干净、无裂痕，无肉眼可见的污迹、锈迹和水垢残留。②剪刀类器械：轴节干净、无裂痕，刀口无残缺，无肉眼可见的污迹和锈迹残留。③穿刺针类器械：针栓部干净，无血迹、污迹和裂痕；针孔清洗后用注射器检查时水流呈直线，无异物；针尖锋利，无钩；针栓和针芯配套；无消毒剂或清洗剂残留。④窥器类器械：轴节和表面清洁，无肉眼可见的污迹和锈迹残留。⑤胶类管道类器械：管道内外壁均清洁，无污物残留及胶布痕迹。⑥平面类器皿：表面和卷边内清洁，无肉眼可见的污迹、油迹和锈迹残留。⑦容器类器械：表面清洁，无肉眼可见的污迹、锈迹和胶布残留痕迹。⑧管腔类器械：器械的外表和管腔内清洁，无肉眼可见的污迹和锈迹残留。

（二）待灭菌包器械清洗合格率

待灭菌包器械清洗合格率指待灭菌包器械清洗合格件数与待灭菌包器械清洗总件数的比例。

二、指标意义

清洗、灭菌是消毒供应中心主要和重要的工作，而清洗是消毒灭菌必需的前期工作，也是灭菌成功的前提条件。因为器械上附着的有机物如不能被彻底地清洗干净，就会使细菌在器械表面或内腔形成一层生物膜，阻止灭菌剂的穿透，导致灭菌失败。在手术、体检和治疗等临床医疗活动中，医疗器械是必不可少的工具，这些器械在每次使用时都有可能受到患者的体液或血液污染，须严格清洗和消毒后才能重复利用。医疗器械的清洗可基本去除器械上的病原微生物，是消毒、灭菌成功与否的前提和基础。医疗器械的清洗是医院一直以来十分重视的工作，也是手术的非常重要的环节。医疗器械的清洗质量直接关系到患者的切身利益和手术的质量及康复的速度。清洗质量不合格的器械会引发交叉感染，给院方和患者带来严重的影响，甚至出现可怕的后果。

三、计算公式

$$待灭菌包器械清洗合格率 = \frac{待灭菌包器械清洗总件数 - 待灭菌包器械清洗不合格件数}{待灭菌包器械清洗总件数} \times 100\%$$

四、说明

"统计周期"为每天。

五、数据收集方法

消毒供应中心去污区每天统计接收的器械总件数，器械清洗后用目测或放大镜等工具由检查包装灭菌区对器械进行检查，并统计清洗不合格的器械件数。为了便于做分层分析，通常还会将清洗不合格分为有血迹残留、锈迹、污迹、水垢、白斑、金属着色等不同情况。

六、指标分析建议

应将待灭菌包器械清洗合格率作为灭菌合格高度相关的常用安全指标进行监测。通过数据监测，可以了解待灭菌包器械清洗合格率的情况，同时可以分析待灭菌包器械清洗合格率的相关因素，是否与凭印象和经验盲目工作的方式有关，为制订器械清洗合格改进策略提供理论依据。制订和完善各项规章制度和工作职责、流程，强化专业理论学习。提高清洗质量的原动力来自教育，不断进行针对性的专业培训是搞好消毒供应中心工作和医院感染管理的基础。组织科室人员学习清洗环节质量控制标准，让每个人掌握标准，在工作中贯彻好标准，责任到人。严格执行器械清洗各环节的质量控制管理，完善质控组织，把清洗工作流程质量作为护理质量考核的一部分；按质控标准层层（操作者、质控员、护士长）把关，定期质控，并注重环节质控，从而保证医疗器械清洗工作流程质量，减少医院感染的发生。

第四十三节 麻醉恢复室患者低体温发生率

一、指标定义

（一）麻醉恢复室

麻醉恢复室（postanesthesia care unit，PACU）是对麻醉后患者进行严密观察和监测，直至患者的生命指征恢复稳定的单位。

（二）低体温

低体温指人的体温低于正常值，即核心温度下落到36℃以下。

（三）PACU患者低体温发生率

PACU患者低体温发生率指在一定统计周期内PACU患者发生低体温的例数与统计周期内PACU患者总例数的比例。

二、指标意义

PACU 作为对手术麻醉后患者进行严密观察与监测以及继续治疗直至患者生命体征恢复稳定的场所,其护理质量的优劣关系患者术后恢复及预后。低体温是 PACU 常见的术后并发症之一,其危害包括增加组织的氧耗量,降低组织氧利用率,导致组织器官缺氧,影响其功能及疾病康复。患者发生低体温的危险因素很多,主要包括患者因素(年龄 >60 岁、瘦弱、美国麻醉医师协会分级 Ⅱ 级以上、合并其他疾病)、手术因素(手术分级、开放型手术或腔镜手术、手术时间 >2 小时、术中冲洗、输液或输血)、麻醉因素(包括药物因素)、环境因素(室温 <21℃)以及是否干预等。全麻下患者处于无意识状态,自身体温调节机制受损,若得不到及时纠正,可延长麻醉药物作用而导致苏醒延迟、躁动、心血管事件等并发症。无论是输血、输液加温还是升温毯及暖风机的使用都与护理人员息息相关,因此本指标是衡量护理质量的监测指标。护理人员对低体温患者的系统分析,有助于及时发现低体温的现状、趋势及危险因素,为其预防、控制和质量改进目标的制订提供科学的依据。护理人员及时制订相应的防范措施,减少低体温发生,从而提高患者护理服务满意度。

三、计算公式

$$PACU\ 患者低体温发生率 = \frac{同期\ PACU\ 患者低体温例数}{统计周期内\ PACU\ 患者总例数} \times 100\%$$

四、说明

"统计周期"可根据质量管理部门要求确定,如每月、每季度、每年;"低体温"的纳入标准:所有的术后进入 PACU 患者发生的低体温。

五、数据收集方法

PACU 患者低体温发生率,需要先确定统计的周期。然后根据手术麻醉系统统计功能获得统计周期内 PACU 患者发生低体温的例数和 PACU 患者总例数。为了便于做分层分析,通常还会将患者的年龄、性别、手术名称、手术时长、出血量等信息一并采集。

六、指标分析建议

PACU 患者低体温发生率属于护理质量的结果指标，本指标可用于护理单元 PACU 患者低体温的日常监测。通过此数据监测，可以了解 PACU 患者发生低体温的情况，同时可以分析发生低体温相关因素，为制订预防低体温的改进策略提供理论依据。病区每月进行病区低体温数据的收集和统计上报，确保所有成员能够熟练掌握相关理论知识与操作规范，每季度对查检的问题进行原因分析并制订相应的整改措施，按照计划实施落实；监测过程，深入剖析落实不到位的原因，制订针对性改进措施。及时评估改进措施落实情况与改进效果，对新发现的问题引入下一轮循环，直至问题解决。

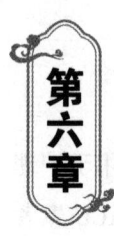

第六章 护理质量评价标准

第一节 医院护理通用评价标准

一、护理岗位管理评价标准

护理岗位管理评价标准见表6-1。

表6-1 护理岗位管理评价标准

项目	分值	评价标准及检查方法	检查记录
护理质量与安全小组	20	1.科室建立护理质量与安全管理小组（科室质控分组与护理部质控组一致），实施护理质量管理工作。 2.各质控小组分工明确，职责清晰，有工作制度及组织架构图。 3.各质控小组每周按时进行质控检查并记录，质控周期（1周）内要有分析、对策与整改结果。 4.各质控小组每月对质控结果进行分析，形成质量分析汇总。	1.未建立小组，不得分；科室质控小组不全，扣2分。 2.无质控小组工作制度及职责扣2分；无组织架构图扣2分；组织架构图不正确扣1分。 3.小组质控不及时扣2分；自查记录不完善、不规范扣1分；自查内容与检查标准不相符扣1分。 4.无质量分析汇总扣2分。
护士岗位职责	15	1.制订岗位说明书并落实分级护理岗位职责。 2.护理人员知晓本岗位职责要求。	1.未制订岗位说明书，不得分；职责内容不明确、不详实，扣2分。 2.抽查2名护理人员，不知晓本岗位职责，每人次扣1分。

（续表）

项目	分值	评价标准及检查方法	检查记录
护理人力资源管理	15	1. 有护理单元护士的配置依据和原则。 2. 实施护理人员分级管理。 3. 依据护理人员能力，合理配置护理人力资源，体现护理人员能力与患者危重程度相符的原则。 4. 有护理单元紧急人力资源调配方案，落实到位。 5. 有护理单元护理人力资源调配表，根据实际调配情况有详细记录。	1. 无配置依据及原则，扣2分。 2. 未实施护理人员分级管理，扣2分。 3. 护理人员能级不对应，扣2分。 4. 未建立紧急人力资源调配方案，扣2分。 5. 无护理人力资源调配表，扣2分；护理人力资源调配表记录不全，扣1分。
护士培训	20	1. 制订科室年度培训计划。 2. 制订年度培训计划内容有依据分析。 3. 制订培训内容的时间具体到日，遇到特殊情况可以适当调整。 4. 培训内容PPT上传317护系统。 5. 培训考核试题上传317护系统。 6. 培训内容有纸质版考核成绩单。 7. 培训情况有年度分析报告，次年1月20日前打印插册。 8. 建立个人培训学习记录本。 9. 根据对应层级要求，个人培训学习记录内容与培训内容一致。 10. 根据对应层级要求，提问培训内容能够熟练掌握。	1. 无年度培训计划不得分。 2. 制订年度培训计划内容无依据分析扣5分。 3. 培训计划未具体到日，1次扣2分。 4. 培训内容PPT未上传317护系统，1次扣2分。 5. 培训考核试题未上传317护系统，1次扣2分。 6. 培训内容无纸质版考核成绩单，1次扣2分。 7. 次年1月20日前未打印培训情况年度分析报告，扣5分。 8. 无个人培训学习记录本，每人次扣2分。 9. 根据对应层级要求，个人培训学习记录内容与培训内容不一致，1次扣3分。 10. 根据对应层级要求，提问培训内容，掌握不熟练1次扣1分。 11. 根据对应层级要求，提问培训内容，回答不上来1次扣3分。

（续表）

项目	分值	评价标准及检查方法	检查记录
护理核心制度管理	15	1. 科室有护理核心制度及应急流程内容。 2. 科室对护理核心制度进行培训，有培训计划（可体现在业务培训中但不能替代业务培训）。 3. 培训资料完善，需有PPT课件（标题页注明讲课时间及主讲人）、签到表（签到表有补签列，当时未参加现场培训可补签）、考核试卷（配标准答案）、考核成绩。考核试卷必须为核心制度培训内容。 4. 要求科内所有护士参加培训，参与率为100%。 5. 科室人员掌握培训内容，知晓培训重点。	1. 无核心制度及应急流程扣5分。 2. 无培训计划扣2分；培训计划不符合要求扣1分。 3. 无培训PPT课件，扣2分；培训课件不符合要求扣1分；无签到表扣2分；签到表不规范扣1分；无考核试卷及标准答案各扣2分；考核内容与培训不符扣1分；试卷评分与标准答案不符扣1分。 4. 参与率不达标扣2分。 5. 抽查2名护士，未掌握当月培训内容，每人次扣1分。
护士长管理	15	1. 护士长履行岗位职责，带领护理团队积极工作。 2. 护士长需在护理管理系统内按时、认真完成护士长手册相关内容的填写。 3. 护士长手册内容包括护理应急预案演练记录（至少每季度1次）、护士长例会、其他会议纪要（公休会等）、月计划与总结、科务会议记录（至少每月1次）、年度计划与总结、每周护理隐患讨论（每月至少2次）。	1. 护士长不能履行岗位职责，给予教育、警示。 2. 护士长手册填写不及时扣3分。 3. 护士长手册内容填写不全，每项目扣2分。

二、护理安全管理评价标准

护理安全管理评价标准见表6-2。

表6-2 护理安全管理评价标准

项目	分值	评价标准及检查方法	检查记录
患者十大安全目标	5	1.熟练掌握患者十大安全目标。 2.临床护理工作中落实十大安全目标。	1.检查2名护士,不能熟练掌握患者十大安全目标,每人次扣1分。 2.在临床护理工作中,无确切措施落实十大安全目标,扣2分。
查对	10	1.治疗室查对:①摆药时依据执行单信息核对药物名称、剂量、浓度、有效期、药品质量。②检查药液质量,观察有无药物配伍禁忌。 2.配药时查对:依据执行单信息核对药物名称、剂量、浓度、用法、时间,加药后经第二人核对(如单人值班需再次核对),在执行单注明加药时间及加药者、核对者姓名。 3.床旁查对:①"反问式"核查,确认患者姓名与治疗卡信息一致。清醒患者自述姓名;儿童、昏迷患者等,其家属陈述患者姓名。②用个人数字助理(personal digital assistant,PDA)核对患者腕带,确认患者姓名、住院号、药品信息一致,显示执行正确。 4.每日进行医嘱核对并登记签字,护士长每周参与医嘱查对并登记。	现场查看护士查对流程。 1.抽查一名护士背诵三查九对内容,背诵不熟练每人扣2分。 2.护士摆药、配药时未执行"三查八对",扣1分。 3.床旁查对未执行规范核对(反问式核查、PDA扫码核对),扣1分。 4.每天医嘱核对及登记不规范扣2分,护士长每周不参与医嘱查对扣2分。

(续表)

项目	分值	评价标准及检查方法	检查记录
患者身份识别	5	1. 对需使用"腕带"作为识别身份标识的患者和科室有明确制度规定。 2. 所有住院患者均须使用腕带作为诊疗活动时医务人员识别患者身份的一种必备手段。新生儿实行双腕带管理。 3. 对传染病、药物过敏等特殊患者应做识别标记。传染病患者应在床头和病历上标识；药物过敏患者应在病历夹里面、床头牌、一览表标识。病历夹要求整洁干净，所有标识符合患者信息。 4. 正确使用带有二维码的电子腕带，打印字迹清晰规范，若腕带损坏、模糊，须重新打印腕带。对腕带过敏不能使用的患者，将腕带统一固定在病员服上衣第二个扣眼处，ICU 患者除外。 5. 护士要勤观察佩戴腕带部位的皮肤情况及肢端血运。 6. 住院期间全程佩戴腕带，出院时由门岗或责任护士取下。	查看制度，实地查看患者腕带佩戴情况。 1. 无制度规定扣 2 分。 2. 1 人次未佩戴腕带扣 1 分。 3. 腕带信息模糊不全扣 1 分。 4. 药物过敏患者没在病历、床头、一览表标记或标记不规范，每项扣 1 分。 5. 腕带佩戴不舒适未及时处理，扣 1 分。 6. 腕带未按要求佩戴或固定者扣 2 分。 7. 传染病患者未在床头和病历夹上标识扣 2 分。 8. 病历夹不干净扣 1 分；病历信息和实际患者不相符扣 5 分。
重点患者交接	10	1. 对重点患者（如产妇，新生儿、手术、介入、ICU、急诊、无名氏、意识不清、语言交流障碍、镇静期间患者）有明确的身份标识方法和交接流程。 2. 医护人员严格执行身份识别和无缝隙交接。	查看科室关键流程交接相关资料，实地跟踪患者关键流程交接落实情况。 1. 无患者身份识别的流程，不得分。 2. 科室转科交接记录不全面、时间不准确、无交接人签名，1 项不符合要求扣 1 分。

（续表）

项目	分值	评价标准及检查方法	检查记录
重点患者交接	10	3.重点患者交接由接患者人员和护送患者人员完成，交接内容包括患者一般资料、意识、生命体征、输液、治疗、置管情况、皮肤情况及其他特殊情况等，发现问题，立即查问，交接后发现问题由接收科室负责。 4.对新生儿、意识不清、语言交流障碍等无法陈述自己姓名的患者，由患者陪同人员陈述患者姓名。 5.科室有转科交接登记单，内容记录齐全，双人签名。 6.患者交接过程注意观察病情变化、保护隐私，体现爱伤观念。	3.患者转科交接环节不符合要求每处扣1分。 4.护士不知晓重点患者交接的内容扣2分。
危急值管理	10	1.护士知晓临床危急值报告制度及流程。 2.护士熟练掌握本部门危急值项目及内容，能够准确识别危急值。 3.护士接获非书面危急值报告时应规范、完整、准确地记录患者识别信息、检查（验）结果、报告者的信息及接收时间。 4.复述确认无误后及时向值班医生报告，并在危急值记录本及护理记录单上做好记录。	查看相关制度及流程。追踪危急值处理并提问护士危急值相关知识。 1.无危急值报告制度及流程，扣2分。 2.护士未掌握危急值正常值及报告值，每处扣1分。 3.护士不知晓危急值处理流程，每处扣1分。 4.危急值记录不规范、不完整，或缺护士医生签字，每处扣1分。 5.登记本上的医生与护理记录单上的医生名字不一致扣1分。 6.护理记录单记录危急值不规范或者缺少相关护理措施扣1分。 7.护理记录单不体现危急值记录的扣3分。

（续表）

项目	分值	评价标准及检查方法	检查记录
不良事件管理	10	1. 实行非处罚性护理安全（不良）事件报告制度，护士知晓护理不良事件上报途径及上报流程，有护理人员主动报告的激励机制。 2. 有多种途径便于护理人员报告护理安全（不良）事件。 3. 有护理安全（不良）事件统一报告网络，统一管理。 4. 有护理人员主动报告护理安全（不良）事件的教育和培训。 5. 发生或发现不良事件后，出现迟报、漏报或瞒报，经查实与科室综合目标及绩效考核挂钩。 6. 护理安全（不良）事件有现场纸质版案例成因分析和讨论，成因不得过于简单，并有电子版上报记录。	查看相关资料，现场考核护理人员不良事件相关知识及上报流程。 1. 护士对上报不良事件的方法和流程，不知晓扣2分，不正确扣1分。 2. 不良事件未及时上报、迟报、瞒报、漏报，各扣5分。 3. 护士不知晓科室近期出现的不良事件及科室的改进措施，扣2分。 4. 无现场纸质版案例成因分析扣2分，成因过于简单扣1分，无针对性整改措施扣2分，无电子版上报记录扣2分。 5. 不良事件与科务会讨论的案例不一致扣1分，讨论不及时扣2分。
药品管理	10	1. 根据科室情况可备用一定备用药品，备用药品保存一定基数，有备案表。专人/专班管理，药品名称、数量与备案表一致。 2. 根据药品种类、性质（针剂、内服、外用等）分别放置，定数量、定位置，标签清晰。 3. 建立登记本，班班交接并签名。 4. 需要低温保存的药品应置于冰箱中的冷藏层（2~8℃）。 5. 麻醉药品、精神药品实行"五专"管理（专人管理、专库/柜加锁、专用账册、专用处方、专册登记），放射性药品、医疗用毒性药品及易制毒化学品等特殊药品要有使用管理制度，其存放区域、标识和贮存方法符合规定。	实地查看治疗室、冰箱、抢救车内药品管理。提问护士安全用药相关知识。 1. 各种药品存放或混放，1项不符合要求扣1分。 2. 药品未按规定进行标识扣1分。 3. 药品交接未按照基数交接扣1分。 4. 护士对使用麻、精、放、毒的注意事项回答不全面，每项扣1分。 5. 高危药品等特殊药品，包装相似、听似、看似药品，一品多规或多剂型的药品，无"警示标识"，每处扣1分。

（续表）

项目	分值	评价标准及检查方法	检查记录
药品管理	10	6. 高危药品等特殊药品有标识，贮存方法正确。 7. 对包装相似或看似、听似的药品、一品多规或多剂型药物的存放应有清晰的"警示标识"。 8. 备用药品基数明确，有明细清单，每月检查备用药品的有效期，做好记录，近效期药品（有效期在6个月内者），有明显标识，有备用药品明细清单、基数要求。 9. 对药品的取放有明确规定，遵循近效期先用原则。 10. 患者自带药品经申请、批准、签署同意书并开具医嘱后方可使用，护士按照药品说明书进行储存，写明床号、姓名，不得保管使用标识不清晰、过期、变质的药品。 11. 开启后的胰岛素冰箱（2~8℃）保存，保存时间≤14天。 12. 开启的胰岛素注射液不能留有针头保存。 13. 规范登记冰箱冷藏药品登记本（护理部统一模板），冰箱冷藏药品基数明确，有交接登记本。 14. 安眠药物等重点药物管理规范，口服或外用药品（如安眠药、吲哚美辛栓等）有包装盒或有药品名称、有效期标识，有使用登记本。 15. 危险化学品（酒精、碘酊、过氧化氢水溶液等）专柜专锁管理，有领用登记本。	6. 有关药品效期使用原则、标识及检查记录不符合要求每项扣2分。 7. 过期药品处理方法不符合要求扣5分；有过期药品存放扣5分。 8. 镇静安眠药放置及管理不规范扣2分。 9. 开启的胰岛素未在冰箱保存扣2分。 10. 药品交接本使用不规范，出现字迹不清晰、早签字、漏签字等情况扣1分。 11. 备用药品没有及时核查扣2分。 12. 危险化学品（酒精、碘酊、过氧化氢水溶液等）未专柜专锁管理扣2分，无领用登记本扣1分。

（续表）

项目	分值	评价标准及检查方法	检查记录
抗肿瘤药物防护	5	1. 配置抗肿瘤药物的区域应为相对独立的空间。 2. 使用抗肿瘤药物的科室应配备溢出包（内含防水隔离衣、一次性口罩、乳胶手套、面罩、护目镜、鞋套、一次性帽子、一次性聚氯乙烯手套、吸水垫及垃圾袋等）。 3. 配药时操作者应戴双层手套、一次性口罩。 4. 配药操作台应垫防渗透吸水垫，污染或操作结束时应及时更换。 5. 所有抗肿瘤药物污染物先放入双层黄色垃圾袋密封，再装入有毒性药物标识的容器中。 6. 抗肿瘤药物外溢时，操作者应穿戴个人防护用品，立即标明污染范围，粉剂药物外溢应使用湿纱布垫擦拭，水剂药物外溢应使用吸水纱布垫吸附，污染表面应使用清水清洗。	查看相关设施，追踪和现场查看相关措施落实情况。 1. 考核护士相关知识，掌握不熟练扣1分。抗肿瘤药物外溢处理方法不知晓扣2分。 2. 护士操作不规范，扣1分。 3. 无相应防范配置扣2分。 4. 抗肿瘤药物污染物没有放到双层黄色垃圾袋内的扣3分。
冰箱管理	5	1. 冰箱不存放非低温保存药品及私人用品。每日至少监测温度1次并有记录，保持温度2~8℃，发现温度异常及时维修。 2. 冰箱内（冷藏区、冷冻区）整齐洁净，分区明确，布局合理，药品及物品标识清晰，高危药品有明显标识，药品按照基数班班交接。 3. 冰箱药品班班交接，冰箱药品按药品管理规范管理。 4. 冰箱及时清洁，每周消毒1次，每月除霜1次，护士长每月检查1次。	1. 冰箱内存放非低温保存物品及私人物品扣5分。 2. 冰箱温度和实际不符，不及时消毒、除霜、清洁、检查的各扣1分。 3. 药品未按基数交接扣1分。 4. 布局不合理，物品管理混乱，扣1分。 5. 高危药品标识不规范或未标识扣1分。 6. 药品混放或放置不规范扣1分。

（续表）

项目	分值	评价标准及检查方法	检查记录
冰箱管理	5	5.开启的所有药品应标明开启日期及时间，开启后的胰岛素必须存放冰箱，存放时间≤14天。 6.冰箱门上不放置有温度要求的药品。	7.药品交接本使用不规范，出现字迹不清晰、早签字、漏签字、随意更改数量等情况扣1分。
抢救车管理	5	1.抢救车（抢救箱）定点放置，专人/专班管理。 2.抢救车分区合理，物品、药品分类放置，有布局图。 3.抢救车内药品、物品取用后（2小时内）补充封存，确保处于备用状态，近效期药品（6个月内）有标识，禁止过期。常备物品及时检查维修，一次性物品及时更换或消毒，无过期物品。 4.抢救车每月由两名护士对抢救车全面检查并有记录。护士长每月检查抢救车的管理情况并有记录。 5.抢救车药品、物品等有备用基数，封存的药品、物品有效期应大于31天。 6.执行封条管理的科室，封条上注明检查日期、近效期药品，双人签字并与抢救车交接检查记录本一致，班班交接封条完整性，并有记录。及时清除封条胶印记。 7.执行钥匙管理的科室，用腕带将钥匙（直接拴在钥匙上不能拴到钥匙环上）悬挂于车把手（腕带上注明检查日期、近效期药品，双人签字与抢救车交接检查记录本一致），班班交接其腕带完整性，并有记录。	实地检查抢救车、交接和使用记录。 1.未定点放置扣1分，无专人管理扣1分。 2.封条粘贴和标记不符合要求扣2分。 3.近效期药品或物品（6个月内）未做标识扣2分，有过期药品或物品扣5分。 4.抢救车内无《抢救临时记录本》扣1分。抢救车登记本记录不准确扣1分。使用未记录或记录不全扣1分。 5.护士和护士长未按时检查扣1分。 6.优先使用的药物未标识扣1分。 7.药品或物品数量与基数不符扣1分。 8.抢救车未达到备用状态扣2分，药物补充不及时扣1分。 9.抢救车未及时上锁管理扣1分。 10.抢救车检查本记录不规范扣1分。

（续表）

项目	分值	评价标准及检查方法	检查记录
抢救车管理	5	8.不执行腕带和钥匙管理的科室，需要班班交接药品数量和质量。 9.临时记录本上及时登记使用日期、时间、药品、物品、使用患者姓名，不能缺项，换页需写全年月日。	
输血管理	10	1.取回的血制品，必须按照品种不同，在相应规定的时限内完成输注，不得自行贮存。 2.严格执行输血查对制度，输血前需两人核对，严格执行"三查八对"，准确无误后方可输血。 3.输血时，由两名医护人员（携带病历及配发血报告单）共同到患者床旁用PDA扫描床头牌或腕带进行核对，由患者陈述患者姓名、血型以确认受血者身份，双人用PDA进行"三查八对"后执行。 4.除生理盐水外，输血前和输血过程中，不得向血液内加任何药品。 5.输血时必须使用符合国家标准的一次性输血器，严格执行输血的无菌操作程序。 6.严格控制输血的速度，按照"先慢后快"的原则，开始输入速度宜慢，观察15分钟无不良反应，再根据病情及血液种类调节滴速。 7.输血过程中严密观察患者病情变化，并做好记录。 8.若发现输血严重危害时，应按照医院控制输血严重危害预案执行，并及时规范记录。	查看相关资料，追踪和现场查看护理措施落实情况。考核护士相关知识。 1.现场提问输血制度及相关知识，回答不全每人次扣1分。 2.现场检查输血系统输血闭环情况。查看输注记录：填写不规范、有漏项或是不符合要求扣1分；查看输血过程：领血时间、输血开始时间、输血结束时间是否规范，不符合要求扣1分；查看输血记录单：巡视频次不符合要求扣1分；查看血袋回收记录：血袋处理不规范、有漏项扣1分。 3.输血中，护士操作流程不符合要求每项扣2分。输血双人核查不规范，扣2分。 4.血袋处理不规范，扣1分。 5.输血结束后未在护理记录单中记录，扣5分；记录不及时扣3分。 6.输血异常事件无记录分析扣5分。

（续表）

项目	分值	评价标准及检查方法	检查记录
输血管理	10	9. 输入两袋以上血液时，两袋血液之间需输入少量生理盐水冲洗输血器。调换每袋血液时，必须坚持二人查对制度。输血器连续使用4小时以上，必须更换新的输血器。 10. 输血完毕将配发血报告单粘贴在病历中，并在输血系统中完成相应的记录。输血完毕，血袋用双层黄色垃圾袋包好，在2~6℃冰箱至少保存24小时后，按医疗废物处理并有记录。 11. 对输血过程中的异常事件有记录、分析与改进。	
跌倒/坠床管理	15	1. 有防范患者跌倒/坠床的相关制度，并体现多部门合作。 2. 对住院患者进行跌倒/坠床风险评估，遇抢救等情况时可延长至入院6小时内完成，根据患者病情及用药变化进行动态评估，持续追踪有记录，患者病情发生变化，随时评估记录。 3. 采取措施防止跌倒/坠床，如警示标识、床栏、提醒、搀扶等。评估存在高度风险患者床旁有"防跌倒/坠床"警示标识。高风险患者贴"防跌倒/坠床"标识至病员服左胸前。 4. 加强安全教育，主动告知患者跌倒/坠床风险及防范措施。 5. 护士知晓患者发生跌倒/坠床的紧急处理预案和报告程序。 6. 对发生跌倒/坠床的案例有分析及改进措施。	查看相关资料，现场查看跌倒/坠床相关护理落实情况。考核护士跌倒/坠床相关知识。 1. 无跌倒/坠床相关制度、流程扣2分。 2. 未对高危患者进行评估扣3分。 3. 未根据患者病情及用药变化进行动态评估扣2分。 4. 评估不正确每项扣1分。 5. 护士采取防范措施中1项不到位扣1分。 6. 护士不知晓防跌倒措施扣1分，患者不知晓防跌倒措施扣1分。 7. 未向患者告知风险及防范措施扣2分。 8. 无跌倒/坠床分析、改进措施扣3分。跌倒无追踪记录扣1分。 9. 高危患者未正确标识扣1分。

三、中医特色护理评价标准

中医特色护理评价标准见表6-3。

表6-3 中医特色护理评价标准

项目	分值	评价标准及检查方法	检查记录
中医护理方案	25	1.本科室优势病种中医护理方案齐全，内容详细，突出中医特色。 2.护士能掌握相关知识点，能根据病情辨证施护。 3.每半年、一年对中医护理方案的应用情况进行分析、总结，同时将总结报告发至护理部邮箱。 4.每年对中医护理方案进行优化。	1.科室优势病种中医护理方案缺一种扣2分；科室优势病种中医护理方案内容不详扣1分。 2.随机抽查2名护士掌握情况，掌握不全每人扣2分；护理方案未应用于临床护理中，扣2分；护士不能根据病情辨证施护扣1分。 3.半年、一年未进行分析总结，未将总结报告发至护理部邮箱，各扣5分；分析资料收集不全，扣2分。 4.年度优化无讨论会扣5分；无优化内容说明扣2分；无会议记录和照片扣2分。
中医护理技术开展	25	1.每个护理单元实施4种以上的中医护理技术，每项护理技术均有操作规程，每月每项技术实施人次不少于5次。调取系统中中医护理技术实施项目明细，护理人员操作的项目才算科室的中医护理技术项目数。 2.护士能熟练掌握《护理人员中医技术使用手册》中的中医护理技术操作，护士能熟记相关技术操作的注意事项。	1.中医护理技术缺少1种扣2分；中医护理技术无操作规程扣2分。 2.实施的中医护理技术必须在一般患者护理记录单记录并须记录实施后的效果，无记录扣2分；无中医护理技术疗效评价扣2分；中医护理技术疗效评价漏项扣1分；抽查2项中医操作，护士不能熟练操作常用中医技术，每人扣2分；每护理单元抽查2名护士，提问有关技术操作的注意事项、适应证、禁忌证等，不能掌握扣2分；中医护理技术操作违反操作规程每人次扣5分。

(续表)

项目	分值	评价标准及检查方法	检查记录
中医药特色康复和健康指导	25	1. 每个护理单元有详细的中医护理疾病健康宣教材料。 2. 每个患者有健康教育督查单。 3. 护士能用中医药理论及技术做健康养生指导。 4. 患者知晓中医调理健康相关知识。 5. 患者知晓医护一体化查房指导内容。	1. 无具体可行的教育材料扣2分；健康宣教材料不全扣1分；健康宣教材料不符合实际扣1分。 2. 抽查3名患者，无宣教记录每患者扣2分；宣教记录不全扣1分。 3. 提问护士用中医药理论及技术做健康养生指导方面的问题，回答不全扣2分。 4. 询问2位患者（新入院和准备出院为重点），未接受指导每人扣2分。 5. 询问2位主管医生及患者医护一体化查房内容，未跟随查房扣5分。
中医护理理论与技术培训	25	1. 病区有中医药知识培训的年、月培训计划。 2. 护理业务查房每月1次。 3. 护理病历讨论至少每6个月1次。	1. 无培训计划扣2分；计划不切合实际扣1分。 2. 护理查房少PPT扣2分；护理查房少文献查阅扣2分；护理查房少现场记录扣2分；护理查房少电子记录扣2分；护理查房内容格式不正确扣2分；护理查房内容无针对性、过于简单扣2分；护士不知晓护理查房内容扣2分；无护理查房每次扣10分。 3. 无护理病历讨论每次扣10分；护理病历讨论内容格式不正确扣2分；护理病历讨论内容无针对性、过于简单扣2分；护理病历讨论少PPT扣2分；护理病历讨论少文献查阅扣2分；护理病历讨论少现场记录扣2分；护理病历讨论少电子记录扣2分；护士不知晓护理病历讨论内容扣2分。

四、消毒隔离评价标准

消毒隔离评价标准见表6-4。

表6-4 消毒隔离评价标准

项目	分值	评价标准及检查方法	检查记录
制度落实	10	1.科室有感染管理与质量控制小组，小组成员职责明确，严格履职，并有记录。 2.有健全的医院感染工作制度，定期组织学习培训，各级护理人员知晓相关内容。 3.科室每月进行院感自查，存在问题记录清楚并有分析及改进措施。 4.抹布、拖把、地巾等须做到分区使用。 5.及时、准确填写日常消毒登记本上的每项内容。 6.生活、医疗垃圾分类收集处理。特殊感染的垃圾用双层黄色垃圾袋严密封闭，标识清楚。 7.严格执行医疗垃圾转运交接登记手续，医疗废物出科登记本各个项目填写及时、规范。 8.锐器盒内锐器超过3/4须及时处理。	查看相关记录，提问护士相关知识知晓情况。现场查看各项措施落实情况。 1.无感控小组，职责不明确扣1分。 2.制度不健全扣1分；无学习培训、自查记录及整改措施，抽查护士不知晓相关内容，各扣1分。 3.医疗、生活垃圾分类不正确，扣2分；特殊感染的医疗垃圾处理要求不知晓、处理不规范扣2分。 4.医疗垃圾转运交接记录登记不规范，扣2分。 5.锐器盒过满更换不及时扣1分。 6.抹布、拖把、地巾等未做到分区使用扣1分。
标准预防	10	1.可能接触患者的血液、体液时，必须戴手套，操作完毕，脱去手套后立即洗手，必要时进行手消毒。 2.可能发生血液、体液飞溅到医务人员面部时，医务人员应当戴手套和具有防渗透功能的口罩、防护眼镜。 3.可能发生血液、体液大面积飞溅或者有可能污染医务人员的身体时，还应当穿戴具有防渗漏功能的隔离衣或围裙。	现场查看标准预防落实情况。 1.标准预防的措施回答不全扣2分。 2.标准预防的措施落实不到位每项扣3分。 3.锐器盒使用不规范扣5分。

（续表）

项目	分值	评价标准及检查方法	检查记录
标准预防	10	4. 医务人员手部皮肤发生破损，在进行有可能接触患者血液、体液的诊疗和护理操作时必须戴双层手套。 5. 锐器使用后应当直接放入耐刺、防渗漏的利器盒。	
手卫生	25	1. 护士熟练掌握手卫生的五个指征（两前三后：接触患者前、无菌操作前、接触患者后、接触患者血液体液后、接触患者周围环境后），并落实到位。 2. 按照标准七步洗手法进行手卫生，时间不少于15秒。 3. 走廊、治疗车、服药车配有快速手消毒剂，并标注开启日期及失效期，日期不得涂改。	现场查看手卫生各项措施落实情况。 1. 洗手指征回答不全每人次扣2分，落实不到位扣2分。 2. 走廊、治疗车、服药车未配有快速手消毒剂，未标注使用有效期，各扣2分；快速手消毒剂过期扣5分。 3. 洗手方法不正确、洗手时间不知晓每人次扣2分。
无菌操作	20	1. 护士进行各种无菌操作前要洗手、戴口罩，操作时严格执行无菌操作规程，所有人员进入治疗室须戴口罩。 2. 清洁区、污染区分区合理、明确，标识清楚，定期进行物体表面及空气消毒。 3. 治疗台、治疗车及治疗盘各班操作前后清洁擦拭，抹布专用，用后清洗、消毒，晾干后备用；遇有污染，用消毒液擦拭消毒。治疗车上层为清洁区，下层为污染区。 4. 无菌物品使用遵循近效期先用原则，定期检查无菌物品，无过期物品。 5. 无菌物品开启时注明开启日期、时间，并在有效期内使用。 6. 棉签需注明开启日期并在24小时内使用。	现场查看各项措施落实情况。 1. 无菌操作不符合要求每项扣2分。 2. 区域分区、物品放置不符合要求每项扣2分。 3. 治疗台、治疗车及治疗盘不洁扣1分；无菌物品与非无菌物品混放扣1分。 4. 有过期无菌物品（液体），不得分。使用有效期填写不规范扣1分。 5. 无菌物品（液体）使用及存放不符合要求每项扣2分。

（续表）

项目	分值	评价标准及检查方法	检查记录
无菌操作	20	7. 无菌持物钳及容器每4小时需更换，并注明开启时间，遇污染时及时更换。 8. 抽好的药液，在给患者注射前应放在无菌治疗盘内，并注明开启日期，铺好的无菌盘不超过4小时。 9. 浸泡酒精棉球或碘伏棉球的容器应每周更换2次并灭菌。 10. 抽出的药液和配制的静脉输注用无菌液体放置时间不应超过2小时；启封抽吸的各种溶媒不应超过24小时。	
无菌物品储存	15	1. 无菌物品储存柜或架离地面20 cm及以上，距天花板50 cm以上，距墙壁5 cm以上放置。 2. 无菌物品储存柜内的无菌物品拆除外包装。 3. 无菌物品专柜放置，按灭菌日期依次摆放，标识清楚，包装符合要求。 4. 处置室、污物间内的物品分区放置，放置合理。	现场查看各项措施落实情况。1项不符合要求扣1分。
医疗物品消毒处理	20	1. 雾化吸入器面罩及管道专人专用，一用一消毒，按说明书使用与更换。 2. 一次性呼吸机管道及湿化罐按说明书定期更换。 3. 使用中的吸引器，及时倾倒引流液，用后进行终末消毒。 4. 体温表收回后放在含有效氯的消毒液（消毒液浓度符合规定）或75%酒精溶液内浸泡30分钟后，冲洗后擦干备用。	现场查看各项措施落实情况，查看相关工作记录。1项不符合要求扣2分。

（续表）

项目	分值	评价标准及检查方法	检查记录
医疗物品消毒处理	20	5. 可复用氧气湿化瓶应按要求进行浸泡消毒（500 mg/L 含氯消毒剂浸泡 30 分钟以上）。 6. 可复用氧气湿化瓶应干式保存。 7. 可复用氧气湿化瓶应做到一人一用一消毒，每日更换。 8. 可复用止血带应一人一用一更换。 9. 一次性用品应做到一人一用一丢弃。 10. 含氯消毒剂现用现配，配完监测浓度。 11. 小于等于 100 ml 的碘伏、酒精开启后 7 天内使用完毕；大于 100 ml 的碘伏、酒精开启后密闭保存 30 天内使用完毕。 12. 科室应将需消毒及灭菌的物品送供应室集中处理。盛放体温表的容器每日清洁，浸泡容器每周高压灭菌 1 次。 13. 紫外线灯管每周用 75% 酒精清洁 1 次，有记录。 14. 各紫外线灯管有累计照射时间并记录，有更换日期与辐射强度检测记录（凡低于 70 μw/cm^2 应更换灯管）。辐射强度检测每半年（或 1 000 小时）1 次或新管使用前进行检测。	

第二节 门诊系统护理质量评价标准

一、门诊护理管理评价标准

门诊护理管理评价标准见表 6-5。

表 6-5 门诊护理管理评价标准

项目	分值	评价标准及检查方法	检查记录
护士仪表	20	1. 护士佩戴胸牌。 2. 护士着装规范，衣服干净、整洁、无污渍。 3. 上班期间无特殊情况，不携带手机。 4. 护士行为、操作符合礼仪规范，文明用语，微笑服务。	现场查看、访谈护士。 1. 护士未佩戴胸牌，1人次扣2分。 2. 护士着装不规范，衣服有污渍，1人次扣1分。 3. 护士头发不规范，1人次扣1分。 4. 工作期间，携带手机，1人次扣2分。 5. 护士行为、操作不符合礼仪规范1人次扣1分。
环境质量	30	病区环境（20分）： 1. 环境安静温馨，每日通风或使用空气消毒机消毒 2~3 次并有记录，保持空气清新、无异味。 2. 病室门窗玻璃明亮，走廊地面清洁无污垢，垃圾桶定位放置，污物处理及时。 3. 开水间整齐、清洁、不放杂物，有防滑、防烫伤等安全警示标识，地面干燥无积水。 4. 卫生间清洁无异味，地面干燥。 5. 床单元物品配置齐全。 6. 应急灯功能良好，保证至少3个月充电1次，充电、检查有记录。 7. 护士知晓科室消防设施位置，掌握使用方法及相关知识。	现场查看病区环境及各项安全警示标识情况，随机抽查医护人员消防设备操作或应急预案演练。 1. 未按时通风或消毒扣1分（秋冬季节2次/天，春夏季节3次/天）。 2. 通风或空气消毒记录不全扣1分。 3. 地面有污渍扣1分。 4. 垃圾桶垃圾超过2/3未倾倒扣1分。 5. 垃圾桶无定位标识，扣1分。 6. 开水间及卫生间地面积水，扣1分。 7. 无安全警示标识，每处扣1分。

（续表）

项目	分值	评价标准及检查方法	检查记录
环境质量	30	8. 禁止吸烟、饮酒、使用大功率个人电器，确保用电安全。 9. 走廊内不得随意悬挂、晾晒衣物。	8. 应急灯充电、检查无记录，扣2分。 9. 随机抽查护士应急灯使用，操作不正确每人次扣2分。 10. 护士消防设备操作不正确扣1分。 11. 消防相关知识掌握不全扣1分。 12. 吸烟人员，每人次扣1分。 13. 未经备案，私自使用大功率个人电器扣5分。 14. 走廊内晾晒衣物，1件扣1分。
		治疗室、处置室、换药室管理（10分）： 1. 治疗室、处置室、换药室环境整齐、清洁。 2. 物品分类放置，标识明显，管理有序，物品用后及时整理归位。	1. 治疗室台面不整洁，扣1分。 2. 治疗车垃圾桶过满，扣1分。 3. 处置室不整洁，扣1分。 4. 换药室不整洁，扣1分。 5. 物品放置不规范、标识不明显、用后未及时归位，扣1分。
6S管理	15	组织管理（5分）： 1. 科室成立"6S管理"小组，小组成员职责明确，并有记录。 2. 科室有6S管理规定及实施细则，定期组织学习，各级护理人员知晓相关内容，有学习记录。	1项不符合要求扣1分。
		水电管理（10分）： 1. 禁止医护人员及保洁员在科室清洗私人物品。 2. 日间办公区域及病房尽量采用自然光，杜绝"白昼灯"和"长明灯"现象。病房按时熄灯。 3. 开启空调执行26℃标准，关闭门窗，房间无人不得开启。 4. 水电维修及时，无"跑冒滴漏"现象。	现场查看病区环境及各项要求落实情况。 1. 在科室清洗私人物品，扣1分。 2. 有"白昼灯""长明灯"现象，扣1分。 3. 无人病房内空调开启，且未关门窗，扣1分。 4. 水电维修不及时，出现长流水现象，扣2分。

（续表）

项目	分值	评价标准及检查方法	检查记录
物品、仪器、设备管理	25	1. 急诊区域内物品、仪器、设备账物相符、库存合理。 2. 所有仪器设备有操作流程标牌，护理人员均能掌握，熟练应用。 3. 性能良好的仪器设备悬挂"性能良好"标识，出现故障时悬挂"故障维修"标识并及时送修。 4. 物品及仪器设备使用后及时清洁、消毒，物归原处。 5. 急救物品做到"五固定三及时"。 6. 护理人员了解科室物品及仪器设备的保养方法，定期检查、保养，保证性能良好，处于应急备用状态。 7. 护士长对物品、仪器、设备管理情况定期检查（至少每月1次）并有签名。 8. 常备物品及时检查维修，一次性物品及时更换或消毒，无过期物品。	现场查看病区仪器设备，抽查仪器设备性能。抽考护理人员仪器设备操作。 1. 物品、仪器、设备未处于备用状态，每处扣1分。 2. 仪器、设备未规范使用标识，每件扣1分。 3. 仪器设备未及时保养、检查、维修，每件扣1分。 4. 急救物品及仪器使用后未及时清洁消毒，扣2分。 5. 抽考护士对仪器、设备操作不合格，1人次扣2分。 6. 护士长未定期检查仪器设备，扣1分。 7. 有过期物品，扣3分。
患者及陪人管理	10	1. 床单元整洁、干燥、平整，一次性被服用后及时更换，未使用一次性被服时，及时遮盖床罩。 2. 物品摆放有序，窗台上不放置杂物。 3. 患者各种留置管道妥善固定，标识正确清晰。 4. 留置针敷贴处无血渍、红肿，标识清楚。 5. 陪人自觉遵守科室各项规定，就诊需按科室要求进行登记。	1. 床单元不整洁，扣1分。 2. 患者出院后，未及时整理床单元，扣1分。 3. 床旁物品杂乱、过多，扣1分。 4. 各种管道无管道标识或标识不清晰，每处扣1分。 5. 留置针敷贴有血渍，扣1分。 6. 陪人不遵守医院规定，1人次扣1分。

二、健康管理中心护理质量评价标准

健康管理中心护理质量评价标准见表6-6。

表6-6 健康管理中心护理质量评价标准

项目	分值	评价标准及检查方法	检查记录
服务规范	20	1. 恪守职业道德规范，尊重患者，保护患者隐私。 2. 仪表端庄，着装规范、服装整洁、头发不过肩、佩戴胸卡、忌浓妆。 3. 举止行为规范，服务热情。 4. 严格遵守各项法律法规和规章制度，应急预案知晓率100%。 5. 定期检查急救物品、药品，完好率100%。	现场查看、访谈护士。 1. 护士着装不符合要求1人次扣1分。 2. 服务不主动扣1分。 3. 语言生硬扣1分。 4. 发生纠纷扣10分。 5. 急救物品、药品，不符合要求，每项各扣2分。 6. 应急预案不完善、应急预案不熟悉每项扣2分。
环境质量	20	1. 诊室整洁、安静，温湿度适宜。 2. 工作间物品分类放置，标识明显，管理有序。 3. 有良好的候诊秩序，有序排队，忙而不乱。 4. 仪器、设备等有性能完好标识。下班离开诊室前，及时关闭仪器、设备，关空调。 5. 禁止吸烟，注意水、电安全。 6. 安全通道严禁摆放杂物，确保畅通无阻。 7. 人人掌握消防栓、灭火器的使用方法。	现场查看诊室环境及各项标识情况，随机抽查护理人员消防设备操作或应急预案演练。 1. 现场查看环境，1项不符合要求扣2分。 2. 不维持就诊秩序的扣2分。 3. 人走断水断电有记录，不符合要求扣5分。 4. 随机抽查消防设备操作，操作不正确每人次扣5分。
分诊宣教	20	1. 坚守岗位，不脱岗，不迟到，不早退。 2. 给予体检流程宣教，告知各项检查的注意事项、禁忌证，合理安排各体检项目的次序。 3. 热情接待，态度和蔼，彬彬有礼，耐心解答，做到四不（不推、不硬、不冷、不顶）。	1. 未按时开诊扣5分。出现迟到、早退、脱岗，1次扣5分。 2. 宣教不耐烦扣5分。 3. 工作出现推、顶、冷、硬现象扣5分。

（续表）

项目	分值	评价标准及检查方法	检查记录
消毒隔离	20	1. 有消毒隔离制度与相关规范要求。 2. 清洁区、污染区分区合理、明确。 3. 实施标准预防，根据疾病传播途径采取相应隔离措施。 4. 手卫生设施齐全、使用便捷；有手卫生相关要求（手清洁、手消毒、外科洗手操作规程等）的宣教、图示。 5. 护士严格执行手卫生规范，洗手方法正确。 6. 无菌物品专柜储存，离地面20 cm及以上，距天花板50 cm以上，距墙壁5 cm以上。 7. 无菌物品按照灭菌日期摆放，遵循近效期先用原则，定期检查，无过期失效。 8. 无菌物品开启时注明开启时间，保存方法符合要求，并在有效期内使用。 9. 一次性无菌医疗用品不得重复使用，用后按医疗垃圾分类处理。 10. 可重复使用的医疗用品定期更换，用后消毒灭菌，微生物检测符合要求。 11. 工作人员掌握消毒液的浓度、配制方法与使用方法，按要求监测消毒液浓度。 12. 生活、医疗垃圾分类收集处理。特殊感染的垃圾用双层黄色垃圾袋严密封闭，标识清楚，严格执行转运交接登记。	现场查看各诊室，提问医护人员消毒隔离知识掌握情况。 1. 制度、规范，每缺1项扣1分。 2. 分区设计不合理（非硬件设施导致）扣2分。 3. 隔离措施防护不到位，扣2分。 4. 工作人员洗手方法不正确每人次扣2分。 5. 无菌物品放置不符合规范和标准扣2分。 6. 物品过期扣5分。 7. 无菌医疗用品使用及医疗垃圾分类处理情况违反规定扣2分。 8. 工作人员对消毒液使用相关知识回答不全扣2分。 9. 查看垃圾分类及交接记录，不符合规定要求每处扣2分。

（续表）

项目	分值	评价标准及检查方法	检查记录
岗位管理	20	1.科室建立护理质量与安全管理小组（科室质控分组与护理部质控组一致），实施护理质量管理工作。 2.制订各岗位相关职责、各工作流程。各质控小组分工明确，职责清晰，有工作制度及组织架构图 3.有护理质量检查标准、自查记录，对护理部、科护士长护理质控检查有记录，有质量持续改进措施，体现质量可追溯性。 4.科室有分层级培训计划。 5.分层级培训范围要涵盖科室所有层级人员，每月理论培训或操作培训至少各1次。 6.资料完善，所有培训（含技能培训）均须有PPT课件（标题页注明讲课时间及主讲人）、签到表、考核成绩。考核试卷需与本月培训内容相符。 7.科室人员掌握每月培训内容，知晓培训重点。	1.未建立小组不得分；科室质控小组不全，扣2分。 2.无质控小组工作制度及职责扣2分；组织架构图不正确扣1分。 3.小组质控不及时扣2分；自查记录不完善、不规范扣1分；无质量分析汇总扣1分。 4.无科室层级培训计划不得分。 5.分层培训未涵盖所有层级人员，扣2分。 6.无培训PPT课件，每缺1项扣2分；培训课件不符合要求扣1分；无考核成绩扣1分；签到表不规范扣2分。 7.抽查护士，未掌握培训内容，每人次扣1分。

第三节　急诊重症系统护理质量评价标准

一、急诊重症医学科临床护理管理评价标准

急诊重症医学科临床护理管理评价标准见表6-7。

表6-7　急诊重症医学科临床护理管理评价标准

项目	分值	评价标准及检查方法	检查记录
优质护理服务开展情况	20	1.科室开展优质护理服务实施方案可行，每年度有计划、总结。 2.体现护士弹性排班。 3.实行护士绩效管理，护士能掌握绩效分配原则。	1.无优质护理服务实施方案等相关资料不得分。 2.实地查看优质护理服务实施情况，与实施方案、要求不相符扣2分。

（续表）

项目	分值	评价标准及检查方法	检查记录
优质护理服务开展情况	20		3.未能体现护士弹性排班制及护士绩效管理，各扣2分。 4.护士未掌握绩效分配原则，每人次扣1分。
工作制度	20	1.有科室相关制度：抢救工作制度、预检分诊制度、绿色通道制度、三无患者救治制度、急诊仪器管理制度等。 2.有科室工作流程：预检分诊流程、绿色通道流程、三无患者救治流程、危重患者转运流程、入院和出院流程等。 3.科室各区域各班的岗位职责明确。 4.有急诊科一般护理常规和常见（危重）病护理常规。 5.有各种急救仪器的操作常规以及急救护理技术操作常规。	查看相关资料，询问护士。 1.无科室工作制度及流程，扣10分。 2.科室工作制度及流程不健全，扣5分。 3.无岗位职责，扣5分。 4.无急诊科护理常规及操作常规，扣5分。 5.现场提问、抽查护理人员，对仪器操作掌握不全，1人次扣1分。
		有院内急诊与院前急救衔接制度，保证危重患者救治的连续性和及时性。	1.科室未建立院内急诊与院前急救衔接制度扣5分。 2.实地查看院前急救的交接情况，1项不符合要求扣2分。
应急预案	20	1.有应对突发公共卫生事件或灾害事件等的抢救预案。 2.有突发事件的应急预案，如火灾、停电、停氧、仪器故障等。 3.针对应急预案，每年有2次以上应急演练，有记录。 4.针对演练存在的问题，及时提出整改措施，并积极整改。	1.科室无应对突发公共卫生事件或灾害事件等的抢救预案，扣5分。 2.应急演练记录不全，扣2分。 3.对应急演练中存在的问题未及时整改，扣1分。 4.现场询问护士，对应急预案掌握不全，1人次扣1分。

（续表）

项目	分值	评价标准及检查方法	检查记录
护理技术	20	1.护理人员熟练掌握心肺复苏技能、简易呼吸器、电除颤、吸痰、洗胃等急救技术。 2.科室有急救技术培训和考核记录。 3.各项急救措施处理及时准确。 4.护士熟练掌握抢救仪器操作，能排除一般故障。	1.无培训、考核记录，扣2分。 2.现场抽考护理人员抢救仪器操作，不熟练的，1人次扣1分。
预检分诊	20	1.分诊护士严格执行预检分诊制度、急诊绿色通道制度。 2.分诊护士熟练应用急诊分诊信息系统，主动迎接患者（救护车），参与安全搬运患者，患者体位放置正确。 3.分诊护士采用"四级四区"的分诊标准进行正确分诊。 4.遇到重大突发事故及时向院领导汇报。	1.分诊护士未掌握预检分诊制度和急诊绿色通道制度，扣5分。 2.实地查看预检护士的分诊情况，1项不符合要求扣2分。

二、急诊重症医学科病区管理评价标准

急诊重症医学科病区管理评价标准见表6-8。

表6-8　急诊重症医学科病区管理评价标准

项目	分值	评价标准及检查方法	检查记录
护士仪表	20	1.护士佩戴胸牌。 2.护士着装规范，衣服干净、整洁、无污渍。 3.上班期间无特殊情况，不携带手机。 4.护士行为、操作符合礼仪规范，文明用语，微笑服务。	现场查看、访谈护士。 1.护士未佩戴胸牌，1人次扣2分。 2.护士着装不规范，衣服有污渍，1人次扣1分。 3.护士头发不规范，1人次扣1分。 4.工作期间，携带手机，1人次扣2分。 5.护士行为、操作不符合礼仪规范1人次扣1分。

（续表）

项目	分值	评价标准及检查方法	检查记录
环境质量	30	病区环境（20分）： 1. 环境安静温馨，每日通风或使用空气消毒机消毒2~3次并有记录，保持空气清新、无异味。 2. 病室门窗玻璃明亮，走廊地面清洁无污垢，垃圾桶定位放置，污物处理及时。 3. 开水间整齐、清洁、不放杂物，有防滑、防烫伤等安全警示标识，地面干燥无积水。 4. 卫生间清洁无异味，地面干燥。 5. 床单元物品配置齐全。 6. 应急灯功能良好，保证至少3个月充电1次，充电、检查有记录。 7. 护士知晓科室消防设施位置，掌握使用方法及相关知识。 8. 禁止吸烟、饮酒、使用大功率个人电器，确保用电安全。 9. 走廊内不得随意悬挂、晾晒衣物。	现场查看病区环境及各项安全警示标识情况，随机抽查医护人员消防设备操作或应急预案演练。 1. 未按时通风或消毒扣1分（秋冬季节2次/天，春夏季节3次/天）。 2. 通风或空气消毒记录不全扣1分。 3. 地面有污渍扣1分。 4. 垃圾桶垃圾超过2/3未倾倒扣1分。 5. 垃圾桶无定位标识，扣1分。 6. 开水间及卫生间地面积水，扣1分。 7. 无安全警示标识，每处扣1分。 8. 应急灯充电、检查无记录，扣2分。 9. 随机抽查护士应急灯使用，操作不正确每人次扣2分。 10. 护士消防设备操作不正确扣1分。 11. 消防相关知识掌握不全扣1分。 12. 吸烟人员，每人次扣1分。 13. 未经备案，私自使用大功率个人电器扣5分。 14. 走廊内晾晒衣物，1件扣1分。
		治疗室、处置室、换药室管理（10分）： 1. 治疗室、处置室、换药室环境整齐、清洁。 2. 物品分类放置，标识明显，管理有序，物品用后及时整理归位。	1. 治疗室台面不整洁，扣1分。 2. 治疗车垃圾桶过满，扣1分。 3. 处置室不整洁，扣1分。 4. 换药室不整洁，扣1分。 5. 物品放置不规范、标识不明显、用后未及时归位，扣1分。

（续表）

项目	分值	评价标准及检查方法	检查记录
6S管理	15	组织管理（5分）： 1. 科室成立"6S管理"小组，小组成员职责明确，并有记录。 2. 科室有6S管理规定及实施细则，定期组织学习，各级护理人员知晓相关内容，有学习记录。	1项不符合要求扣1分。
		水电管理（10分）： 1. 禁止医护人员及保洁员在科室清洗私人物品。 2. 日间办公区域及病房尽量采用自然光，杜绝"白昼灯"和"长明灯"现象。病房按时熄灯。 3. 开启空调执行26℃标准，关闭门窗，房间无人不得开启。 4. 水电维修及时，无"跑冒滴漏"现象。	现场查看病区环境及各项要求落实情况。 1. 在科室清洗私人物品，扣1分。 2. 有"白昼灯""长明灯"现象，扣1分。 3. 无人病房内空调开启，且未关门窗，扣1分。 4. 水电维修不及时，出现长流水现象，扣2分。
物品、仪器、设备管理	25	1. 急诊区域内物品、仪器、设备账物相符、库存合理。 2. 所有仪器设备有操作流程标牌，护理人员均能掌握，熟练应用。 3. 性能良好的仪器设备悬挂"性能良好"标识，出现故障时悬挂"故障维修"标识并及时送修。 4. 物品及仪器设备使用后及时清洁、消毒，物归原处。 5. 急救物品做到"五固定三及时"。 6. 护理人员了解科室物品及仪器设备的保养方法，定期检查、保养，保证性能良好，处于应急备用状态。 7. 护士长对物品、仪器、设备管理情况定期检查（至少每月1次）并有签名。 8. 常备物品及时检查维修，一次性物品及时更换或消毒，无过期物品。	现场查看病区仪器设备，抽查仪器设备性能。抽考护理人员仪器设备操作。 1. 物品、仪器、设备未处于备用状态，每处扣1分。 2. 仪器、设备未规范使用标识，每件扣1分。 3. 仪器设备未及时保养、检查、维修，每件扣1分。 4. 急救物品及仪器使用后未及时清洁消毒，扣2分。 5. 抽考护士对仪器、设备操作不合格，1人次扣2分。 6. 护士长未定期检查仪器设备，扣1分。 7. 有过期物品，扣3分。

（续表）

项目	分值	评价标准及检查方法	检查记录
患者及陪人管理	10	1. 床单元整洁、干燥、平整，一次性被服用后及时更换，未使用一次性被服时，及时遮盖床罩。 2. 物品摆放有序，窗台上不放置杂物。 3. 患者各种留置管道妥善固定，标识正确清晰。 4. 留置针敷贴处无血渍、红肿，标识清楚。 5. 陪人自觉遵守科室各项规定，就诊需按科室要求进行登记。	1. 床单元不整洁，扣1分。 2. 患者出院后，未及时整理床单元，扣1分。 3. 床旁物品杂乱、过多，扣1分。 4. 各种管道无管道标识或标识不清晰，每处扣1分。 5. 留置针贴有血渍，扣1分。 6. 陪人不遵守医院规定，1人次扣1分。

三、急诊重症医学科护理安全管理评价标准

急诊重症医学科护理安全管理评价标准见表6-9。

表6-9　急诊重症医学科护理安全管理评价标准

项目	分值	评价标准及检查方法	检查记录
患者十大安全目标	5	1. 熟练掌握患者十大安全目标。 2. 临床护理工作中落实十大安全目标。	1. 检查2名护士，不能熟练掌握患者十大安全目标，每人次扣1分。 2. 在临床护理工作中，无确切措施落实十大安全目标，扣2分。
查对	10	1. 收药时依据门诊病历信息核对药物名称、剂量、浓度、有效期、药品质量。检查药液质量，观察有无药物配伍禁忌。 2. 打印输液条码或手抄输液贴，抄写巡视卡。 3. 加药后经第二人核对（如单人值班需再次核对），并注明加药者、核对者姓名或工号。	现场查看护士查对流程，1项不符合要求扣1分。 1. 护士收药、配药时未执行"三查八对"，每次扣1分。 2. 未进行输液条码打印或抄写，扣1分。 3. 未抄写巡视卡，每人次扣1分。 4. 配药后未进行双人核对并签字，扣2分。

（续表）

项目	分值	评价标准及检查方法	检查记录
查对	10	4.治疗时采用"反问式"核查：确认患者姓名与门诊病历信息一致。清醒患者自述姓名；儿童、昏迷患者等，其家属陈述患者姓名并再次核对药品信息。 5.操作后再次核对患者姓名、药名、剂量、用法、时间，有效期，在巡视卡上注明执行者及执行时间。	5.进行治疗处置时，未进行"反问式"核查，扣2分。 6.操作后未进行再次核对，扣1分。 7.巡视卡未签名及注明执行时间，扣1分。
患者身份识别	10	1.门、急诊患者以患者门诊病历、患者及家属陈述作为识别患者身份的手段。 2.抢救室、留观室患者须使用腕带作为诊疗活动时医务人员识别患者身份的一种必备手段。 3.对传染病、药物过敏等特殊患者应做识别标记。 4.正确使用带有二维码的电子腕带，打印字迹清晰规范，若腕带损坏、模糊时，须重新打印腕带。对腕带过敏不能使用的患者，将腕带统一固定在衣袖外（不能活动的患者可固定于右侧床档）。 5.护士要勤观察佩戴腕带部位的皮肤情况及肢端血运。	1.门、急诊患者未按规定进行身份识别，1人次扣1分。 2.抢救室、留观室患者，1人次未佩戴腕带扣1分。 3.腕带信息模糊不全扣1分。 4.特殊患者无识别标记，每项扣1分。 5.腕带佩戴不舒适未及时处理，扣0.5分。 6.腕带未按要求佩戴或固定者扣1分。
重点患者交接	10	1.急诊患者有明确的身份标识方法和交接流程，根据患者病情，分级转运。 2.医护人员严格执行身份识别和无缝隙交接。	查看科室关键流程交接相关资料，实地跟踪患者关键流程交接落实情况。 1.无分级转运流程，扣5分。 2.科室转运交接单记录不全面、时间不准确、无交接人签名，1项不符合要求扣1分。

（续表）

项目	分值	评价标准及检查方法	检查记录
重点患者交接	10	3. 重点患者交接由接患者人员和护送患者人员完成，交接内容包括患者一般资料、意识、生命体征、输液、输血、治疗、置管情况、皮肤情况及其他特殊情况等，发现问题，立即查问，交接时发现问题由相应科室负责。 4. 对意识不清、语言交流障碍等无法陈述自己姓名的患者，由患者陪同人员陈述患者姓名。 5. 科室有转运交接单，内容记录齐全，双人签名。 6. 患者交接过程注意观察病情变化、保护隐私，体现爱伤观念。	3. 患者转科交接环节不符合要求每处扣1分。
危急值管理	10	1. 护士知晓临床危急值报告制度及流程。 2. 护士熟悉本部门危急值项目及内容，能够有效识别危急值。 3. 护士接获非书面危急值报告时应规范、完整、准确地记录患者识别信息、检查（验）结果和报告者的信息。 4. 复述确认无误后及时向值班医生报告，并在护理记录或门诊病历上做好记录。	查看相关制度及流程，追踪危急值处理并提问护士危急值相关知识。 1. 无危急值报告制度及流程扣2分。 2. 护士未掌握常见危急值正常值及报告值，每处扣1分。 3. 护士不知晓危急值处理流程，扣2分。 4. 危急值记录不规范、不完整，每处扣1分。 5. 危急值处理后未及时记录，扣1分。
不良事件管理	5	1. 实行非惩罚性护理安全（不良）事件报告制度，护士知晓护理不良事件上报途径及上报流程，有护理人员主动报告的激励机制。 2. 有多种途径便于护理人员报告护理安全（不良）事件。	查看相关资料，现场考核1名护士不良事件相关知识及上报流程。 1. 护士对上报不良事件的方法和流程，不知晓扣2分，不正确扣1分。

(续表)

项目	分值	评价标准及检查方法	检查记录
不良事件管理	5	3. 有护理安全（不良）事件统一报告网络，统一管理。 4. 有护理人员主动报告护理安全（不良）事件的教育和培训。 5. 发生或发现不良事件后，出现迟报、漏报或瞒报，经查实应与科室综合目标及绩效考核挂钩。 6. 护理安全（不良）事件有成因分析和讨论。	2. 不良事件未及时上报、迟报、瞒报、漏报，各扣3分。 3. 护士不知晓科室最近出现的不良事件及科室的改进措施，扣2分。 4. 不良事件讨论未及时记录，扣1分。
药品管理	10	1. 需要低温保存的药品应置于冰箱中的冷藏层（2~8℃），有明确温度要求的药品不得存放于冰箱门内。 2. 高危药品等特殊药品有标识，贮存方法正确。 3. 对包装相似、听似、看似药品，一品多规或多剂型药物的存放应有明晰的"警示标识"。 4. 对药品的取放有明确规定，遵循近效期先用原则。 5. 患者自带药品原则上不予使用，特殊情况经申请、批准、签署同意书并开具医嘱后方可使用。 6. 开启后的胰岛素室温下（20℃左右，不超过30℃）保存≤28天。 7. 规范登记冰箱冷藏药品登记本，冰箱冷藏药品基数明确，有交接登记本。 8. 无特殊情况，不得代为存放患者药品。 9. 近效期药品有明显标识，无过期药品。	实地查看治疗室、冰箱、抢救车内药品管理，并提问护士安全用药相关知识。 1. 低温保存药品存放不符合要求扣1分。 2. 各类药品混放，扣1分。 3. 高危药品等特殊药品，包装相似、听似、看似药品，一品多规或多剂型的药品无"警示标识"，每处扣1分。 4. 高危药品无标识或标识不准确扣1分。 5. 有关药品效期使用原则、标识及检查记录不符合要求每项扣2分。 6. 近效期药品无明显标识，扣2分。 7. 有过期药品，不得分。

(续表)

项目	分值	评价标准及检查方法	检查记录
冰箱管理	10	1.冰箱不存放非低温保存药品及私人用品。 2.冰箱内配有温度计,每日监测温度并有记录,保持温度2~8℃,发现温度异常及时维修。 3.冰箱内整齐(冷藏区、冷冻区)整齐洁净,分区明确,布局合理,药品及物品标识清晰。 4.高危药品有明显标识,基数正确,药品按照基数班班交接。有交接登记本并签字。	1.冰箱内存放非低温保存物品及私人物品扣5分。 2.冰箱内无温度计扣1分。 3.冰箱监测记录不符合要求每项扣1分。 4.冰箱内分区不明确、不整洁,各扣1分。 5.高危药品标识不规范扣1分。 6.冰箱内药品数量与基数不符扣1分。 7.交接登记本记录不规范,扣2分。 8.药品混放,扣1分。
抢救车管理	10	1.抢救车(抢救箱)定点放置,专人/专班管理,干净整洁。 2.抢救车分区合理,物品、药品分类放置,有布局图。 3.抢救车内药品、物品取用后及时补充(2小时内),确保处于备用状态,近效期药品(6个月)有标识,禁止过期。常备物品及时检查维修,一次性物品及时置换或消毒,无过期物品。 4.抢救车药品、物品等有备用基数,药品、物品实际数目与基数相符。 5.有抢救车交接登记本,班班交接并签名。 6.护士长至少每月检查一次抢救车的管理情况并有记录。 7.有《抢救临时记录本》,抢救患者时及时、准确、全面记录。	实地检查抢救车、交接和使用记录。 1.抢救车未定点放置,扣1分。 2.抢救车无专人管理,扣1分。 3.抢救车内不整洁,扣1分。 4.抢救车上摆放杂物,扣1分。 5.抢救车无布局图,扣1分。 6.抢救车内药品使用后补充不及时,扣1分。 7.近效期药品无标识,扣1分。 8.有过期药品及物品,扣5分。 9.抢救车药品与基数不符,扣1分。 10.抢救车交接登记本交接不全,扣1分。 11.护士长未按时检查,扣1分。 12.抢救车内无《抢救临时记录本》扣1分。 13.《抢救临时记录本》填写项目不全,每处扣1分。

(续表)

项目	分值	评价标准及检查方法	检查记录
输血管理	10	1. 取回的血制品必须按照品种不同在相应规定的时限内完成输注，不得自行贮存。 2. 严格执行输血查对制度，输血前需两人核对，严格执行"三查八对"，准确无误后方可输血。 3. 输血时，由两名医护人员（携带门诊病历及配发血报告单）共同到患者床旁进行核对，由患者陈述姓名、血型以确认受血者身份，双人进行"三查八对"后执行。 4. 除生理盐水外，输血前和输血过程中，不得向血液内加任何药品。 5. 输血时必须使用符合国家标准的一次性输血器，严格执行输血的无菌操作程序。 6. 严格控制输血的速度，按照"先慢后快"的原则，开始输入速度宜慢，观察15分钟无不良反应，再根据病情及血液种类调节滴速。 7. 输血过程中严密观察患者病情变化，并做好记录。 8. 若发现输血严重危害时，应按照医院控制输血严重危害预案执行，并及时规范记录。 9. 输入两袋以上血液时，两袋血液之间需输入少量生理盐水冲洗输血器；调换每袋血液时，必须坚持二人查对制度；输血器连续使用4小时以上，必须更换新的输血器。 10. 输血完毕将配发血报告单留存，并在输血系统中完成相应的记录。	查看相关资料，追踪和现场查看护理措施落实情况；考核护士相关知识。 1. 提问护士输血制度及相关知识，回答不正确，1人次扣1分。 2. 护士执行输血操作流程不符合要求每项扣2分。 3. 输血双人核查不规范，扣2分。 4. 输血过程，输血滴速不符合要求，扣1分。 5. 输血结束后，未及时记录，扣5分。 6. 血袋处理不规范，扣1分。 7.《输血记录单》未妥善保存，扣1分。 8. 对输血过程中的异常事件无记录、分析与改进，扣1分。

（续表）

项目	分值	评价标准及检查方法	检查记录
输血管理	10	11. 输血完毕，血袋用双层黄色垃圾袋包好，在2~6℃冰箱至少保存24小时后，按医疗废物处理并有记录。 12. 对输血过程中的异常事件有记录、分析与改进。	
跌倒/坠床管理	10	1. 有防范患者跌倒/坠床的相关制度，并体现多部门合作。 2. 对抢救、留观患者进行跌倒/坠床风险评估，根据患者病情及用药变化进行动态评估，持续追踪有记录，患者病情发生变化，随时评估记录。 3. 提供安全的医疗环境，保持地面清洁干燥，有防滑设备和防滑警示牌，走廊、洗手间装配扶手。 4. 采取措施防止跌倒/坠床，如警示标识、床栏、提醒、搀扶等。 5. 加强安全教育，主动告知患者跌倒/坠床风险及防范措施。 6. 护士知晓患者发生跌倒/坠床的紧急处理预案和报告程序。 7. 有跌倒/坠床的质量监控指标数据收集和分析。对发生跌倒/坠床的案例有分析及改进措施。	查看相关资料，现场查看跌倒/坠床相关护理落实情况，考核护士跌倒/坠床相关知识。 1. 无跌倒/坠床相关制度、流程扣2分。 2. 未对高危患者进行评估，扣3分。 3. 未根据患者病情及用药变化进行动态评估扣2分。 4. 评估不正确，每项扣1分。 5. 护士采取防范措施中1项不到位扣1分。 6. 未向患者告知风险及防范措施扣2分。 7. 患者不知晓跌倒防范宣教知识扣1分。 8. 无数据收集和分析、改进措施扣1分。

四、急诊重症医学科消毒隔离评价标准

急诊重症医学科消毒隔离评价标准见表6-10。

表6-10 急诊重症医学科消毒隔离评价标准

项目	分值	评价标准及检查方法	检查记录
制度落实	10	1. 科室有感染管理与质量控制小组，小组成员职责明确，严格履职，并有记录。	查看相关记录，提问护士相关知识知晓情况。现场查看各项措施落实情况。

（续表）

项目	分值	评价标准及检查方法	检查记录
制度落实	10	2. 有健全的医院感染工作制度，定期组织学习培训，各级护理人员知晓相关内容。 3. 生活、医疗垃圾分类收集处理。特殊感染的垃圾用双层黄色垃圾袋严密封闭，标识清楚。 4. 严格执行医疗垃圾转运交接登记手续。	1. 无感控小组、职责不明确扣1分。 2. 无培训学习记录扣1分。 3. 制度不健全扣1分。 4. 抽查护士不知晓相关内容，每人次扣1分。 5. 医疗、生活垃圾分类不正确，扣2分。 6. 特殊感染的医疗垃圾处理要求不知晓，扣2分。 7. 医疗垃圾转运交接记录登记不规范，扣2分。
标准预防	10	1. 可能接触患者的血液、体液时，必须戴手套，操作完毕，脱去手套后立即洗手，必要时进行手消毒。 2. 可能发生血液、体液飞溅到医务人员面部时，医务人员应当戴手套和具有防渗透功能的口罩、防护眼镜。 3. 可能发生血液、体液大面积飞溅或者有可能污染医务人员的身体时，还应当穿戴具有防渗漏功能的隔离衣或围裙。 4. 医务人员手部皮肤发生破损，在进行有可能接触患者血液、体液的诊疗和护理操作时必须戴双层手套。 5. 使用后锐器应当直接放入耐刺、防渗漏的利器盒。 6. 锐器盒及时更换，不得超过其容积的3/4。	现场查看标准预防落实情况。 1. 标准预防的措施回答不全扣2分。 2. 标准预防的措施落实不到位每项扣2分。 3. 锐器未及时放入锐器盒，扣2分。 4. 锐器盒过满，扣1分。

（续表）

项目	分值	评价标准及检查方法	检查记录
手卫生	25	1. 直接接触患者前后，接触不同患者之间，从同一患者身体的污染部位移动到清洁部位时需洗手或卫生手消毒。 2. 接触患者黏膜、破损皮肤或伤口前后，接触患者的血液、体液、分泌物、排泄物、伤口敷料之后需洗手或卫生手消毒。 3. 穿脱隔离衣前后，戴手套前、脱手套后应洗手或卫生手消毒。 4. 走廊、治疗车、服药车配有快速手消毒剂，标注开启日期。 5. 进行无菌操作前后，处理清洁、无菌物品之前，处理污染物品之后需洗手或卫生手消毒。 6. 当医务人员的手有可见的污染物或者被患者的血液、体液等蛋白性物质污染后应先洗手，然后再进行卫生手消毒。 7. 按照标准七步洗手法进行手卫生，时间不少于 15 秒。	现场查看手卫生各项措施落实情况。 1. 洗手指征回答不全，每人次扣2分。 2. 走廊、治疗车、服药车未配有快速手消毒剂，未标注开启日期各扣2分。 3. 快速手消毒剂过期扣5分。 4. 现场操作七步洗手法，洗手方法不正确、洗手时间不知晓，每人次扣2分。
无菌操作	20	1. 护士进行各种无菌操作前洗手、戴口罩，洗手方法正确，操作时严格执行无菌操作规程。进行2人及以上连续操作时，执行一人一洗手或卫生手消毒。所有人员进入治疗室需戴口罩。 2. 清洁区、污染区分区合理、明确，标识清楚，定期进行物体表面及空气消毒。	现场查看各项措施落实情况。 1. 无菌操作不符合要求每项扣2分。 2. 区域划分、物品放置不符合要求每项扣2分。 3. 有过期无菌物品（液体），不得分。 4. 无菌物品（液体）使用及存放不符合要求每项扣2分。

（续表）

项目	分值	评价标准及检查方法	检查记录
无菌操作	20	3.治疗台、治疗车及治疗盘各班操作前后清洁擦拭，抹布专用，用后清洗、消毒、晾干后备用；遇有污染，用消毒液擦拭消毒。治疗车上层为清洁区，下层为污染区。 4.无菌物品专柜放置，按灭菌日期依次摆放，标识清楚，包装符合要求。 5.无菌物品使用遵循近效期先用原则，定期检查无菌物品，无过期物品。 6.无菌物品开启时注明开启日期、时间，并在有效期内使用。 7.持物筒、持物钳干存放，每4小时更换一次。 8.无菌敷料、无菌物品、抽出的药液、开启后的无菌液体及消毒液等注明日期、时间。抽出的药液和配制的静脉输注用无菌液体放置时间不应超过2小时；启封抽吸的各种溶媒不应超过24小时。	
无菌物品储存	15	1.仓库内无菌物品储存柜或架离地面20 cm及以上，距天花板50 cm以上，距墙壁5 cm以上放置。 2.储存柜内的无菌物品拆除外包装。 3.处置室、污物间内的物品分区放置，放置合理。 4.无菌物品使用遵循近效期先用原则，定期检查无菌物品，无过期物品。 5.无菌物品开启时注明开启/失效时间，并在有效期内使用。	现场查看各项措施落实情况。 1.仓库及储存柜内物品放置不规范，每处扣2分。 2.处置室、污物间物品放置不合理，各扣1分。 3.有过期无菌物品，扣5分。 4.无菌物品未注明开启/失效时间扣1分。 5.使用过期无菌物品扣2分。

（续表）

项目	分值	评价标准及检查方法	检查记录
医疗物品消毒处理	20	1. 雾化吸入器面罩及管道专人专用，一用一消毒，按说明书使用与更换。 2. 一次性呼吸机管道及湿化罐按说明书定期更换。 3. 使用中的吸引器，及时更换。 4. 体温表收回后放在75%酒精溶液内浸泡30分钟后，冲洗后擦干备用。 5. 盛放体温表的容器每日清洁，浸泡容器每周高压灭菌一次。 6. 紫外线灯管每周用75%酒精清洁一次，有记录。 7. 各紫外线灯管有累计照射时间并记录，有更换日期与辐射强度检测记录（凡低于70 μw/cm² 应更换灯管）。辐射强度检测每半年（或1 000小时）一次。 8. 空气消毒机有维修保养记录。	现场查看各项措施落实情况，查看相关工作记录。 1. 雾化吸入面罩及管路、呼吸机管路、吸引器等未专人专用，未及时更换，每项扣2分。 2. 体温表未按规定消毒，扣2分。 3. 紫外线灯管未及时清洁、记录扣2分。 4. 紫外线灯管超过累计使用时间未及时更换扣2分。 5. 空气消毒机维修保养记录不全，扣1分。

五、急诊重症医学科护理岗位管理评价标准

急诊重症医学科护理岗位管理评价标准见表6-11。

表6-11 急诊重症医学科护理岗位管理评价标准

项目	分值	评价标准及检查方法	检查记录
护理质量与安全小组	20	1. 科室建立护理质量与安全管理小组（科室质控分组与护理部质控组一致），实施护理质量管理工作。 2. 各质控小组分工明确，职责清晰，有工作制度及组织架构图。 3. 各质控小组每周按时进行质控检查并记录，质控周期（一周）内要有分析、对策与整改结果。 4. 各质控小组每月对质控结果进行分析，形成质量分析汇总。	1. 未建立小组不得分；科室质控小组不全，扣2分。 2. 无质控小组工作制度及职责扣2分；无组织架构图扣2分；组织架构图不正确扣1分。 3. 小组质控不及时扣2分；自查记录不完善、不规范扣1分；自查内容与检查标准不相符扣1分。 4. 无质量分析汇总扣2分。

（续表）

项目	分值	评价标准及检查方法	检查记录
护士岗位职责	15	1. 制订岗位说明书并落实分级护理岗位职责。 2. 护理人员知晓本岗位职责要求。	1. 未制订岗位说明书，不得分；职责内容不明确、不详实，扣2分。 2. 抽查2名护理人员，不知晓本岗位职责，每人次扣1分。
护理人力资源管理	15	1. 有护理单元护士的配置依据和原则。 2. 实施护理人员分级管理。 3. 依据护理人员能力，合理配置护理人力资源，体现护理人员能力与患者危重程度相符的原则。 4. 有护理单元紧急人力资源调配方案，落实到位。 5. 有护理单元护理人力资源调配表，根据实际调配情况，有详细记录。	1. 无配置依据及原则，扣2分。 2. 未实施护理人员分级管理，扣2分。 3. 护理人员能级不对应，扣2分。 4. 未建立紧急人力资源调配方案，扣2分。 5. 无护理人力资源调配表，扣2分；护理人力资源调配表记录不全，扣1分。
护士培训	20	1. 制订科室年度培训计划。 2. 制订年度培训计划内容有依据分析。 3. 制订培训内容的时间具体到日，遇到特殊情况可以适当调整。 4. 培训内容PPT上传317护系统。 5. 培训考核试题上传317护系统。 6. 培训内容有纸质版考核成绩单。 7. 培训情况有年度分析报告，次年1月20日前打印插册。 8. 建立个人培训学习记录本。 9. 根据对应层级要求，个人培训学习记录内容与培训内容一致。 10. 根据对应层级要求，提问培训内容能够熟练掌握。	1. 无年度培训计划不得分。 2. 制订年度培训计划内容无依据分析扣5分。 3. 培训计划未具体到日，一次扣2分。 4. 培训内容PPT未上传317护系统，一次扣2分。 5. 培训考核试题未上传317护系统，一次扣2分。 6. 培训内容无纸质版考核成绩单，一次扣2分。 7. 次年1月20日前未打印培训情况年度分析报告，扣5分。 8. 无个人培训学习记录本，每人次扣2分。

（续表）

项目	分值	评价标准及检查方法	检查记录
护士培训	20		9. 根据对应层级要求，个人培训学习记录内容与培训内容不一致，一次扣3分。 10. 根据对应层级要求，提问培训内容，掌握不熟练一次扣1分。 11. 根据对应层级要求，提问培训内容，回答不上来一次扣3分。
护理核心制度管理	15	1. 科室有护理核心制度及应急流程内容。 2. 科室对护理核心制度进行培训，有培训计划（可体现在业务培训中但不能替代业务培训）。 3. 培训资料完善，需有PPT课件（标题页注明讲课时间及主讲人）、签到表（签到表有补签列，当时未参加现场培训可补签）、考核试卷（配标准答案）、考核成绩。考核试卷必须为核心制度培训内容。 4. 要求科内所有护士参加培训，参与率为100%。 5. 科室人员掌握培训内容，知晓培训重点。	1. 无核心制度及应急流程扣5分。 2. 无培训计划扣2分；培训计划不符合要求扣1分。 3. 无培训PPT课件，扣2分；培训课件不符合要求扣1分；无签到表扣2分；签到表不规范扣1分；无考核试卷及标准答案各扣2分；考核内容与培训不符扣1分；试卷评分与标准答案不符扣1分。 4. 参与率不达标扣2分。 5. 抽查2名护士，未掌握当月培训内容，每人次扣1分。
护士长管理	15	1. 护士长履行岗位职责，带领护理团队积极工作。 2. 护士长需在护理管理系统内按时、认真完成护士长手册相关内容的填写。 3. 护士长手册内容包括护理应急预案演练记录（至少每季度1次）、护士长例会、其他会议纪要（公休会等）、月计划与总结、科务会议记录（至少每月1次）、年度计划与总结、每周护理隐患讨论（每月至少2次）。	1. 护士长不能履行岗位职责，给予教育、警示。 2. 护士长手册填写不及时扣3分。 3. 护士长手册内容填写不全，每项目扣2分。

六、院前急救护理岗位管理评价标准

院前急救护理岗位管理评价标准见表6-12。

表6-12 院前急救护理岗位管理评价标准

项目	分值	评价标准及检查方法	检查记录
护理质量与安全小组	20	1.科室建立护理质量与安全管理小组（科室质控分组与护理部质控组一致），实施护理质量管理工作。 2.各质控小组分工明确，职责清晰，有工作制度及组织架构图。 3.各质控小组每周按时进行质控检查并记录，质控周期（一周）内要有分析、对策与整改结果。 4.各质控小组每月对质控结果进行分析，形成质量分析汇总。	1.未建立小组不得分；科室质控小组不全，扣2分。 2.无质控小组工作制度及职责扣2分；无组织架构图扣2分；组织架构图不正确扣1分。 3.小组质控不及时扣2分；自查记录不完善、不规范扣1分；自查内容与检查标准不相符扣1分。 4.无质量分析汇总扣2分。
护士岗位职责	15	1.制订岗位说明书并落实分级护理岗位职责。 2.护理人员知晓本岗位职责要求。	1.未制订岗位说明书，不得分；职责内容不明确、不详实，扣2分。 2.抽查2名护理人员，不知晓本岗位职责，每人次扣1分。
护理人力资源管理	15	1.有护理单元护士的配置依据和原则。 2.实施护理人员分级管理。 3.依据护理人员能力，合理配置护理人力资源，体现护理人员能力与患者危重程度相符的原则。 4.有护理单元紧急人力资源调配方案，落实到位。 5.有护理单元护理人力资源调配表，根据实际调配情况有详细记录。	1.无配置依据及原则，扣2分。 2.未实施护理人员分级管理，扣2分。 3.护理人员能级不对应，扣2分。 4.未建立紧急人力资源调配方案，扣2分。 5.无护理人力资源调配表，扣2分；护理人力资源调配表记录不全，扣1分。
护士培训	20	1.制订科室年度培训计划。 2.制订年度培训计划内容有依据分析。 3.制订培训内容的时间具体到日，遇到特殊情况可以适当调整。	1.无年度培训计划不得分。 2.制订年度培训计划内容无依据分析扣5分。 3.培训计划未具体到日，一次扣2分。

（续表）

项目	分值	评价标准及检查方法	检查记录
护士培训	20	4.培训内容PPT上传317护系统。 5.培训考核试题上传317护系统。 6.培训内容有纸质版考核成绩单。 7.培训情况有年度分析报告，次年1月20日前打印插册。 8.建立个人培训学习记录本。 9.根据对应层级要求，个人培训学习记录内容与培训内容一致。 10.根据对应层级要求，提问培训内容能够熟练掌握。	4.培训内容PPT未上传317护系统，一次扣2分。 5.培训考核试题未上传317护系统，一次扣2分。 6.培训内容无纸质版考核成绩单，一次扣2分。 7.次年1月20日前未打印培训情况年度分析报告，扣5分。 8.无个人培训学习记录本，每人次扣2分。 9.根据对应层级要求，个人培训学习记录内容与培训内容不一致，一次扣3分。 10.根据对应层级要求，提问培训内容，掌握不熟练一次扣1分。 11.根据对应层级要求，提问培训内容，回答不上来一次扣3分。
护理核心制度管理	15	1.科室有护理核心制度及应急流程内容。 2.科室对护理核心制度进行培训，有培训计划（可体现在业务培训中但不能替代业务培训）。 3.培训资料完善，需有PPT课件（标题页注明讲课时间及主讲人）、签到表（签到表有补签列，当时未参加现场培训可补签）、考核试卷（配标准答案）、考核成绩。考核试卷必须为核心制度培训内容。 4.要求科内所有护士参加培训，参与率为100%。 5.科室人员掌握培训内容，知晓培训重点。	1.无核心制度及应急流程扣5分。 2.无培训计划扣2分；培训计划不符合要求扣1分。 3.无培训PPT课件，扣2分；培训课件不符合要求扣1分；无签到表扣2分；签到表不规范扣1分；无考核试卷及标准答案各扣2分；考核内容与培训不符扣1分；试卷评分与标准答案不符扣1分。 4.参与率不达标扣2分。 5.抽查2名护士，未掌握当月培训内容，每人次扣1分。

（续表）

项目	分值	评价标准及检查方法	检查记录
护士长管理	15	1. 护士长履行岗位职责，带领护理团队积极工作。 2. 护士长需在护理管理系统内按时、认真完成护士长手册相关内容的填写。 3. 护士长手册内容包括护理应急预案演练记录（至少每季度1次）、护士长例会、其他会议纪要（公休会等）、月计划与总结、科务会议记录（至少每月1次）、年度计划与总结、每周护理隐患讨论（每月至少2次）。	1. 护士长不能履行岗位职责，给予教育、警示。 2. 护士长手册填写不及时扣3分。 3. 护士长手册内容填写不全，每项目扣2分。

七、院前急救病区管理评价标准

院前急救病区管理评价标准见表6-13。

表6-13　院前急救病区管理评价标准

项目	分值	评价标准及检查方法	检查记录
人员管理	20	1. 护士执行急救任务着装规范（佩戴胸牌和臂章），衣服干净、整洁、无污渍。 2. 值班人员随时待命，保证通讯畅通。 3. 出车护士反应迅速，白天1分钟、晚上2分钟内保证出车，出车反应时间达标率≥95%。 4. 掌握院前急救工作流程和制度，严格执行物价局规定的收费标准。	现场查看、访谈护士。 1. 护士着装不规范的，一人次扣1分。 2. 工作期间，私自离岗每人扣2分。 3. 出车延迟，存在明显拖沓现象，每人次扣1分。 4. 现场提问护理人员院前急救流程，掌握不全扣1分。 5. 未按物价规定收费，一次扣2分。
环境质量	30	办公室、值班室、更衣室管理（20分）： 1. 房间定时通风，每天早、中、晚通风至少2次，每次20分钟，有通风记录，责任到人。	现场查看病区环境及各项安全警示标识情况，随机抽查医护人员消防设备操作或应急预案演练。 1. 未按时通风扣1分（秋冬季节2次/天，春夏季节3次/天）。

（续表）

项目	分值	评价标准及检查方法	检查记录
环境质量	30	2.房间门窗玻璃明亮，窗台、走廊地面清洁无污垢，垃圾桶定位放置，污物处理及时。 3.值班室内无乱挂衣物，床头床尾不搭衣物，被褥清洁、整齐、床下无杂物。 4.更衣室内工作服悬挂整齐，个人物品入橱，洗漱用品统一摆放、整齐有序。 5.知晓科室消防设施位置，掌握使用方法及相关知识。 6.禁止吸烟、饮酒、使用酒精炉及个人电器，确保用电安全。	2.通风记录不全扣1分。 3.地面有污渍扣1分。 4.垃圾桶垃圾超过2/3未倾倒扣1分。 5.垃圾桶无定位标识，扣1分。 6.房间有烟头、窗帘脏乱，扣1分。 7.室内乱挂衣物扣1分。 8.被褥不整齐扣1分。 9.护士消防设备操作不正确扣1分。 10.护士消防相关知识掌握不全扣1分。 11.护理人员吸烟、饮酒每人次扣1分。 12.使用酒精炉及个人电器扣2分。
		车辆管理（10分）： 1.救护车停放在专用停车位上。 2.车内、外整洁，车厢内标识清楚。 3.出车后整理车厢卫生，做好终末消毒、及时记录。 4.驾驶室内不得存放垃圾，及时清理干净。 5.注意用氧安全，氧气瓶有四防标识，使用后及时关闭，注意监测氧气瓶压力。	现场查看车辆情况及车内外环境。 1.车辆未按要求停放，扣1分。 2.车内外不整洁扣1分。 3.未及时整理车厢卫生，未做好终末消毒、记录，扣1分。 4.担架车上有血渍扣1分。 5.驾驶室内卫生不达标扣1分。 6.氧气瓶无四防标识扣1分。 7.氧气瓶使用后未关闭扣1分。 8.氧气瓶压力过低，未及时更换扣1分。
物品仪器设备管理	25	1.科室内物品、仪器、设备账物相符，专人保管，库存合理。 2.所有仪器设备有操作流程标牌，护理人员均能掌握，熟练应用。 3.性能良好的仪器设备悬挂"性能良好"标识，出现故障时悬挂"故障维修"标识并及时送修。	现场查看病区仪器设备，抽查仪器设备性能。抽考护理人员仪器设备操作。 1.物品、仪器、设备未处于备用状态每处扣1分。 2.仪器、设备未规范使用标识，每件扣1分。

（续表）

项目	分值	评价标准及检查方法	检查记录
物品仪器设备管理	25	4. 物品及仪器设备规范放置，使用后及时清洁、消毒，物归原处。 5. 急救物品做到"五固定三及时"。 6. 护理人员了解科室物品及仪器设备的保养方法，定期检查、保养，保证性能良好，处于应急备用状态。 7. 护士长对物品、仪器、设备管理情况定期检查（至少每月1次）并有签名。 8. 常备物品及时检查维修，一次性物品及时更换或消毒，无过期物品。	3. 仪器设备未及时保养、检查、维修，每件扣1分。 4. 急救物品及仪器使用后未及时清洁消毒扣1分。 5. 护士对仪器、设备操作不合格，1人次扣2分。 6. 护士长未定期检查仪器设备，扣1分。 7. 有过期物品扣3分。
药品管理	25	1. 急救药品专人/专班管理，药品名称、数量与备案表一致。 2. 急救包内分区合理，物品、药品分类放置，药品定数量、定位置，标签清晰。 3. 建立登记本，班班交接并签名。 4. 抢救包内药品、物品取用后及时（2小时内）补充，确保处于备用状态。 5. 近效期药品（6个月内）有标识，禁止过期。 6. 对药品的取放有明确规定，遵循近效期先用原则。 7. 护士长每月检查一次急救包的管理情况并有记录。	实地查看救护车内药品管理。提问护士安全用药相关知识。 1. 药品数量与备案表不一致扣1分。 2. 药品标识不清晰扣1分。 3. 药品交接本登记不全扣1分。 4. 药品补充不及时扣1分。 5. 近效期药品管理不规范扣1分。 6. 有过期药品存放，扣3分。 7. 护士长对急救包检查记录不及时扣1分。

八、院前急救消毒隔离评价标准

院前急救消毒隔离评价标准见表6-14。

表6-14 院前急救消毒隔离评价标准

项目	分值	评价标准及检查方法	检查记录
制度落实	20	1.科室建立护理岗位管理及感染管理质量控制小组，小组成员职责明确，严格履职，并有记录。 2.有健全的医院感染工作制度，定期组织学习培训，各级护理人员知晓相关内容。 3.生活、医疗垃圾分类收集处理。特殊感染的垃圾用双层黄色垃圾袋严密封闭，标识清楚。	查看相关记录，提问护士相关知识知晓情况。现场查看各项措施落实情况。 1.无质控小组扣2分。 2.无培训学习记录扣2分。 3.医疗、生活垃圾分类不正确，扣2分。 4.特殊感染的医疗垃圾处理要求不知晓，扣2分。
标准预防及手卫生	40	1.值班人员出车必须戴手套、口罩，出车返回，脱去手套后立即洗手，必要时进行手消毒。 2.可能发生血液、体液飞溅到值班人员面部或者有可能污染值班人员的身体时，值班人员应当戴防护眼镜，穿具有防渗漏功能的隔离衣或围裙。 3.接诊传染病患者时，依据传染病防护等级做好防护。 4.值班人员手部皮肤发生破损，在进行有可能接触患者血液、体液的诊疗和护理操作时必戴双层手套。 5.使用后锐器应当直接放入耐刺、防渗漏的利器盒。 6.当值班人员的手有可见的污染物或者被患者的血液、体液等蛋白性物质污染后应先洗手，然后再进行卫生手消毒。 7.掌握洗手指征。 8.按照标准七步洗手法进行手卫生，时间不少于15秒。	现场查看标准预防及手卫生各项措施落实情况。 1.标准预防的措施回答不全扣2分。 2.标准预防的措施落实不到位每项扣1分。 3.锐器盒使用不规范扣2分。 4.洗手指征回答不全扣2分。 5.现场操作七步洗手法，洗手方法不正确、洗手时间不知晓扣2分。

（续表）

项目	分值	评价标准及检查方法	检查记录
无菌物品	20	1. 仓库内无菌物品储存柜或架离地面 20 cm 及以上，距天花板 50 cm 以上，距墙壁 5 cm 以上放置。 2. 无菌物品使用遵循近效期先用原则，定期检查无菌物品，无过期物品。 3. 无菌物品开启时注明开启/失效时间，并在有效期内使用。	现场查看各项措施落实情况。 1. 仓库内物品放置不规范扣 2 分。 2. 有过期无菌物品，扣 5 分。 3. 无菌物品未注明开启/失效时间扣 1 分。 4. 使用过期无菌物品扣 2 分。
医疗物品消毒处理	20	1. 紫外线灯管每周用 75% 酒精清洁一次，有记录。 2. 各紫外线灯管有累计照射时间并记录，有更换日期与辐射强度检测记录（凡低于 70 $\mu w/cm^2$ 应更换灯管）。辐射强度检测每半年（或 1 000 小时）一次。 3. 接诊传染病患者按照各类传染病消毒要求及时消毒。	现场查看各项措施落实情况，查看相关工作记录。 1. 紫外线灯管未及时清洁、记录扣 2 分。 2. 紫外线灯管超过累计使用时间未及时更换扣 2 分。 3. 未及时消毒扣 2 分。 4. 消毒不规范扣 1 分。

第四节 病房系统护理质量评价标准

一、病区管理评价标准

病区管理评价标准见表 6-15。

表 6-15 病区管理评价标准

项目	分值	评价标准及检查方法	检查记录
护士仪表	20	1. 护士佩戴胸牌。 2. 护士着装规范，衣服整洁、无污渍，衣扣完整扣好，工作服里面的衣服无外漏，衣兜内无多余物品。 3. 护士不得佩戴手镯、戒指等首饰，指甲长度适中。 4. 护士上班期间不携带手机。	现场查看、访谈护士。 1. 护士未佩戴胸牌扣 3 分。 2. 着装不规范，衣服有污渍，扣 1 分；衣扣漏扣扣 1 分；工作服里面的衣服外漏扣 1 分；衣兜内有多余物品扣 1 分。

(续表)

项目	分值	评价标准及检查方法	检查记录
护士仪表	20	5. 护士头发规范，前不过眉、后不过耳垂，使用发套或发卡。 6. 护士行为、操作符合礼仪规范，文明用语，微笑服务。	3. 佩戴首饰不规范扣2分；指甲过长扣2分。 4. 工作期间，携带手机每人扣3分。 5. 头发不规范扣3分。 6. 不符合礼仪规范每人扣1分。
环境质量	30	病区环境（10分）： 1. 环境安静温馨，及时通风，保持空气清新、无异味。 2. 病室门窗玻璃明亮，阳台、走廊地面清洁。 3. 开水间整齐、清洁、不放杂物，地面干燥。 4. 卫生间清洁无异味，地面干燥。 5. 床单元物品配置齐全，传呼装置在正常状态，患者触手可及。 6. 有防滑、防烫伤、安全用氧警示标识，地面干燥无积水。 7. 安全通道畅通无阻，应急灯功能良好，保证至少3个月充电1次，充电、每周检查有记录。 8. 消防设施完好，定点放置，定期检查，人人掌握使用方法。 9. 落实探陪制度，探陪人员管理有序。 10. 禁止吸烟、饮酒、使用酒精炉等。 11. 按照6S标准进行病区环境的规范。	现场查看病区环境及各项安全警示标识情况，随机抽查医护人员消防设备操作、应急灯使用或应急预案演练。 1. 环境、病室、开水间、卫生间、床单元不符合要求每项扣1分。 2. 无安全警示标识，每处扣1分。 3. 安全通道不畅通扣2分；应急灯充电、每周检查无记录扣1分；抽查护士应急灯使用，操作不正确每人次扣1分。 4. 消防设施未处于备用状态每项扣3分。抽查护士消防设备操作不正确每人次扣2分。 5. 探陪制度落实不到位扣1分。 6. 吸烟人员，每人次扣1分；违规使用酒精炉等不得分。
		治疗室、处置室、换药室管理（10分）： 1. 治疗室、处置室、换药室环境整齐、清洁。 2. 物品分类放置，标识明显，管理有序，物品用后及时整理归位。	不符合要求每处扣1分。

(续表)

项目	分值	评价标准及检查方法	检查记录
环境质量	30	办公室、休息室、更衣室管理（5分）： 1. 办公室、更衣室、休息室内有管理制度，人走灯灭，及时上锁。 2. 病历存放于病历车内妥善保管。 3. 护士站内禁止聊天、干私活、吃东西，保持清洁整齐，物品摆放有序，禁放私人用品及食物，班班清扫。 4. 更衣室内工作服悬挂整齐，个人物品入橱，洗漱用品统一摆放、整齐有序；休息室被褥清洁、整齐，床下无杂物。	1. 不符合要求每处扣1分。 2. 病历放置杂乱，病历车不整洁、保管不规范扣2分。 3. 护士站内聊天、吃东西扣2分；护士站不整洁扣1分。 4. 更衣室、休息室不符合要求每处扣1分。
		仓库管理（5分）： 按照6S标准，认真落实仓库管理制度。	1. 不符合要求每处扣1分。 2. 仓库内有过期物品，扣2分。
6S管理	25	组织管理（10分）： 1. 科室成立"6S管理"小组，小组成员职责明确，并有记录。 2. 科室有6S管理规定及实施细则，定期组织学习，各级护理人员知晓相关内容，有学习记录。	1项不符合要求扣1分。
		水电管理（15分）： 1. 禁止医护人员及保洁员在科室清洗私人物品。 2. 病区内严禁使用私人电器，如病情需要，应向保卫处备案。 3. 病房微波炉定时开放，禁止用于做饭。 4. 日间办公区域及病房尽量采用自然光，杜绝"白昼灯"和"长明灯"现象。病房按时熄灯。 5. 开启空调执行26℃标准，关闭门窗，房间无人不得开启。 6. 水电维修时，无"跑冒滴漏"现象。	现场查看病区环境及各项要求落实情况。 1. 在科室清洗私人物品扣2分。 2. 违规使用电器，不得分。 3. 微波炉未上锁管理，扣5分。 4. 有"白昼灯""长明灯"现象扣1分。 5. 无人病房内空调开启，且未关门窗，扣1分。 6. 水电维修不及时，出现长流水现象，扣2分。

(续表)

项目	分值	评价标准及检查方法	检查记录
物品仪器设备管理	25	1. 病区内物品、仪器、设备账物相符，专人保管，库存合理。 2. 所有仪器设备有操作流程标牌，护理人员均能掌握，熟练应用。 3. 性能良好的仪器设备有"性能良好"标识，出现故障时有"故障维修"标识并及时送修。 4. 物品及仪器设备规范放置，使用后及时清洁、消毒，物归原处。 5. 急救物品做到"五固定两及时"。 6. 护理人员了解科室物品及仪器设备的保养方法，定期检查、保养，保证性能良好，处于应急备用状态。 7. 护士长对物品、仪器、设备管理情况定期检查（至少每月1次）并有签名。	现场查看病区仪器设备，抽查仪器设备性能。抽考护理人员仪器设备操作。 1. 物品、仪器、设备账物不相符，无专人保管，库存不合理，1项不符合要求扣2分。 2. 仪器设备无操作流程标牌扣2分；抽考护士对仪器、设备操作不合格每人次扣2分。 3. 仪器、设备未规范使用标识，每件扣1分。 4. 物品、仪器设备未规范放置扣1分。 5. 急救物品及仪器设备管理，1项不符合要求扣2分。 6. 仪器设备未及时保养、检查、维修，并有记录，每件扣2分。未处于备用状态每处扣5分。 7. 护士长未定期检查仪器设备，扣1分。

二、基础护理评价标准

基础护理评价标准见表6-16。

表6-16 基础护理评价标准

项目	分值	评价标准及检查方法	检查记录
环境设施		1. 病房定时通风，每天每病室早、中、晚通风至少2次，每次20分钟，处理完床单元开窗通风，开空调不开窗，有通风记录，责任到人。	1. 未及时通风扣1分，开窗开空调扣2分。 2. 地面有污渍，无防滑警示牌扣2分。垃圾桶垃圾超过2/3未倾倒，或无定位标识扣1分。

（续表）

项目	分值	评价标准及检查方法	检查记录
环境设施	50	2.地面清洁，无污垢，刚拖过的地面有防滑警示牌。病室垃圾桶按6S标准定位放置，污物处理及时。 3.病房安静、整洁。做到"四轻"，说话轻、走路轻、操作轻、关门轻。 4.无吸烟、无异味。 5.窗帘、隔帘整洁，每季度清洗一次。 6.呼叫铃放置在患者方便取用处，功能正常，护士能及时应答。 7.当日无收治计划的床单元，床单元消毒处理后准备至备用床状态，且有一次性床罩保护（或将被褥收至物品橱）。 8.设备带装置完好（呼叫装置、中心供氧、中心负压吸引、电源插座、照明装置等），有警示标识，无污渍、灰尘。 9.病区内严禁使用私人电器。 10.卫生间环境整洁、安全、方便，服务设施人性化。 11.室内无乱挂衣物，床头床尾不搭衣物，输液杆用完放置合理。	3.病房嘈杂扣1分。 4.有吸烟扣5分，有烟头扣2分。 5.窗帘、隔帘脏乱扣2分，未按要求清洗扣2分。 6.呼叫铃不能正常使用，护士应答不及时扣2分；护士用呼叫器向患者喊话扣2分。 7.患者出院未及时撤去床单元一栏卡（表）扣3分，床单元未用84消毒液擦拭或患者未离开床即撤床单元扣2分。 8.设备带装置未处于备用状态扣5分。有污渍、灰尘扣1分。设备带上充电扣5分。 9.患者使用私人电器扣5分。 10.卫生间不整洁扣1分；扶手不牢固或紧急呼叫铃不能正常使用扣5分。 11.室内乱挂衣物，输液杆用完未放置床头端扣1分。
床单元管理	15	1.床铺整洁、干燥、平整，被服每周定期更换，特殊情况随时更换，枕芯、被褥整洁。床单元常规每周更换一次。 2.床旁桌物品摆放有序，总物品不超过5种。 3.床下无杂物，便盆、脸盆、鞋放置规范（其他物品不能有）。 4.窗台无杂物，不能摆放患者物品、衣服等。	1.床铺有血渍、污渍，枕芯、被褥不整洁扣1分。床单元未及时更换扣1分。 2.床旁桌摆放杂乱不规范扣1分。 3.床下摆放物品扣1分。 4.窗台有患者物品扣1分。 5.床尾摇手、护栏损坏未修，使用后未归原位扣5分。

（续表）

项目	分值	评价标准及检查方法	检查记录
床单元管理	15	5. 床尾摇手、护栏等设施完好，定期检查，定位放置。 6. 床旁椅、陪护椅放置规范，定点安置。 7. 床头卡护理级别及各种警示标识准确。 8. 床尾夹放置规范，文书齐全（入院须知、健康宣教督查单、中医护理方案评价表、陪护人员体温单）。	6. 床旁椅、陪护椅未按规定收起，影响护理、治疗，未定点放置扣2分。 7. 护理级别不正确扣1分。警示标识不准确扣1分。 8. 床尾夹资料不全、放置不规范扣1分。
患者管理	20	1. 患者佩戴腕带，着病员服。病员服每周更换1次，有需要时随时更换。 2. 认真落实早、午、晚3次床单元护理。 3. 患者头发清洁无异味、胡须短；指/趾甲清洁无异味，不过长；外阴清洁无异味；口腔清洁无异味，口唇无干裂；皮肤清洁无血迹；衣服平整、无血渍、污渍。 4. 各种留置管道妥善固定，标识正确清晰、无过期。留置管道周围皮肤清洁无感染，管路畅通。 5. 留置针敷贴处无血渍，红肿，标记清楚。	1. 患者未佩戴腕带扣3分，未着病员服扣3分。 2. 床单元护理不到位扣3分。 3. 患者未达到六洁四无标准扣2分。 4. 缺少管道标识或标识不全扣3分。 5. 留置针敷贴有血渍扣3分；标识不清楚扣3分。
陪护管理	15	1. 严格执行1患1陪，两名陪护有备案。 2. 不串病房，不躺卧患者床。 3. 自觉遵守医院各项规章制度，外出时间不超过20分钟。 4. 陪护人员凭陪人证出入病房。	1. 有两名陪护的未在医务处、护理部备案的扣5分。 2. 陪人躺卧患者床扣3分。 3. 陪人外出超时未归未及时联系扣5分。 4. 无陪人证扣2分。

三、临床护理管理评价标准

临床护理管理评价标准见表 6-17。

表 6-17 临床护理管理评价标准

项目	分值	评价标准及检查方法	检查记录
分级护理	10	1. 实施"以患者为中心"的整体护理工作模式，体现护理人员工作中的责任制。 2. 执行《护理分级标准》（WS/T 431—2013）的原则和要求实施护理措施。 3. 护理人员掌握分级护理的内容，科室对《护理分级标准》落实情况进行定期检查并有记录。 4. 有护理级别标识，患者的护理级别与病情相符。 5. 基础护理落实到位，包括环境设施、床单元管理、患者管理。	现场查看分级护理制度、整体护理实施方案、护理级别标识。提问护士相关分级护理知识（制度原则及实施内容）。 1. 无分级护理制度，不得分。 2. 现场考核 2 名护士，未结合患者实际情况实施护理，每人扣 1 分。 3. 护理级别标识与医嘱实际不符扣 2 分。 4. 护理人员对分级护理制度内容掌握不全，每人次扣 1 分。 5. 无护理级别标识，扣 2 分。 6. 抽查 2 个床单元，每个不合格床单元扣 1 分。
	10	1. 根据 Barthel 指数评分准确评估患者生活自理能力。 2. 根据患者病情及自理能力，落实"饮食查对制度"，协助患者进食/水。 3. 根据患者病情及自理能力，协助患者做好面部清洁、口腔护理、会阴护理及全身皮肤护理等。 4. 根据患者病情及自理能力，协助患者翻身、有效咳痰、床上移动等，保持舒适卧位。 5. 保持大小便失禁患者皮肤清洁、干燥；为留置导尿患者做好会阴护理。	现场查看护士对所分管患者的生活自理能力评估情况及生活照顾落实情况。 1. 未进行患者生活自理能力评估，扣 2 分，评估不及时扣 1 分。 2. 患者生活自理能力评估与患者实际病情不符扣 2 分。 3. 护士协助患者完成生活护理，1 项不到位扣 1 分。 4. 依赖家属及护工扣 3 分。

（续表）

项目	分值	评价标准及检查方法	检查记录
优质护理服务开展情况	20	1. 科室开展优质护理服务实施方案可行，每年度有计划、总结。 2. 不同层级护士分管轻、中、重患者不同，分管危重患者数量不同，体现护士的能级对应。 3. 实行护士绩效管理，护士能掌握绩效分配原则。 4. 护理工作满意度每月及时测算，及时整改。	1. 无优质护理服务实施方案等相关资料不得分。 2. 实地查看优质护理服务实施情况，与实施方案、要求不相符扣2分。 3. 未能体现护士弹性排班制及护士绩效管理，各扣2分。 4. 未及时测算满意度扣2分（当场拿不出的视为未完成），测算错扣1分。
责任制整体护理	35	1. 科室建立危重病、专科疾病护理常规。 2. 根据制度要求，认真做好病情评估。患者的病情评估应包括：生命体征监测、特殊指标如有创血压监测、心电监测、血糖监测、血氧饱和度监测、自理能力评估、高危因素的风险评估、心理状态评估（有无恐惧、焦虑、抑郁情绪等）及各系统的全面评估(如一般状态评估、循环系统评估、呼吸系统评估、消化系统评估、神经系统评估）等。病情变化的风险评估主要包括：压疮、跌倒、坠床、管路滑脱、误吸以及手术后并发症（肺栓塞、深静脉血栓、肺部感染、出血或血肿等）。 3. 按分级护理要求及患者病情需要按时巡视患者，做好病情观察，发现异常及时汇报分管医生或值班医生并积极处理。	现场查看责任制护理实施情况，提问护士所分管患者病情评估及诊疗护理情况。 1. 无危重病、专科疾病护理常规（西医的危重护理及中医护理方案）扣2分。 2. 未按制度要求评估扣2分。 3. 评估内容与患者病情不符，每项扣1分。 4. 护士观察病情不及时，延误病情处理扣2分。 5. 护士掌握病情不全面，每人次扣2分。 6. 交接班制度落实不到位扣1分。 7. 患者基础护理不到位扣1分。 8. 无患者满意度调查，扣1分。 9. 未根据患者满意度调查反馈进行分析、改进，扣1分。 10. 管路无管道标识扣3分。 11. 标识不清楚扣2分。

（续表）

项目	分值	评价标准及检查方法	检查记录
责任制整体护理	35	4. 责任护士熟知分管患者的诊疗护理信息。①一般资料：床号、姓名、性别、年龄、主管医师；②主要诊断、第一诊断；③主要病情：住院原因、目前身体状况、临床表现、饮食、睡眠、大小便、活动情况、心理状况等；④治疗措施及诊疗计划：主要用药和目的、手术名称和日期；⑤主要辅助检查的阳性结果；⑥主要护理问题及护理措施；⑦病情变化的观察重点。 5. 认真执行护理交接班制度，落实晨会及床边交接班，交接内容全面，重点突出。 6. 观察各种管道是否通畅，位置是否正确，固定是否妥当，及时倾倒，观察引流物色、量、性状，并做好交接班及护理记录。观察伤口局部敷料有无渗血、渗液。 7. 实施晨晚间护理，保持患者清洁、舒适，做到六洁四无。体位正确、舒适，保持功能位。	
围手术期护理	5	1. 根据围手术期护理常规、评估制度和处置流程为围手术期患者提供规范的术前和术后护理，各项治疗措施及时落实到位。 2. 做好患者实验室检查的各种标本采集、辅助检查安排，并行检查前健康宣教。 3. 对围手术期患者及家属做好健康宣教，并有相应记录。 4. 做好围手术期患者病情观察与记录。	1. 现场查看患者，询问患者及家属，了解围手术期护理落实情况，1项不到位扣1分。 2. 现场查看宣教记录，无记录者扣2分。 3. 围手术期患者病情观察与记录（术前及术后7日内）未实施者扣2分。

(续表)

项目	分值	评价标准及检查方法	检查记录
围手术期护理	5	5. 及时了解患者心理状态，做好围手术期心理护理。	
健康教育	10	1. 有符合专业特点的健康教育资料，方便护士及患者阅读学习使用。 2. 根据患者需求提供适宜的个体化指导内容和方式，对指导效果进行评价。根据患者需求提供疾病、饮食、活动等相关知识，特殊检查治疗、用药的目的及注意事项，手术的配合及注意事项等，患者知晓相关内容。及时了解患者心理状态、文化信仰及社会支持状况，做好心理护理。 3. 做好患者的入院指导，包括：住院制度、病房设施使用、住院环境、主管医师、责任护士等。 4. 做好患者的出院指导，如出院后的注意事项、用药指导、饮食活动休息的要求及注意事项等，患者知晓相关内容。	现场查看专业健康教育资料，查看、访谈患者及家属。 1. 未告知患者相关健康教育内容扣2分。 2. 健康教育资料不符合专业特点扣2分。 3. 患者不知晓健康教育相关知识，每项扣2分。 4. 出院时未给予相关事项的指导扣2分。
延续护理	10	1. 回访形式多样化。如电话、短信、微信、门诊面访、登门拜访及患友会等多种形式；科室患者回访率达到100%。每月需要统计汇总，格式要求：××年××月应随访××人，实际随访××人，流失率××%。回访资料保存3年。 2. 科室针对专业特点及患者情况，回访频次明确、合理，不得少于2次，首次回访不超过7天。制订回访相关内容，如病情控制情况、身体恢复情况，给予患者科学合理的饮食、康复、用药、定期复查等方面的指导。	现场查看回访资料，电话随机抽查回访患者及家属情况。 1. 回访方式≥1种，不符合要求扣1分。 2. 回访频次≥2次，回访不及时，不符合要求扣2分。 3. 回访人员指定责任护士，不符合要求扣1分。 4. 回访内容真实、全面，符合专业特点及患者情况，不符合要求扣2分。

（续表）

项目	分值	评价标准及检查方法	检查记录
延续护理	10	3. 科室由责任护士负责定期回访。责任护士要了解患者病情、具体情况，回访时能立即进行归纳、分析、总结，找出存在问题，对患者进行常规的指导和健康教育，重点将患者不能掌握的知识进行强化教育指导。 4. 建立回访记录，回访记录准确、全面。记录患者床号、姓名、年龄、性别、住院号、诊断、出入院时间、联系方式、主管医生、责任护士、主要问题、护理措施、健康指导及对护理工作提出的意见和建议等。	5. 未建立回访记录扣2分。记录不准确、漏项等，每处不符合要求扣1分。 6. 科室回访率达到100%，不符合要求扣2分。 7. 每月无统计汇总扣1分；回访资料保存期限不按要求扣1分。

四、护理文书评价标准

护理文书评价标准见表6-18。

表6-18　护理文书评价标准

项目	分值	评价标准及检查方法	检查记录
体温单	20	1. 正确填写入院、出院、转入、手术、分娩、死亡及日期等。除手术不写具体时间外，其余均按24小时制，精确到分钟。 2. 按时测量并绘制体温，正确使用降温、复试等符号。体温单和体温记录本相符。正确填写呼吸次数。按时测量血压、体重，记录规范。 3. 如手术当天漏写"手术"，则日后需用手工填写术后天数。 4. 患者因特殊情况外出，可不测量和绘制体温、脉搏，回院后体温、脉搏与外出前不相连。	抽查5名患者体温单。 1. 体温单事件填写漏项扣5分；"事件"录入时间不准确扣5分。 2. 漏测体温每次扣1分；体温与实际不符扣2分；漏测心率每次扣1分；漏疼痛评估扣1分。 3. 漏写手术天数扣1分。 4. 血压与实际不符扣2分；心率与实际不符扣2分；体重与实际不符扣2分。 5. 大便次数与实际不符扣2分；三天无大便者未结合临床情况处理，未记录在护理记录单内扣1分。

（续表）

项目	分值	评价标准及检查方法	检查记录
体温单	20	5.正确绘制大便次数，三天无大便者结合临床情况处理，处理后大便次数记录于体温单内。 6.按规定填写24小时出入量。 7.血压、体重每周一测量，并记录于体温单上。遵医嘱持续监测血压者，每日在体温单上记录2次，根据病情需要确定测量记录的时间（7：00和15：00）。 8.入院当日有疼痛评分，住院期间体现疼痛动态评估。	6.漏记出入量每次扣2分。 7.漏测血压每次扣1分；漏测体重每次扣1分；入院漏测身高每次扣1分。 8.疼痛评估与实际不符扣2分。
医嘱单	20	1.按要求执行医嘱，执行时间与事实相符。 2.临时医嘱要及时执行。	抽查2名患者医嘱单。 1.医嘱执行时间与实际不相符每次扣2分；未按要求执行医嘱每次扣2分。 2.临时医嘱未及时执行每次扣2分。
护理记录单	40	1.应用电子病历时用规范医学术语，表述准确，体现中医特色和辨证施护，语句通顺，标点正确，记录格式符合要求。 2.眉栏项目有：病区、姓名、年龄、性别、床号、住院号、入院日期等项系统自动形成，诊断要填写完整、规范。 3.应根据相应的专科特点记录。记录时间应具体到分钟，危重患者记录单一般情况下至少每4小时记录一次生命体征，若无特殊变化时至少每日测4次，有特殊情况随时记录。	抽查5份护理记录单。 1.未体现中医特色，扣2分；中医操作评估与实际不符每次扣2分；中医操作评估不及时每次扣1分；特殊治疗记录不及时每次扣1分；特殊治疗记录与实际不符每次扣2分；护理记录单复制粘贴扣5分；一般护理记录单记录不规范扣2分；护理记录单无每周记录医护一体化查房记录扣2分；一般护理记录单漏写1次扣10分；一般护理记录单早产扣100分。

（续表）

项目	分值	评价标准及检查方法	检查记录
护理记录单	40	4.内容准确，病情栏内应客观记录患者24小时内病情观察情况、护理措施和效果，及时依据时间顺序记录下来。手术患者记录麻醉方式、手术名称、患者返回病室状况、伤口情况、引流情况等。详细记录患者出入量，总结出入量。 5.危重患者记录单满页打印（检查前一天的危重记录单打印全），由护士长审阅签名。 6.根据医嘱及时执行并记录中医护理技术操作项目，并及时进行效果评价。	2.护理记录单记录格式不正确扣2分。 3.生命体征记录不及时每次扣1分；病情观察记录不及时每次扣1分；高温记录与实际不符每次扣2分；大便记录与实际不符每次扣2分；血压记录与实际不符每次扣2分；脉搏记录与实际不符每次扣2分；高温记录不及时每次扣1分；大便记录不及时每次扣1分；血压记录不及时每次扣1分；脉搏记录不及时每次扣1分；护理记录未体现专科特点扣2分；病情观察记录与实际不符每次扣2分。 4.手术患者未记录麻醉方式、手术名称扣2分；手术患者未按时观察伤口情况、引流情况扣2分；出入量记录不及时扣2分；出入量内容记录不规范扣2分。 5.危急值记录不及时每次扣1分；危重护理记录单打印不及时扣2分；危重护理记录单护士长签字不及时扣3分；危重护理记录单记录不规范扣2分；危重护理记录单漏写1次扣10分；危重护理记录单早产扣100分。 6.中医护理技术有医嘱未记录扣5分；中医护理技术无医嘱执行扣10分；及时评估中医护理技术效果，未评估扣2分。

（续表）

项目	分值	评价标准及检查方法	检查记录
其他记录单	20	1. 现场查看，病历车按要求进行存放、管理，运行病历顺序排列，整齐、完整。 2. 医嘱按要求每天进行核对，核对后签名。 3. 转科、手术交接等记录单须做到填写项目齐全。 4. 护理各项记录单、评估单应做到填写项目齐全，记录人员使用自己的工号登录并记录。本人工号、密码严格保密，确保信息安全。 5. 入院评估单：入院评估单2小时内完成；入院评估单主诉填写规范、完整、真实；中医、西医诊断录入规范；日常状况及自理程度评估内容应与患者实际情况（主诉）一致；护士长及时质控并签字。 6. 其他评估单评估及时、准确。	1. 病历存档不符合要求扣2分。 2. 医嘱未每天核对每次扣1分；医嘱核对未签名每次扣1分。 3. 转科记录漏项每次扣1分；手术交接记录单漏项每次扣1分。 4. 用他人账号登录扣5分；输血护理记录单记录不及时扣2分；输血护理记录单漏项扣2分；输血护理记录单记录与实际不符扣2分；血糖测量记录单漏项扣2分；血糖测量记录单记录与实际不符扣2分。 5. 入院评估单评估不及时扣2分；入院评估单评估有漏项扣2分；主诉不完整、不规范扣1分；诊断录入不规范扣1分；日常状况及自理程度评估内容与患者实际情况（主诉）不一致每处扣1分。 6. 其他评估单：评估单漏项扣1分；评估单评估不及时扣1分；评估单评估不准确扣1分；护士长质控不及时未签字扣2分；护士长文书审核后出现问题扣3分。

第五节 特殊护理单元护理质量评价标准

一、手术室护理质量评价指标

手术室护理质量评价指标见表 6-19。

表 6-19 手术室护理质量评价指标

项目	分值	评价标准及检查方法	检查记录
护理岗位管理	10	1. 科室建立护理质量与安全管理小组（科室质控分组与护理部质控组一致），实施护理质量管理工作。 2. 各质控小组分工明确，职责清晰，有工作制度及组织架构图。 3. 各质控小组每周按时进行质控检查并记录，质控周期（一周）内要有分析、对策与整改结果。 4. 各质控小组每月对质控结果进行分析，形成质量分析汇总。 5. 护士长对护理部、科护士长护理质控检查有记录，有质量持续改进措施，体现质量可追溯性。	1. 未建立小组不得分；科室质控小组不全，扣2分。 2. 无质控小组工作制度及职责扣2分；无组织架构图扣2分；组织架构图不正确扣1分。 3. 小组质控不及时扣2分；自查记录不完善、不规范扣1分；自查内容与检查标准不相符扣1分。 4. 无质量分析汇总扣2分。 5. 护士长对护理部、科护士长护理质控检查无记录，无质量持续改进措施，未体现质量可追溯性扣2分。
	10	6. 有手术室规章制度、工作流程、护理常规等，有培训、考核并有记录。	1. 无相关制度、流程、护理常规扣2分。 2. 随机提问护士核心制度回答不全扣1分，回答不上来扣2分。 3. 无培训、考核记录各扣1分。
	10	7. 制订各岗位相关职责，护理人员知晓本岗位职责要求。	岗位职责不全扣1分；护士不知晓扣1分；落实不到位扣1分。
	10	8. 制订本科室的本年度工作计划，并组织实施、检查与总结。	1. 无工作计划扣2分。 2. 无实施、检查及总结各扣2分。

（续表）

项目	分值	评价标准及检查方法	检查记录
护理岗位管理	5	9. 制订年度培训计划，科室有业务培训计划和分层级培训计划。 10. 分层级培训范围要涵盖科室所有层级人员，每月理论培训或操作培训至少各1次。 11. 资料完善，所有培训（含技能培训）均需有PPT课件（标题页注明讲课时间及主讲人）、签到表、考核试卷（配标准答案）、考核成绩。考核试卷需与本月培训内容相符。	1. 无计划扣2分。 2. 无理论及技能考试记录各扣1分。 3. 业务学习任务未完成或记录不全扣1分。
护理质量	5	6S管理： 1. 科室成立"6S管理"小组，小组成员职责明确，并有记录。 2. 科室有6S管理规定及实施细则，定期组织学习，各级护理人员知晓相关内容，有学习记录。	未建立"6S管理"小组，没有学习记录，每项扣1分。
	15	物品管理： 1. 科室有仪器设备管理制度及操作指引。仪器设备定位放置，标识明确。 2. 手术间仪器设备整洁；放置规范，每日检查并记录，保证性能良好。 3. 护士能熟练掌握各种设备的操作和消毒灭菌方法及灭菌效果的监测。 4. 护士长对物品、仪器、设备管理情况定期检查（至少每月1次）并有签名。	1. 仪器设备无定位放置扣0.5分。 2. 仪器设备无标识及性能完好标识扣0.5分。 3. 仪器设备无流程图扣1分。 4. 护士不熟悉仪器设备性能扣1分。 5. 抢救车药品不齐全、未定位放置、无记录、无专人管理、无签字，每项扣2分。 6. 瓶装气体未定位放置、标识不全，每项扣2分。
	15	无菌技术管理： 1. 工作人员着装及头发、指甲符合要求。	1. 工作人员着装及头发、指甲不符合要求扣1分。 2. 无菌操作执行不规范扣1分。

(续表)

项目	分值	评价标准及检查方法	检查记录
护理质量	15	2. 严格执行无菌操作规范，并建立监督制度。 3. 无菌物品、非无菌物品和一次性物品分开放置，标识明显，专人管理。 4. 无菌物品符合要求，按灭菌日期依次摆放、取用时按照"左进右出"的原则并建立预警制度。 5. 建立手术间、无菌物品存放间管理制度，连台手术之间再次消毒处理制度。	3. 无菌操作无监督制度扣1分。 4. 无菌、非无菌物品未分开放置扣1分。 5. 标识不清扣1分。 6. 无菌物品未按要求摆放扣1分。 7. 无预警制度扣1分。 8. 无清洁消毒制度扣1分。 9. 连台手术无消毒处理制度扣2分。
优质护理服务	10	1. 有手术室优质护理服务方案，每年度有计划、实施和总结。 2. 落实首问负责制，护患沟通制度，执行护理服务知情告知。 3. 有专科的健康宣教手册，根据患者需求提供专业的指导。 4. 做好手术患者术前访视及术后回访工作，及时了解患者的心理、病情状况，做好围手术期护理。 5. 医生满意度、患者满意度≥95。	1. 无优质护理方案扣2分。 2. 提问护士不知晓方案扣1分。 3. 落实不到位扣1分。 4. 访视不到位扣1分。 5. 满意度≤95分扣2分。 6. 有患者投诉发生扣2分。
护理文书	10	1. 护理文书记录要客观、真实、准确、及时、规范、完整，符合规范要求。 2. 护理记录单进、出手术室时间及手术开始时间填写要准确，并与麻醉记录单一致。 3. 物品清点单所有项目不得提前勾选，无漏项，签名完整。 4. 植入物和高值耗材合格证要粘贴及时。正确。 5. 专人管理，定期检查。	1. 随机抽查护理文书记录不完整扣2分。 2. 护理记录单时间填写与麻醉单不符扣1分。 3. 物品清点有漏项或提前勾选各扣2分。 4. 植入物、高值耗材单粘贴不及时、不规范扣1分。

（续表）

项目	分值	评价标准及检查方法	检查记录
护理安全	5	患者十大安全目标： 1. 科室有十大安全目标及措施。 2. 护士工作中知晓并落实十大安全目标。	1. 提问护士，不能熟练回答患者十大安全目标，每人次扣1分。 2. 无患者十大安全目标具体措施扣2分。 3. 十大安全目标落实不到位，扣2分。
	10	患者身份识别： 严格执行患者安全核查制度，正确识别患者身份，确保手术患者及手术部位正确。 1. 至少同时采用两种方法核对患者。①腕带法；②反问式核对法（患者或家属参与，让其自己说出姓名、手术部位等信息）。 2. 至少同时使用两种方法识别患者，如姓名、病案号、出生日期等，不得采用条码扫描等信息识别技术作为唯一识别方法。 3. 确保手术通知单信息、手术病历信息与患者本人腕带信息完全一致。 4. 对精神病患者、意识障碍、语言障碍、婴幼儿等特殊手术患者，应有身份识别标识（如腕带、指纹识别等），同时由患者家属或陪同人员参与身份确认。 5. 在输血、标本送检、植入物使用等操作时采用双人核对来识别患者身份。	实地查看并提问。 1. 未采用两种方法核对、识别患者扣2分，提问护士患者识别的方法回答不正确扣1分。 2. 手术通知单、病历与患者腕带信息不一致扣2分。 3. 特殊患者核对、识别方法不正确扣2分。提问护士特殊患者身份识别的方法。回答不正确扣1分。 4. 输血、标本送检、植入物使用等操作时未采用双人核对扣2分。
	10	手术安全核查： 1. 术前评估与准备核查患者皮肤、过敏史、免疫八项等生化检查；检查仪器设备、物品耗材、植入物等准备情况，须完成各项术前准备方可实施手术。	1. 术前评估与核查不合格扣2分。 2. 手术部位标识不规范扣2分。 3. 手术安全核查不规范扣2分。 4. 预防性抗菌药物核查不规范扣2分。

（续表）

项目	分值	评价标准及检查方法	检查记录
护理安全	10	2.手术部位标识，术前在病房由实施手术的医生标记手术部位，标记时应在患者清醒和知晓（或患者家属知晓）的情况下进行，标记规范应根据手术部位识别制度与操作流程要求实施。 3.手术安全核查由麻醉医生或手术医生主持，根据所在医院规范，在麻醉开始前、手术开始前、患者离开手术间前由麻醉医生、手术医生和手术室护士根据《手术安全核查表》内容逐项核查。离室前核查结束后，由三方签名确认。 4.围手术期预防性抗菌药物核查医嘱、过敏史、皮试结果、药物等。 5.操作前后采用双人核查手术物品灭菌效果、高值耗材和药品使用等。 6.熟练掌握手术物品清点核查时机，手术开始前、关闭体腔前、关闭体腔后、缝合皮肤后。 7.手术清点记录完整及时，洗手护士、巡回护士双签字。无菌物品、植入物等标识粘贴正确。	5.手术物品清点核查时机不规范扣2分。 6.手术清点记录单记录不完整扣1分，签名不及时扣1分。 7.无菌物品或植入物标识粘贴不正确扣2分。 8.清点时机缺失，每项扣1分。
	5	不良事件管理： 1.实行非处罚性护理安全（不良）事件报告制度，护士知晓护理不良事件上报途径及上报流程，有护理人员主动报告的激励机制。 2.有多种途径便于护理人员报告护理安全（不良）事件。 3.有护理安全（不良）事件统一报告网络，统一管理。	查看相关资料，现场考核护理人员不良事件相关知识及上报流程。 1.护士对上报不良事件的方法和流程，不知晓扣2分，不正确扣1分。 2.不良事件未及时上报、迟报、瞒报、漏报，各扣5分。

（续表）

项目	分值	评价标准及检查方法	检查记录
护理安全	5	4.有护理人员主动报告护理安全（不良）事件的教育和培训。 5.发生或发现不良事件后，出现迟报、漏报或瞒报，经查实与科室综合目标及绩效考核挂钩。 6.护理安全（不良）事件有成因分析和讨论。	3.护士不知晓科室近期出现的不良事件及科室的改进措施，扣2分。 4.无案例成因分析，扣1分。 5.无针对性整改措施扣1分。 6.讨论不及时扣1分。
	5	低体温预防： 1.术前、术后转运患者过程中做好保暖工作。 2.患者进入手术间前1小时室温应适当调高（以26~28℃为宜），如非手术特殊需要，整个手术过程室温应恒定在21~25℃。 3.安全、有效使用各种保温用具，但应避免造成烫伤。 4.设有液体加温（恒温箱），温度设定为37~42℃，专人管理，定期清洁。液体放置有效期为5天并注明效期。 5.输入液体、新鲜全血和成分血时应掌握温度，以37℃左右为宜。 6.术中有体腔大面积暴露的患者（如胸腔、腹腔等手术），如非手术特殊需要，冲洗液应加温至37~42℃。 7.落实手术患者保暖知识及保暖工具使用的相关培训。	1.术中患者无保暖措施扣2分。 2.手术间温度设定过高或过低扣1分。 3.液体、血液无加温设备扣2分。 4.手术间无保暖设备扣2分。 5.保暖工具无使用培训记录扣2分。 6.温箱内液体未注明效期扣1分。

(续表)

项目	分值	评价标准及检查方法	检查记录
护理安全	10	防范意外伤发生： 1. 防坠床。手术患者应由有资质的工作人员运送，不得让任何手术患者步行进入手术间，等候室内有风险的患者应有医护人员看护，全身麻醉诱导期和复苏期巡回护士、麻醉护士必须在患者旁陪同。 2. 防管道脱落。严格遵守临床护理技术规范中的各管道护理原则；建立转移患者过床、全身麻醉诱导期、复苏期三阶段管道评估及护理工作指引；转运患者时麻醉医师负责气管插管或鼻咽通气道，巡回护士负责其余各类管道，接送人员负责平车的安全。 3. 正确使用并填写压疮风险评估表。 4. 手术体位摆放符合标准流程及规范要求，评估手术患者个体差异并采取相应措施保护受压部位。 5. 建立术中压力性损伤报告制度和程序，术中发生不可避免压力性损伤时，有记录及相应的措施，并上报护理部。	1. 无防坠床应急预案及制度扣2分。 2. 手术患者步行进手术室扣2分。 3. 等候区患者无医护人员陪护扣2分。 4. 全麻患者诱导期或苏醒期无护士看护扣2分。 5. 无防管道脱落措施扣2分。 6. 患者出现管道脱落扣5分。 7. 未正确使用压疮评估表扣1分，评估不正确扣1分。 8. 压疮高危患者未防护扣2分，防护不到位扣1分。 9. 无手术体位摆放流程扣1分，摆放不规范扣1分。 10. 护士不熟悉压疮上报制度和流程扣1分，发生压疮不上报扣2分。
	5	抢救车管理： 1. 抢救车（抢救箱）定点放置，专人/专班管理。 2. 抢救车分区合理，物品、药品分类放置，有布局图。	实地检查抢救车、交接和使用记录。 1. 未定点放置扣1分，无专人管理扣1分，抢救车登记本记录不准确扣1分。 2. 封条粘贴和标记不符合要求扣2分。

（续表）

项目	分值	评价标准及检查方法	检查记录
护理安全	5	3. 抢救车内药品、物品取用后及时（2小时内）补充，确保处于备用状态，近效期药品（6个月内）有标识，禁止过期。常备物品及时检查维修，一次性物品及时更换或消毒，无过期物品。 4. 抢救车每月全面检查一次并有记录。 5. 抢救车药品、物品等有备用基数，采用封条管理时，封存的药品、物品有效期应大于31天，应注明封存时间及两名核对者签名，班班交接时检查封条的完好性，每月由两名护士对抢救车全面检查一次并有记录，抢救车内药品或物品使用后，及时整理补充封存。 6. 护士长每月检查一次抢救车的管理情况并有记录。	3. 近效期药品或物品（6个月内）未做标识扣2分，有过期药品或物品扣5分。 4. 使用未记录或记录不全扣1分，补充不及时扣1分。 5. 护士长未按时检查，扣1分。 6. 抢救车内无《抢救临时记录本》扣1分。 7. 药品或物品数量与基数不符扣1分。 8. 抢救车上摆放杂物扣1分。 9. 抢救车未及时上锁管理扣1分。
	10	危急值管理： 1. 护士知晓临床危急值报告制度及流程。 2. 护士熟悉手术室危急值项目及内容，能够准确识别危急值。 3. 护士接获非书面危急值报告时应规范、完整、准确地记录患者识别信息、检查（验）结果、报告者的信息及接收时间。 4. 复述确认无误后及时向医生报告，并在危急值记录本及护理记录单上做好记录。	查看相关制度及流程，追踪危急值处理并提问护士危急值相关知识。 1. 无危急值报告制度及流程扣2分，护士回答不完整每条内容扣1分。 2. 护士未及时向医生报告危急值，本项不得分。 3. 危急值记录不规范、不完整，每处扣1分。

（续表）

项目	分值	评价标准及检查方法	检查记录
护理安全	10	留置送检手术标本： 1. 建立标本留置、送检的制度及操作流程。 2. 设立手术标本存放专柜，标本存放液应由医院药剂科或药厂统一配置。 3. 护士妥善保存手术中切下的任何组织，需随时做好标记，防止弄错部位，严防丢失或弄错标本。不用送检的组织按照病理性废弃物处理。 4. 标本袋外贴标签，标签上注明患者姓名、科别、床号、住院号、标本名称及留置日期。 5. 冰冻切片或需要新鲜活体组织时，立即送检并与病理科做好登记交接并签字。 6. 建立标本送检登记本，留置标本及送病理检查时应有双人核对并签名，专人定时送检。	1. 无标本送检管理制度及流程扣2分。 2. 无标本存放专用柜扣2分。 3. 标本液不符合规定扣2分。 4. 随机抽查存放标本，标签填写不完整扣2分。 5. 送检标本交接填写不完整扣2分。 6. 检查标本送检登记本，无双签名扣2分。 7. 标本未及时送检扣2分。
	10	电外科安全管理： 1. 建立电外科设备管理制度，专人管理，建立操作规程，定期做好仪器设备的维修、保养。 2. 手术需要同时使用两支电刀笔时，必须同时使用两台高频电刀仪器，手术台上具备绝缘胶套筒，以备电刀笔不用时存放。 3. 避免在有挥发性、易燃、易爆气体的环境中使用电外科设备，例如肠道手术，气管内、头颈面部手术开放给氧时。	1. 电外科设备无管理制度扣2分。 2. 无专人管理扣2分。 3. 随机抽查如有违反第2~5条规定者扣2分。 4. 发生电外科并发症扣5分。 5. 电外科仪器设备无检查记录扣2分。 6. 电外科设备无培训记录扣2分。

(续表)

项目	分值	评价标准及检查方法	检查记录
护理安全	10	4. 根据患者病情，安全使用电外科设备。对体内存放有心脏起搏器、金属植入物（钢板等）、人工电子耳蜗、脑部深层刺激器、脊椎刺激器等植入物的患者，应使用双极电凝器。 5. 对护士进行电外科原理、安全正确使用电外科设备等相关的理论及操作培训。	
	10	用药安全： 1. 建立、健全药品管理制度、安全用药管理制度。 2. 注射药、静脉输液、消毒液必须严格分开放置，标识清晰；不得存放不能直接使用的高浓度外用药物，包括消毒剂。 3. 手术台上使用的药物、盛药物的容器（如注射器、杯子、碗）必须有明确的标识，在第一种药物未做好标识前，不可加第二种药物上台。 4. 所有麻醉药物、台下用物必须粘贴标签，标签上注明药物名称、浓度、剂量、用法、有效期，所有药物必须经两人核对方可使用。 5. 执行口头医嘱时，护士须复述一遍，复述的内容包括药物的名称、剂量、浓度、用法。 6. 护士密切观察输液部位，保证输液安全。 7. 手术室使用的外用药物必须由医院药房直接领用，不得自行稀释。	1. 没有药品管理制度、安全用药管理制度扣2分。 2. 药物未分开放置、标识不清、存放高浓度外用药物扣2分。 3. 手术台上使用的药物、盛药物的容器无明确标识扣2分。 4. 所有麻醉药物、台下用物未按要求操作扣2分。 5. 护士执行口头医嘱，未复述或复述内容不全扣2分。 6. 护士未密切观察输液部位，扣2分。 7. 手术室使用外用药物自行稀释扣2分。

（续表）

项目	分值	评价标准及检查方法	检查记录
护理安全	10	消毒隔离： 1. 各区域分区明确，标识清楚。 2. 认真落实手术室参观制度，严格控制进出手术室人员。 3. 严格落实手术室消毒隔离制度，每月一次院感培训并有记录。 4. 手术室工作人员严格遵守标准预防原则及职业安全防护制度。 5. 无菌物品分类存放于无菌物品柜内，专人检查管理。 6. 保持手术间门处于关闭状态，减少开门次数，回风口不得遮挡，每周清洗和消毒并有记录。 7. 监测消毒剂的浓度，含氯消毒剂现用现配，每次均有监测记录。 8. 每季度一次空气细菌培养，每月抽查无菌物品、物品表面，医护人员手细菌培养，并登记。 9. 严格执行《医疗卫生机构医疗废物管理办法》，做好医疗废弃物及特殊感染手术后处理。 10. 预防性应用抗生素按照《抗菌药物临床应用指导原则》有关规定，术前0.5~2小时内给药，或麻醉开始时首次给药，手术时间超过3小时或失血量大于1 500 ml时，术中可给予第二剂，总预防用药时间不得超过24小时。应用时与麻醉师做好双人检查，并记录在麻醉记录单上。 11. 手术室护士负责维护手术间的无菌环境，执行无菌技术并监督执行。 12. 严格执行医护人员手部卫生管理制度和手卫生实施规范。	实地查看。 1. 各区域无标识扣1分。 2. 无消毒隔离制度扣2分。 3. 无菌物品有过期扣5分。 4. 层流出风口无清洗记录扣2分。 5. 无菌监测无记录扣2分。 6. 随机抽查手术间巡回护士无菌技术执行监督情况，不规范扣2分。 7. 随机抽查医护人员手卫生执行情况，不规范扣2分。 8. 每月院感讲座无记录扣2分。 9. 医疗垃圾混放扣2分。 10. 配置的含氯消毒剂使用前未检测扣2分，无记录扣1分。 11. 特殊感染手术术中防护不到位扣2分，术后处置不规范扣2分。 12. 护士对预防性应用抗生素原则及有关规定不熟悉扣1分；未按医嘱正确执行扣1分。

二、消毒供应中心护理质量评价标准

消毒供应中心护理质量评价标准见表6-20。

表6-20 消毒供应中心护理质量评价标准

项目	分值	评价标准及检查方法	检查记录
制度管理与培训管理	20	1.建立健全并落实各项规章制度、人员职责,保证工作质量。包括消毒隔离、质量管理及追溯、监测、设备管理、器械管理、职业安全、交接班、查对、召回、手卫生规范、医疗废物管理,各项突发事件应急预案的紧急处理与预案处理程序(包括停水、停电应急预案,高压蒸汽灭菌器出现故障处理程序,环氧乙烷气体急性中毒应急预案等),与相关科室的联系制度等制度。健全并落实各项操作规程、岗位职责。 2.消毒供应中心建立年度工作计划与总结。落实完成月计划及周计划。 3.消毒供应中心提供专业的岗位技能培训。所有工作人员均要经过相应岗位的系统培训、掌握职业安全防护原则和方法、掌握医院感染预防与控制的相关知识,工作能力符合岗位工作需要:①护理人员应掌握各类诊疗器械、器具和物品的清洗、消毒、灭菌的知识与技能,相关清洗、消毒设备的操作规程;每年参加院内业务培训率100%;每月、每周参加科内培训学习。②消毒员必须接受消毒隔离知识与专业技能培训并合格,持有效的压力容器上岗证。③工勤人员应接受相应岗位知识与技能培训,培训合格后方可上岗。	1.消毒供应中心规章制度、岗位职责、操作规程不健全扣2分。 2.应急预案不健全扣2分。 3.对应急预案及规章制度落实不到位、提问答错扣1分。 4.科室年、月、周工作计划不健全扣2分。 5.缺少工作质量汇总分析,未落实持续改进,扣2分。 6.护理人员及消毒员无证上岗,每人次扣10分。 7.护理人员对清洗剂、消毒液的配置比例不知晓扣2分。 8.护理人员未进行专业培训扣3分;提问培训内容答不上扣1分;学习笔记缺失扣3分/人;试卷、签到及成绩单缺失扣2分。 9.消毒员培训不到位扣5分。 10.工勤人员无培训记录扣2分;培训知识点不符扣2分。

（续表）

项目	分值	评价标准及检查方法	检查记录
环境设备管理	10	1. 检查包装及灭菌区专用洁具间，干燥无异味。地巾定期更换，擦巾一用一清洗消毒。 2. 工作区域的天花板、墙壁应无裂隙、不落尘，便于清洗和消毒。 3. 相关部门对消毒供应中心的水、电、压缩空气及蒸汽的供给能保证质量，定期进行设备、管道的维护和检修，并做好记录。	1. 洁具未按规定位置放置、洁具不洁、地巾更换不及时每项扣2分。 2. 工作区域清洁不到位，有灰尘、碎屑扣2分。 3. 无设备管道的维护和检修记录扣2分。
耗材管理	10	1. 有专人负责耗材管理，应有接收物品的登记、核查、分类、储存、发放流程。物品的收、发、出入库有记录，准确完整，根据需要定期清点，账物相符。 2. 清洁剂应符合国家相关标准和规定。根据器械的材质、污染物种类，选择适宜清洁剂。 3. 消毒剂应选择取得国家卫生健康委员会颁发卫生许可批件的安全、低毒、高效的消毒剂。 4. 润滑剂应为水溶性，与人体组织有较好的相容性，不破坏金属材料的透气性、机械性及其他性能。	1. 耗材管理无专人负责扣2分；耗材使用无记录扣1分；账物不相符扣2分。 2. 清洁剂、消毒剂、润滑剂等存放及使用不规范扣2分。
职业安全防护	10	1. 建立健全的职业暴露的报告和处理流程。 2. 工作人员进入去污区、清洗间要穿隔离衣、防滑水鞋、防水围裙、戴袖套、口罩、圆帽，刷洗操作应在水面下进行，防止产生气溶胶。 3. 污染器械分类、核对、机器清洗装载时，不得徒手操作。	1. 缺少职业暴露处理流程扣2分；对其掌握不全扣1分。 2. 在去污区内未按要求着装或不规范扣2分。 3. 器械分类时徒手操作扣5分。 4. 防护措施不到位，未戴圆帽、口罩、手套，未穿防针刺鞋，扣3分；刷洗器械时未穿防护服、未戴护目镜或面屏扣2分。

（续表）

项目	分值	评价标准及检查方法	检查记录
职业安全防护	10	4. 使用高压水枪及手工清洗时应戴护目镜或口罩，配置消毒液时必须戴口罩。 5. 下收工人穿专用下收服、戴圆帽、手套、戴口罩。 6. 规范用电，不使用个人电器，禁止吸烟、饮酒；安全通道畅通无阻，无障碍物；消防设施完好，定点放置，定期检查，人人掌握使用方法。 7. 辅助区清洁整齐，物品统一摆放；更衣室工作服悬挂整齐，个人物品入橱，及时上锁。被褥清洁、整齐、床下无杂物。	5. 收送车辆使用不规范扣3分；车辆不清洁、未按要求放置扣1分。 6. 下收过程中，未戴圆帽、手套、口罩扣2分。 7. 有违规用电、吸烟、饮酒者，消防设施未定点放置、检查不到位、记录不及时，未掌握灭火器使用者，每项扣2分。 8. 辅助区清洁不到位、物品未按规定摆放、工作服悬挂不整齐等每处扣1分。
查对工作	20	1. 接收器械及物品认真查对，核对器械数量、质量。 2. 重复使用的诊疗器械、器具和物品直接置于封闭的容器中，精密器械应采用保护措施。 3. 打各类手术包时查对，严格执行双人核对制度，做好"七检查"：要配套、无缺损、完整、数量、标签、日期、操作者。 4. 无菌物品卸载后查对，灭菌包应包装完整，包布干燥、无湿包，化学指示胶带变色应均匀。一次性纸塑包装密封完好、无破损，包内化学指示卡、包装袋化学指示条变色应均匀。 5. 无菌物品发放查对，做好"三查四对三不发"。"三查"：放时、存时、发时；"四对"：品名、科室、数目、有效期；"三不发"：散包、湿包、疑污染包不发。	1. 接收器械及物品未查对或查对不到位各扣1分。 2. 回收方式方法不符合要求扣1分。 3. 精密器械保护措施不到位扣1分。 4. 双人查对制度落实不到位扣1分。 5. 六项标识未双人签字扣2分。 6. 六项标识填写不完整或内容与实际不符扣2分。 7. 物品灭菌后、发放时未核对扣2分。 8. 无菌物品存放橱内未按时间顺序摆放扣2分。 9. 灭菌包有落地、湿包、散包扣2分。 10. 发放数量或种类等错误扣2分。 11. 发放中未严格落实好"三查四对三不发"扣2分。

（续表）

项目	分值	评价标准及检查方法	检查记录
消毒隔离管理	30	1. 去污区、检查包装及灭菌区和无菌物品存放区三区之间应设实际屏障、物品传递通道及人员出入缓冲间；进入三区时应按各区的要求着装。 2. 各区的物品按规范放置，不混放、不混用；去污区清洗池、台面，检查包装灭菌区台面随时清洁、消毒。 3. 收送车辆、运送箱每次用后用消毒液擦拭消毒、干燥后存放在洗车间备用，并做好登记；清洗用具及时清洗、消毒。 4. 垃圾严格按医疗垃圾处理条例分类放置。 5. 各区域内地面应保持清洁，每日湿式消毒擦拭至少两次。 6. 紫外线消毒每天 2 次；有紫外线灯管应用时间、累计照射时间，新灯管使用前和使用中的灯管每半年进行照射强度监测；空气净化器每天使用至少 3 次，每月清洗过滤网 1 次；空气净化系统回风口过滤网每周清洗 1 次；做好登记。 7. 无菌物品与非无菌物品严格分开放置；无菌物品分类放置，整齐有序，按日期的前后摆放，无过期，存放应距离地面 >20 cm，距离墙壁 >5 cm，距离天花板 >50 cm，有专人负责管理。接触消毒、无菌物品前应洗手或手消毒。	1. 传递窗、缓冲间门关闭不及时扣 5 分。 2. 未按照去污区、检查包装灭菌区、无菌物品存放区要求着装扣 2 分。 3. 区内物品未按规范放置扣 2 分；桌面、地面、台面、车、架、仪器、设备清洁不到位扣 1 分。 4. 收送车辆清洁不及时扣 2 分。 5. 回收工具及容器使用后的处理与放置不符合要求扣 2 分。 6. 清洗用具清洗消毒不及时扣 1 分。 7. 医疗、生活垃圾混放扣 1 分；医疗垃圾登记不全面扣 1 分；登记内容与实际不符扣 1 分；提问医疗垃圾处理流程答不上扣 1 分、答不全扣 1 分。 8. 区域内清洁不到位或未做到湿式消毒液擦拭各扣 1 分。 9. 未进行紫外线消毒、使用无记录或未做新灯管及使用半年灯管强度监测、缺少累计时间或当天未记录各扣 1 分。 10. 空气净化器、空气净化系统未按规定使用、清洗、记录各扣 1 分。 11. 无菌物品与非无菌物品混放扣 2 分。 12. 无菌物品放置距离地面 <20 cm，距离墙壁 <5 cm，距离天花板 <50 cm，扣 2 分。 13. 有过期物品扣 2 分。 14. 无菌物品无专人负责扣 2 分。 15. 接触消毒、无菌物品前未洗手或手消毒或不到位扣 2 分。

（续表）

项目	分值	评价标准及检查方法	检查记录
质量管理	50	复用器械清洗管理： 1. 按照器械、器具和物品的要求选择合适的清洗方法。 2. 使用中的消毒剂和清洗剂浓度比例达标，并能正确使用、规范更换。 3. 湿热消毒应采用纯水，电导率 ≤ 15 μS/cm（25℃）。 4. 湿热消毒方法的温度、时间应符合要求。消毒后直接使用的诊疗器械、器具和物品，湿热消毒温度应 ≥ 90℃，时间 ≥ 5 分钟，或 A_0 值 ≥ 3 000；消毒后继续灭菌处理的，其湿热消毒温度应 ≥ 90℃，时间 ≥ 5 分钟，或 A0 值 ≥ 600。 5. 酸性氧化电位水使用方法为手工清洗后的待消毒物品，使用酸性氧化电位水流动冲洗或浸泡消毒 2 分钟，净水冲洗 30 秒。指标要求为记录有效氯含量、pH 值、氧化还原电位、残留氯离子。	1. 清洗方法不合适扣 2 分。 2. 使用中的消毒剂清洗剂不达标扣 2 分。 3. 湿热消毒用水不正确扣 2 分；纯水电导率不达标扣 2 分。 4. 湿热消毒温度与时间参数不达标未及时报修扣 1 分。 5. 酸性氧化电位水使用方法不正确扣 2 分。 6. 酸性氧化电位水主要参数不达标未及时报修扣 1 分。
		复用器械干燥管理： 1. 根据器械的材质选择适宜的干燥温度。 2. 不耐热器械、器具和物品可使用消毒的低纤维絮擦布、压力气枪或 ≥ 95% 乙醇进行干燥处理；管腔器械内的残留水迹，可用压力气枪等进行干燥处理；不应使用自然干燥方法进行干燥。	1. 不同材质器械干燥温度的选择不适宜扣 1 分。 2. 干燥方式的选择不合适扣 1 分。 3. 抽查器械清洗质量一件不符合要求扣 1 分。 4. 每月未落实对带电源器械的抽查（缺记录）扣 1 分。

（续表）

项目	分值	评价标准及检查方法	检查记录
		3.应采用目测或使用带光源的放大镜对干燥后的每件器械、器具和物品进行检查。器械表面及其关节、齿牙处应光洁，无血渍、污渍、水垢等残留物质和锈斑；功能完好，无损毁。 4.带电源器械应进行绝缘性能等安全性检查。	
质量管理	50	器械包装管理： 1.打包前须检查各种器械是否清洁，应无锈、无污垢、无血迹，刀剪应锋利，轴关节性能良好，针头应锐利、光滑无倒钩、无弯曲。 2.包装时双人核对包装材料合适、器械检查保养符合规范、正确放置包内化学指示物、密闭包装。 3.闭合式包装外应使用专用化学指示胶带，胶带的长度应与灭菌包体积相符，松紧适宜，封包应严密，保持闭合性完好。 4.包装的标识应注明物品的名称、锅号、锅次、灭菌日期、失效日期、打包者姓名。 5.封口机每天使用前应检查运行的参数是否正确并记录；纸塑包装时，应根据所装载的大小切割合适的包装袋，包内器械距离包装袋封口处大于或等于2.5 cm，密封的宽度大于或等于6 mm。	1.器械包装时有锈迹、污垢、血迹，刀剪不锋利，轴关节性能欠，针头不锐利、不光滑有倒钩、弯曲，每项扣1分。 2.包装检查双人复核、正确放置标识和密闭包装，1项不符合要求扣1分。 3.选择包装材质不合适扣2分。 4.灭菌包或纸塑袋内未放置包内化学指示物或放置不正确扣1分。 5.包装胶带尺寸不合适或封包闭合度不符合要求扣2分。 6.六项标识填写与包内物、时间等与实际不符或漏项、效期不正确、字迹模糊扣2分。 7.高低温封口机未做使用前监测扣2分；监测打印内容及登记本记录与实际不符扣2分。 8.纸塑包装袋裁剪尺寸不合适扣2分。

（续表）

项目	分值	评价标准及检查方法	检查记录
质量管理	50	物品灭菌管理： 1. 消毒员必须经过专门培训，定期考核合格后才能持证上岗。 2. 严格执行预真空高压蒸汽灭菌器、环氧乙烷灭菌器、低温等离子灭菌器的操作流程；工作期间，消毒员随时巡查灭菌时的温度、压力和时间等灭菌参数及设备运行状况，消毒员不得离开工作岗位。 3. 根据不同选择器械、器具和物品选择正确灭菌方式。耐湿、耐热的应首选压力蒸汽灭菌；不耐热、不耐湿的可低温灭菌；特殊物品应遵循生产厂家使用说明书。 4. 灭菌前准备。每天设备运行前应进行安全检查并记录；大型预真空压力蒸汽灭菌器应在每日开始灭菌运行前空载进行B-D试验。 5. 灭菌操作。灭菌前检查布有无破损，包装是否严密，标识是否清楚，包装规格是否符合要求，灭菌包体积不应大于30 cm×30 cm×50 cm，器械包重量不超过7 kg，敷料包重量不超过5 kg。不符合包装要求的退回处理。装载待灭菌物品时，灭菌包之间应留有间隙，以利于灭菌介质的穿透。观察并记录灭菌时的温度、压力和时间等灭菌参数及设备运行状况。从灭菌器卸载取出的物品，冷却时间>30分钟；应确认灭菌过程合格；应检查有无湿包，湿包不应储存与发放；无菌包掉落地上或误放到不洁处应视为被污染。	1. 消毒员未培训或无证上岗扣2分。 2. 未严格落实灭菌设备相关操作流程或操作不正确扣2分。 3. 消毒员不在岗或对巡查落实不到位扣2分。 4. 灭菌方式选择不正确扣2分。 5. 灭菌参数不正确扣2分。 6. 预真空高压蒸汽灭菌器未做运行前安全检查或记录不实扣2分。 7. 预真空高压蒸汽灭菌器未做B-D试验扣2分；未空载做B-D试验扣2分；试验结果未及时查看或粘贴不及时扣1分。 8. 待灭菌包包装破损、污染未及时处理或待灭菌包的重量、体积不符合规定扣1分。 9. 装载灭菌物品不符合规定扣1分。 10. 灭菌相关记录不符合要求或记录不及时扣1分。 11. 灭菌后物品未冷却直接发放或对不合格包未处理扣1分。

（续表）

项目	分值	评价标准及检查方法	检查记录
质量管理	50	清洗质量监测： 1. 日常监测。在检查包装时进行，应目测和（或）借助带光源放大镜检查。 2. 定期抽查。每月应至少随机抽查6~8个不同类别待灭菌包内全部物品的清洗质量，检查内容同日常监测，并记录监测结果。 3. 清洗效果评价。可定期采用定量检测的方法，对诊疗器械、器具和物品的清洗效果进行评价。 4. 清洗消毒器应每批次监测清洗消毒器的物理参数及运转情况，并记录。 5. 使用的消毒剂、监测用的化学指示物、菌管在有效期内。消毒监测，浸泡消毒液按配比浓度配置，每天监测、根据需要更换。结果应符合该消毒剂的规定。	1. 包装前未检查或检查不到位，表面及关节、齿牙处有血渍、污渍、水垢等残留物质和锈斑扣1分。 2. 每月未抽查待灭菌包清洗质量或记录不及时、漏记扣1分。 3. 器械清洗未按规定时间做清洗效果监测扣1分。 4. 清洗消毒器物理参数单粘贴不及时扣1分。 5. 使用过期消毒剂、监测用的化学指示物、菌管扣2分。 6. 消毒液配置浓度不准确或未做监测扣2分。
监测管理	50	灭菌监测： 1. 预真空高压蒸汽灭菌器每天灭菌前应空载进行B-D试验一次，合格方可使用。 2. 预真空高压蒸汽灭菌器物理监测每锅进行，化学监测每锅进行。 3. 预真空高压蒸汽灭菌器生物监测每周一次，灭菌植入型器械应每批次进行生物监测。生物监测合格后，方可发放。紧急情况灭菌植入型器械时，可在生物挑战装置（process challenge device，PCD）中加用5类化学指示物并合格后作为提前放行的标志，生物监测的结果有异常时应及时通报使用部门。	1. B-D试验结果未查看或查看不及时扣2分。 2. 物理、生物、化学监测未按规定进行，缺1次扣1分。 3. 有植入型器械时未做到每批次生物监测扣2分。 4. 预真空高压蒸汽灭菌器新启用、移位或大修后未进行物理、化学和生物监测或监测资料未保存扣2分。 5. 过氧化氢低温等离子灭菌器未每天行生物监测或环氧乙烷灭菌未每锅进行生物监测扣2分；监测记录不全或与实际不符扣2分。

(续表)

项目	分值	评价标准及检查方法	检查记录
监测管理	50	4. 预真空高压蒸汽灭菌器新启用、移位或大修后，应进行物理检测、化学监测和生物监测。物理检测、化学检测通过后，生物监测应空载连续监测三次，合格后灭菌器方可使用。预真空（包括脉动真空），灭菌器应进行B-D试验并重复三次，连续监测合格后，灭菌器方可使用。 5. 过氧化氢低温等离子灭菌每天使用时应至少进行一次灭菌循环的生物监测；环氧乙烷灭菌每灭菌批次应进行生物监测。 6. 监测不合格时，消毒供应中心应报告医院感染及主管部门，同时通知相关部门停止使用、建立灭菌物品追溯与召回的制度。	6. 发现监测不合格，未及时上报、处理者扣2分。
		外来医疗器械及植入物处置管理： 1. 根据手术通知单接收外来医疗器械及植入物；依据器械供应商提供的器械清单，双方共同清点核查、确认、签名，记录应保存备查。 2. 器械供应商送达的外来医疗器械、植入物及盛装容器应清洁。 3. 遵循器械供应商提供的外来医疗器械与植入物的清洗、消毒、包装、灭菌方法和参数进行处理。急诊手术器械应及时处理。 4. 使用后的外来医疗器械，应由消毒供应中心清洗消毒后方可交器械供应商。	1. 未按手术通知单提交清单、未双方共同清点或记录不详扣2分。 2. 容器不清洁扣2分。 3. 未按供应商提供的要求进行处理扣2分。 4. 未按规范要求处理，扣2分；未进行使用后清洗，扣2分。 5. 物理、生物、化学监测未按规定每批次进行扣2分。

（续表）

项目	分值	评价标准及检查方法	检查记录
监测管理	50	5.植入物的灭菌应每批次进行生物监测，生物监测合格后，方可发放。紧急情况对植入物进行灭菌时，使用含第5类化学指示物的生物PCD进行监测，化学指示物合格方可提前放行，生物监测的结果应及时通报使用部门。	

三、麻醉科护理质量评价标准

麻醉科护理质量评价标准见表6-21。

表6-21 麻醉科护理质量评价标准

项目	分值	评价标准及检查方法	检查记录
制度落实	10	1.健全的规章制度、工作流程和岗位职责。 2.定期组织业务培训并考核。 3.科室有护理质量控制小组，每周质控自查，并有原因分析和持续改进措施。 4.科室有感染管理与质量控制小组，小组成员职责明确，严格履职，并有记录。 5.有健全的医院感染工作制度，定期组织学习培训，各级护理人员知晓相关内容。 6.科室成立"6S管理"小组，小组成员职责明确，并有记录。 7.科室有6S管理规定及实施细则，定期组织学习并考核，定期6S自查，各级护理人员知晓相关内容，有学习记录、自查记录和考核记录。 8.熟练掌握并落实手术室十大安全目标。	查看相关记录，提问护士相关知识知晓情况。现场查看各项措施落实情况。 1.无规章制度及工作流程扣1分。 2.无业务培训及考核扣1分。 3.无感控小组扣1分。 4.无培训学习记录扣1分。 5.未建立"6S管理"小组，没有学习记录，自查记录不完整，没有考核记录，每项扣1分。 6.检查2名护士，不能熟练掌握手术室十大安全目标，每人次扣1分。

（续表）

项目	分值	评价标准及检查方法	检查记录
病区管理	20	护士仪表（5分）： 1. 更换手术衣裤、鞋帽及佩戴口罩。 2. 手术帽应完全将头发遮盖。 3. 佩戴外科口罩，佩戴口罩应遮盖口鼻。 4. 穿着手术衣裤时内穿衣物不能外露。 5. 手术时不能佩戴首饰，指甲长度适当。 6. 护士行为、操作符合礼仪规范，文明用语，微笑服务。 7. 上班时间不准看手机。	现场查看、访谈护士。 1. 护士行为1项不符合要求每人次扣1分。 2. 头发不规范扣2分；首饰、指甲不规范扣2分。 3. 着装不规范，每处扣1分。 4. 上班时间看手机扣1分。
		环境质量（10分）： 1. 环境安静温馨，保持空气清新、无异味。 2. 手术间、准备间、诱导间、恢复间、药品器械间物品摆放整齐，标识明显。物品用后及时补充，保证库存充足。保持麻醉机、治疗盘、抽屉、无菌物品橱的清洁。 3. 监护仪、升温毯等电源线标识清晰，整理规范。 4. 安全通道畅通无阻，不要堆放杂物。消防设施完好，定点放置，定期检查，人人掌握使用方法。禁止吸烟、饮酒、使用酒精炉及个人电器，确保用电安全。 5. 办公室内禁止聊天、干私活、吃东西，保持清洁整齐，物品摆放有序，禁放私人用品及食物，班班清扫。日间办公区域及病房尽量采用自然光，杜绝"白昼灯"和"长明灯"现象。	现场查看病区环境及各项安全警示标识情况，随机抽查医护人员消防设备操作或应急预案演练。 1. 现场查看环境，1项不符合要求扣1分。 2. 电源线整理不规范扣1分。 3. 消防设施未处于备用状态，每项扣2分。 4. 随机抽查护士消防设备操作，操作不正确每人次扣2分。 5. 吸烟人员，每人次扣1分。 6. 使用酒精炉及个人电器扣3分。 7. 仓库内有过期物品，扣2分。 8. 电源未关闭扣1分。

(续表)

项目	分值	评价标准及检查方法	检查记录
病区管理	20	6. 更衣室内工作服悬挂整齐,个人物品入橱,洗漱用品统一摆放、整齐有序,休息室被褥清洁、整齐、床下无杂物。 7. 按照6S标准,认真落实仓库管理制度。	
		仪器设备管理（5分）： 1. 物品、仪器、设备账物相符,专人保管,库存合理。 2. 所有仪器设备有操作流程标牌,护理人员均能掌握,熟练应用。 3. 性能良好的仪器设备悬挂"性能良好"标识,出现故障时悬挂"故障维修"标识并及时送修。 4. 物品及仪器设备规范放置,使用后及时清洁、消毒,物归原处。 5. 护理人员了解科室物品及仪器设备的保养方法,定期检查、保养,保证性能良好,处于应急备用状态。	1. 物品、仪器、设备未处于备用状态,每处扣1分。 2. 仪器、设备未规范使用标识,每件扣1分。 3. 仪器设备未及时保养、检查、维修,每件扣1分。 4. 抽考护士对仪器、设备操作不合格,1人次扣1分。
临床护理质量管理	30	恢复室患者护理（15分）： 1. 护士严格遵守入室、出室标准,认真执行扫码流程及护送流程。 2. 医护人员严格执行身份识别和无缝隙交接。 3. 巡回护士和当值麻醉医师护送全麻患者进入恢复室并交接,恢复室护士护送全麻患者回病房并进行交接,交接内容包括患者一般资料、意识、生命体征、输液、治疗、置管情况、皮肤情况及其他特殊情况等,发现问题,立即查问,交接后现问题由接收科室负责。	查看科室关键流程交接相关资料,实地跟踪患者关键流程交接落实情况。 1. 无患者身份识别的流程,不得分。 2. 科室转科交接记录不全面、时间不准确、无交接人签名,1项不符合要求扣1分。 3. 未观察病情扣1分。 4. 恢复室记录单记录不全面、不准确扣1分。 5. 患者未及时保暖,未及时约束患者,1项不符合要求扣1分。

（续表）

项目	分值	评价标准及检查方法	检查记录
临床护理质量管理	30	4. 患者入室后，及时监护生命体征并护理。 5. 交接记录单内容记录齐全并签名。 6. 患者交接及护送过程注意观察病情变化、保护隐私，体现爱伤观念。 7. 麻醉恢复室记录单记录客观、及时与准确。 8. 恢复室患者保暖、预防坠床措施到位。	
		术后镇痛回访（5分）： 1. 护士按照外出要求规范着装。 2. 护士自我介绍后，检查患者的生命体征，检查镇痛泵运行情况，正确评估患者疼痛指数，询问术后并发症。 3. 麻醉术后记录单填写准确、及时，无漏项。	1. 护士未规范着装扣1分。 2. 护士随访内容不完整，1项不符合要求扣1分。 3. 麻醉术后记录单填写不准确，有遗漏，1项不符合要求扣1分。
		手术护理配合（5分）： 1. 护士熟练配合麻醉诱导，熟练掌握专科护理操作，认真遵守护理操作流程。 2. 护士操作前，一定进行仔细宣教，告知目的和注意事项，以取得合作。 3. 护士正确执行口头医嘱，大声复述确认后执行。 4. 护士及时巡视手术间，及时参加接台手术的麻醉护理配合。	1. 护士操作前未及时宣教，扣1分。 2. 护士未遵守操作流程，扣1分。 3. 护士执行口头医嘱不到位，扣1分。 4. 护士未及时巡视手术间，未及时参加接台手术的麻醉护理配合，1项不符合要求扣1分。
		输血管理（5分）： 1. 严格执行输血查对制度，输血前需两人核对，严格执行"三查八对"，准确无误后方可输血。	查看相关资料，追踪和现场查看护理措施落实情况。考核护士相关知识。 1. 提问护士输血制度及相关知识，回答不正确，每人次扣1分。

（续表）

项目	分值	评价标准及检查方法	检查记录
临床护理质量管理	30	2.输血时，由两名医护人员（携带病历及输血申请单）共同到患者床旁用PDA扫描床头牌或腕带进行核对，双人用PDA进行"三查八对"后执行。 3.除生理盐水外，输血前和输血过程中，不得向血液内加任何药品。 4.输血时必须使用符合国家标准的一次性输血器，严格执行输血的无菌操作程序。 5.严格控制输血的速度，按照"先慢后快"的原则，开始输入速度宜慢，观察15分钟无不良反应，再根据病情及血液种类调节滴速。 6.输血过程中严密观察患者病情变化，并做好记录。 7.若发现输血严重危害时，应按照医院控制输血严重危害预案执行，并及时规范记录。 8.输入两袋以上血液时，两袋血液之间需输入少量生理盐水冲洗输血器。调换每袋血液时，必须坚持双人查对制度。输血器连续使用4小时以上，必须更换新的输血器。 9.输血完毕将输血记录单粘贴在病历中，并在输血系统中完成相应的记录。输血完毕，血袋用双层黄色垃圾袋包好，在2~6℃冰箱至少保存24小时后，按医疗废物处理并有记录。 10.对输血过程中的异常事件有记录、分析与改进。	2.输血中，护士操作流程不符合要求每项扣2分。输血双人核查不规范，本项不得分。 3.血袋处理不规范，扣1分。 4.《输血记录单》未存入病历，扣1分。 5.输血结束后未在护理记录单中记录，扣2分；记录不及时扣1分。 6.输血异常事件无记录分析扣2分。

(续表)

项目	分值	评价标准及检查方法	检查记录
护理安全管理	30	查对（3分）： 1. 治疗室查对。①摆药时依据医嘱核对药物名称、剂量、浓度、有效期、药品质量。②检查药液质量，观察有无药物配伍禁忌。 2. 配药时查对。依据医嘱核对药物名称、剂量、浓度、用法、时间，加药后需再次核对，在镇痛泵上注明手术间号和患者姓名。 3. 恢复室患者床旁查对。①"反问式"核查，确认患者姓名与病历信息一致。清醒患者自述姓名。②用PDA核对患者腕带，确认患者姓名、住院号一致。 4. 操作后核对，再次核对交接单上的信息。	现场查看护士查对流程。 1项不符合要求扣1分。
		抢救车管理（10分）： 1. 抢救车（抢救箱）定点放置，专人/专班管理。 2. 抢救车分区合理，物品、药品分类放置，有布局图。 3. 抢救车内药品、物品取用后及时（2小时内）补充，确保处于备用状态，近效期药品（6个月内）有标识，禁止过期。常备物品及时检查维修，一次性物品及时更换或消毒，无过期物品。 4. 抢救车药品、物品等有备用基数，采用封条管理时，封存的药品、物品有效期应大于31天，应注明封存时间及两名核对者签名，班班交接时检查封条的完好性，每月由两名护士对抢救车全面检查一次并有记录，抢救车内药品或物品使用后，及时整理补充封存。	实地检查抢救车、交接和使用记录。 1. 未定点放置扣1分，无专人管理扣1分，抢救车登记本记录不准确扣1分。 2. 封条粘贴和标记不符合要求扣2分。 3. 近效期药品（6个月内）未做标识扣2分，有过期药品或物品扣2分。 4. 使用未记录扣1分，补充不及时扣1分。 5. 护士长未按时检查，扣1分。 6. 抢救车内无《抢救临时记录本》扣1分。

（续表）

项目	分值	评价标准及检查方法	检查记录
护理安全管理	30	5.护士长每月检查一次抢救车的管理情况并有记录。	
		不良事件管理（5分）： 1.实行非处罚性护理安全（不良）事件报告制度，护士知晓护理不良事件上报途径及上报流程，有护理人员主动报告的激励机制。 2.有多种途径便于护理人员报告护理安全（不良）事件。 3.有护理安全（不良）事件统一报告网络，统一管理。 4.有护理人员主动报告护理安全（不良）事件的教育和培训。 5.发生或发现不良事件后，出现迟报、漏报或瞒报，经查实与科室个人绩效考核挂钩。 6.护理安全（不良）事件有成因分析和讨论。	查看相关资料，现场考核护理人员不良事件相关知识及上报流程。 1.无不良事件上报制度扣1分。护士对上报不良事件的方法和流程，不知晓扣1分，不正确扣1分。未及时上报，本项不得分。 2.无案例成因分析，扣1分，无针对性整改措施扣1分，讨论不及时扣1分。 3.护士不知晓科室近期出现的不良事件及整改措施扣1分。
		药品管理（10分）： 1.根据药品种类分别放置，定数量、定位置，标签清晰。高危药品等特殊药品有标识，贮存方法正确。需要低温保存的药品应置于冰箱中的冷藏层（2~8℃）。 2.麻醉药品、精神药品实行"五专"管理（专人管理、专库（柜）加锁、专用账册、专用处方、专册登记），并班班交接。 3.每月检查备用药品的有效期，做好记录，近效期药品（有效期在6个月内者），有明显标识。药品的取放有明确规定，遵循近效期先用原则。	实地查看治疗室、冰箱、抢救车内药品管理。提问护士安全用药相关知识。 1.各种药品存放、标识不符合要求每项扣1分。 2.护士对使用麻、精注意事项回答不全面，每项扣1分。 3.有关药品效期使用原则、标识及检查记录不符合要求每项扣1分。 4.有过期药品存放，扣2分。

（续表）

项目	分值	评价标准及检查方法	检查记录
护理安全管理	30	冰箱管理（2分）： 1. 冰箱不存放非低温保存药品及私人用品。每日至少监测温度一次并有记录，保持温度2~8℃，发现温度异常及时维修。 2. 冰箱内（冷藏区、冷冻区）整齐洁净，分区明确，布局合理，药品及物品标识清晰，高危药品有明显标识。	1. 冰箱内存放非低温保存物品及私人物品扣2分。 2. 冰箱监测记录不符合要求每项扣1分。 3. 布局不合理，物品管理混乱，高危药品标识不清或未标识扣1分。
消毒隔离管理	15	手卫生（3分）： 1. 洗手指征：接触患者前，无菌操作前；接触患者后，接触患者血液、体液后，接触患者周围环境后（两前三后）。 2. 麻醉准备间、麻醉恢复室、诱导室配有快速手消毒剂，标注开启日期。 3. 按照标准七步洗手法进行手卫生，时间不少于15秒。	现场查看手卫生各项措施落实情况。 1. 洗手指征回答不全扣1分。 2. 麻醉准备间、麻醉恢复室、诱导室未配有快速手消毒剂，未标注开启日期各扣1分。 3. 现场操作七步洗手法，洗手方法不正确、洗手时间不知晓扣1分。
		标准预防（5分）： 1. 可能接触患者的血液、体液时，必须戴手套，操作完毕，脱去手套后立即洗手，必要时进行手消毒。 2. 可能发生血液、体液飞溅到医务人员面部时，医务人员应当戴手套和具有防渗透功能的口罩、防护眼镜。 3. 可能发生血液、体液大面积飞溅或者有可能污染医务人员的身体时，还应当穿戴具有防渗漏功能的隔离衣或围裙。	现场查看标准预防落实情况。 1. 标准预防的措施回答不全扣1分。 2. 标准预防的措施落实不到位每项扣1分。 3. 医疗、生活垃圾分类不正确扣1分，锐器盒使用不规范扣1分。

（续表）

项目	分值	评价标准及检查方法	检查记录
消毒隔离管理	15	4. 医务人员手部皮肤发生破损，在进行有可能接触患者血液、体液的诊疗和护理操作时必须戴双层手套。 5. 生活、医疗垃圾分类收集处理，使用后锐器应当直接放入耐刺、防渗漏的利器盒。	
		无菌操作（5分）： 1. 护士进行各种无菌操作前洗手、戴口罩，洗手方法正确，操作时严格执行无菌操作规程。进行2人以上连续操作时，执行一人一洗手或卫生手消毒。所有人员进入治疗室需戴口罩。 2. 治疗台各班操作前后清洁擦拭，抹布专用。 3. 无菌物品使用遵循近效期先用原则，定期检查无菌物品，无过期物品。 4. 无菌敷料、无菌物品、抽出的药液、开启后的无菌液体及消毒液等注明日期、时间。抽出的药液和配制的静脉输注用无菌液体放置时间不应超过2小时；启封抽吸的各种溶媒不应超过24小时。	现场查看各项措施落实情况。 1.1项不符合要求扣1分。 2. 有过期无菌物品（液体），不得分。 3. 无菌操作前未洗手、未戴口罩扣1分。 4. 未执行一人一洗手或手卫生消毒扣1分。
		医疗物品消毒处理（2分）： 1. 面罩及管道专人专用，一用一换。 2. 使用中的吸引器，及时倾倒引流液。 3. 纤支镜、硬镜、呼吸气囊用后及时去供应室消毒并登记。	现场查看各项措施落实情况，查看相关工作记录。每项不符合要求扣1分。

四、消化内镜室护理质量评价标准

消化内镜室护理质量评价标准见表6-22。

表6-22 消化内镜室护理质量评价标准

项目	分值	评价标准及检查方法	检查记录
制度落实	5	1.有专科管理制度、工作流程，职责明确。 2.有院感知识培训学习计划。 3.工作有计划安排，每周质控自查整改情况，对院感办的整改意见有落实记录。 4.有完善的各项技术操作流程、护理常规并落实。	现场考核职责知晓情况。现场考核培训知识掌握情况。 1.院感知识不知晓，每人扣2分。 2.落实不到位每项扣1分。
护理质量管理	5	科室管理： 1.科室制订本科室的本年度工作计划，并组织实施、检查与总结。 2.科室有质量与管理小组，有方案有计划。 3.建立质控标准、自查记录，对护理部、科护士长护理质控检查有记录，有质量持续改进措施，体现质量可追溯性。	无护理质量检查标准、自查记录、质量持续改进措施，各扣1分，未体现可追溯性扣1分。
	15	环境管理（5分）： 1.室内整洁、安静，通风良好，有排气装置。 2.布局流程合理，设立单独的清洗消毒室，不同部位的内镜洗、消设施分开。 3.消防设施完好，定点放置，定期检查，人人掌握使用方法。 4.禁止吸烟，注意用电安全。保洁员房间物品按要求放置。	1.现场查看环境，不符合要求每项扣2分。 2.消防设施未处于备用状态每项扣2分，检查记录不符合要求每项扣2分。 3.随机抽查1名护士消防设备操作，操作不正确每人次扣2分。应急预案不完善扣2分。
		办公室、休息室、更衣室管理（5分）： 1.办公室、更衣室、休息室内有管理制度，人走灯灭，及时上锁。	不符合要求每项扣2分。

（续表）

项目	分值	评价标准及检查方法	检查记录
护理质量管理	15	2. 办公室内保持清洁整齐，物品摆放有序，禁放私人用品及食物，班班清扫。 3. 更衣室内工作服悬挂整齐，个人物品入橱，洗漱用品统一摆放、整齐有序，休息室被褥清洁、整齐、床下无杂物。	
		仓库管理（5分）： 1. 认真落实仓库管理制度。 2. 仓库物品标识清楚，摆放整齐有序，按需储存，无菌物品无过期。	不符合要求每项扣2分。
	10	抢救车管理： 1. 抢救车（抢救箱）定点放置，专人/专班管理。 2. 抢救车分区合理，物品、药品分类放置，有示意图。 3. 抢救车内药品、物品取用后及时（2小时内）补充，确保处于备用状态，近效期药品有标识，禁止过期。 4. 抢救车每月全面检查一次并有记录。 5. 采用封条管理时，应注明封存时间及两名核对者签名，班班交接时检查封条的完好性，每月由两名护士对抢救车全面检查一次并有记录，抢救车内药品或物品使用后，及时整理补充封存。	实地检查抢救车、交接和使用记录。 1. 未定点放置扣2分，无专人管理扣2分，无布局图扣2分，无记录扣2分。 2. 封条粘贴和标记不符合要求扣2分。 3. 近效期药品未做标识扣2分，有过期药品或物品本项不得分，使用未记录扣2分，补充不及时扣2分。 4. 其他不符合要求每项扣2分。
	10	物品仪器设备管理： 1. 物品、仪器、设备账物相符、库存合理。 2. 所有仪器设备有操作流程图，护理人员均能熟练掌握。	现场查看病区仪器设备，抽查仪器设备性能。抽考2名护理人员仪器设备操作。 1. 物品、仪器、设备未处于备用状态，每处扣2分。

(续表)

项目	分值	评价标准及检查方法	检查记录
护理质量管理	10	3. 仪器设备悬挂"性能完好"标识，出现故障时悬挂"故障维修"标识并及时送修。 4. 物品及仪器设备要定位放置，及时清洁、消毒，定期检查并有签名。 5. 护理人员了解科室物品及仪器设备的保养方法，定期检查、保养，保证性能良好，处于应急备用状态。 6. 冰箱不存放非低温保存药品及私人用品。每日至少监测温度一次并有记录，发现温度异常及时维修。	2. 仪器、设备未按照规范标识、保养、检查每项扣2分。 3. 冰箱内存放非低温保存物品及私人物品扣2分，冰箱监测记录不符合要求每项扣2分。 4. 抽考护士对仪器、设备的操作，1人次不合格扣2分。（记录被查人姓名、班次、抽查内容及抽查情况）。
	10	内镜储存管理： 1. 内镜清洗消毒应分槽进行，无交叉，各种内镜消毒槽标识清楚，工作结束后清洗消毒内镜消毒槽。 2. 内镜清洗、消毒程序符合规范要求。 3. 消毒后的内镜分柜储存，储镜柜干净整洁，消毒设备完好。 4. 内镜清洗消毒记录齐全：日期、患者姓名、内镜名称和编号、清洗及消毒时间、操作人员、每天使用前后的清洗消毒记录。	1. 交叉使用不得分。 2. 储镜柜不洁扣5分；消毒设备故障未及时修理扣5分。 3. 记录不完善每项扣2分。 4. 存放不符合要求扣2分。
护理安全管理	10	1. 科室有《紧急意外抢救预案》（含药物过敏、麻醉、突发病情等意外）预案，并有培训和演练。 2. 执行查对制度，至少使用两种以上方法识别患者。 3. 护士知晓不良事件上报制度及流程，有不良事件原因分析和讨论。 4. 科室有危急值报告制度和流程，护士熟知科室危急值项目与标准，并能及时、准确上报。	1. 无应急预案扣2分，无培训、演练扣各1分。 2. 查对制度执行不到位2分。 3. 护士不知晓不良事件上报制度和流程扣2分，科室无不良事件原因分析和讨论扣2分。 4. 护士不熟知危急值报告制度和上报流程，不熟知科室危急值项目与标准，各扣2分。

（续表）

项目	分值	评价标准及检查方法	检查记录
		5. 急救物品做到"五固定两及时"（定数量品种、定点放置、定人保管、定期消毒灭菌、定时检查维护；及时维修，及时请领报销废）。	5. 急救物品及仪器设备管理不符合要求每项扣2分。
	5	紫外线灯表面清洁，每周酒精擦拭消毒，使用中灯管性能良好，新灯管或超过1 000小时灯管有照射强度监测，以上要求均有记录。	紫外线灯故障未及时更换扣2分；无累计记录扣2分，过期未及时更换新管不得分，超过1 000小时无监测记录扣2分。
消毒隔离	10	1. 一次性无菌医疗物品存放符合要求、使用规范。 2. 消毒/灭菌后的物品或器械按规范存放和使用，做到一人一用一消毒/灭菌，使用后及时按污物处理。 3. 消毒液浓度符合要求，监测方法正确，定时更换；皮肤消毒液在有效期内使用，注明开启时间。	1. 未按规范存放扣2分。 2. 使用后处理不及时每例扣5分；重复或交叉使用不得分。
	5	1. 洁具按区域分开使用，标识明确，不得有交叉，用后统一清洗消毒。 2. 医疗垃圾分类处置符合要求，垃圾不得超过容器3/4，医疗垃圾不得向外流失。	不符合要求不得分。
个人防护	15	1. 工作人员水洗消毒内镜时，做好自我防护，穿防渗漏围裙、防渗漏套袖、帽子、口罩及护目镜。 2. 手卫生设施符合要求、完好，配备洗手液、快速手消等。 3. 医务人员熟知手卫生规范要求，操作前后洗手，熟练掌握七步洗手法，科室手卫生依从性落实到位。	1. 个人防护不到位不得分。 2. 洗手设施损坏未及时维修扣3分，医务人员手卫生知识掌握欠缺每人次扣3分，手依从性差扣2分。 3. 违反无菌操作规范和（或）消毒隔离技术每人次扣5分；个人防护不到位每人次扣3分。

（续表）

项目	分值	评价标准及检查方法	检查记录
个人防护	15	4. 进行有创操作时要严格执行无菌操作技术和消毒隔离规范，同时注重自我防护，执行标准预防或标准预防与特殊防护措施（防护服、护目镜等）。 5. 医务人员熟知职业暴露上报流程和紧急处理措施。	

五、生殖中心护理质量评价指标

生殖中心护理质量评价指标见表6-23。

表6-23 生殖中心护理质量评价指标

项目	分值	评价标准及检查方法	检查记录
工作制度	10	1. 建立健全各项管理制度、护理常规、操作标准、健康教育等。 2. 制订各岗位相关职责、各专科手术工作流程。 3. 科室建立护理质量与安全管理小组（科室质控分组与护理部质控组一致），实施护理质量管理工作。 4. 各质控小组分工明确，职责清晰，有工作制度及组织架构图。 5. 有护理质量检查标准、自查记录，对护理部、科护士长护理质控检查有记录，有质量持续改进措施，体现质量可追溯性。 6. 科室有业务培训计划和分层级培训计划。护士长每月组织护理技能及理论考试各1次，每周组织业务学习1次并有记录。	1. 制度不健全扣2分，不落实扣2分。 2. 岗位职责不熟悉扣2分。 3. 科室质控小组不全，扣2分。 4. 小组质控不及时扣2分。 5. 无各级质量自查记录扣2分。 6. 无业务培训计划、培训记录或无科室技能和理论考试的扣3分。

（续表）

项目	分值	评价标准及检查方法	检查记录
服务规范	10	1.恪守职业道德规范，尊重患者，保护患者隐私。 2.仪表端庄、着装规范、衣帽整洁、头发不过肩、佩戴胸卡、忌浓妆。 3.举止行为规范，服务热情。 4.严格遵守各项法律法规和规章制度。 5.严格要求自己，工作认真仔细，作风严谨扎实，有"慎独"精神和强烈的责任感。 6.熟练掌握基本理论、基本知识、基本技能，不断提高业务能力。	现场查看、访谈护士。 1.护士着装和行为不符合要求一人次扣2分。 2.发生纠纷扣5分。 3.违反劳动纪律每次扣5分。 4.对业务知识掌握不全每人扣3分。
环境质量	20	环境管理（10分）： 1.诊室整洁、安静、及时通风，保持空气清新、无异味。 2.病室门窗玻璃明亮，阳台、走廊地面清洁。 3.开水间整齐、清洁、不放杂物，地面干爽。 4.卫生间清洁无异味，地面干爽，有防滑。 5.消防设施完好，定点放置，定期检查，人人掌握使用方法。 6.家属管理有序。 7.禁止吸烟，注意用电安全。保洁员房间物品按要求放置。 8.洁净手术区域的缓冲区，应当设有明显标识和屏障，各区域的门应当保持关闭状态，并有连锁装置，不可同时打开出、入门。 9.洁净手术间应每日对温湿度进行监测，并有记录。	现场查看病区环境及各项安全警示标识情况，随机抽查医护人员消防设备操作或应急预案演练。 1.现场查看环境，1项不符合要求扣2分。 2.消防设施未处于备用状态，每项扣2分，检查记录不符合要求每项扣2分。 3.随机抽查护士消防设备操作，操作不正确每人次扣2分。 4.洁净手术间管理不符合规定扣2分。

（续表）

项目	分值	评价标准及检查方法	检查记录
环境质量	20	办公室、休息室、更衣室管理（5分）： 1. 办公室、更衣室、休息室内有管理制度，人走灯灭，及时上锁。 2. 办公室内禁止聊天、干私活、吃东西，保持清洁整齐，物品摆放有序，禁放私人用品及食物，班班清扫。	1. 更衣室管理不符合要求每处扣2分。 2. 办公室不符合要求每处扣2分。 3. 休息室不符合要求每处扣2分。
		仓库管理（5分）： 1. 认真落实仓库管理制度。 2. 仓库物品标识清楚，摆放整齐有序，按需储存，无菌物品无过期。	1. 仓库物品放置不符合要求每处扣2分。 2. 温湿度记录本登记不规范扣1分，无菌物品过期扣5分。
预约分诊审核登记	10	1. 护士必须提前做好分诊准备，迎候患者挂号就诊，预约专家门诊。 2. 及时更换各诊室、B超室内一次性中单，补充各种用物。 3. 认真审查"双证"，并复印备案。 4. 遵医嘱为患者进行电子档案的信息采集。 5. 及时准确记录各种登记本。	1. 就诊准备不充分扣2分。 2. 未按时开诊扣5分。 3. 诊室不符合要求每项扣2分。
物品仪器设备管理	10	1. 所有仪器设备有操作流程标牌，护理人员均能掌握，熟练应用。 2. 物品及仪器设备用后及时清洁、消毒，物归原处。 3. 护理人员了解科室物品及仪器设备的保养方法，定期检查、保养，保证性能良好，处于应急备用状态。 4. 冰箱不存放非低温保存药品及私人用品。每日至少监测温度一次并有记录，发现温度异常及时维修，定期进行消毒并记录。 5. 护士长定期检查签字。	现场查看病区仪器设备，抽查仪器设备性能。抽考护理人员仪器设备操作。 1. 物品、仪器、设备未处于备用状态每处扣2分。 2. 仪器、设备未按照规范标识、保养、检查每项扣2分。 3. 冰箱内存放非低温保存物品及私人物品扣5分，冰箱监测记录不符合要求每项扣2分。 4. 抽考护士对仪器、设备的操作，1人次不合格扣2分。

（续表）

项目	分值	评价标准及检查方法	检查记录
药品管理	10	1.抢救备用药品应摆放于抢救车（箱）内。 2.需要低温保存的药品应置于冰箱中的冷藏层（2~8℃）。 3.每月检查备用药品的有效期，做好记录，近效期药品有明显标识。 4.备用药要有基数和交接记录。 5.对药品的取放有明确规定，遵循近效期先用原则。 6.过期药品由护士长确认后，交药剂科统一销毁，各护理单元不得自行销毁。 7.护士长定期检查签字。	实地查看治疗室、冰箱、抢救车内药品管理。提问护士安全用药相关知识。 1.有关药品效期使用原则、标识及检查记录，不符合要求每项扣5分。 2.过期药品处理方法不符合要求不得分。 3.存在过期药品扣5分。 4.备用药基数及交接记录不符合要求每项扣2分。
抢救车管理	10	1.抢救车（抢救箱）定点放置，专人/专班管理。 2.抢救车分区合理，物品、药品分类放置，有示意图。 3.抢救车内药品、物品取用后及时(2小时内)补充，确保处于备用状态，近效期药品（六个月内）有标识，禁止过期。 4.抢救车每月全面检查一次并有记录。 5.采用封条管理时，应注明封存时间及两名核对者签名，班班交接时检查封条的完好性，每月由两名护士对抢救车全面检查一次并有记录，抢救车内药品或物品使用后，及时整理补充封存。 6.护士长每月检查、签字。	实地检查抢救车、交接和使用记录。 1.未定点放置扣2分，无专人管理扣5分，无布局图扣2分，无记录扣2分。 2.封条粘贴和标记不符合要求扣3分。 3.近效期药品未做标识扣2分，有过期药品或物品该项不得分，药品使用未记录扣2分，补充不及时扣2分。 4.记录本登记不符合要求扣2分。 5.核查本核查和登记不规范扣2分。

（续表）

项目	分值	评价标准及检查方法	检查记录
应急预案	5	1. 有应对突发公共卫生事件或灾害事件等的抢救预案。 2. 护士掌握应急预案，知晓率100%。	应急预案不熟练不知晓扣2分。
消毒隔离	10	1. 严格落实消毒隔离制度，每月一次院感培训并有记录。 2. 各护理操作严格按照无菌操作原则规程，无菌物品按照灭菌日期摆放，遵循近效期先用原则，定期检查，无过期失效。 3. 无菌物品开启时注明开启时间，保存方法符合要求并在有效期内使用。 4. 手术室结构和布局应循环境卫生学和感染控制的原则，做到布局合理、分区明确、标识清楚、功能流程合理，满足工作需要；区域划分应符合医疗机构相关感染控制要求。 5. 严格执行《医疗卫生机构医疗废物管理办法》，做好医疗废弃物及特殊感染手术后处理。 6. 进入患者组织、无菌器官的医疗器械、器具和物品达到灭菌水平。 7. 一次性使用的医疗器械、器具（包括注射器等）不得重复使用。 8. 每季度一次空气细菌培养，每月抽查无菌物品、物品表面，医护人员手细菌培养，并登记。 9. 手术室护士负责维护手术间的无菌环境，执行无菌技术并监督执行。 10. 严格执行医护人员手部卫生管理制度和手卫生实施规范。	1. 无菌物品有过期扣5分。 2. 一次性无菌医疗用品使用违反规定扣5分。 3. 随机抽查手术间护士无菌技术执行监督情况，不规范扣2分。 4. 随机抽查医护人员手卫生执行情况，不规范扣2分。 5. 每月院感讲座无记录扣2分。 6. 医疗垃圾混放扣2分。 7. 医疗垃圾登记本不规范扣2分。 8. 特殊感染手术术中防护不到位扣2分。 9. 术后处置不规范扣2分。 10. 无细菌培养记录扣2分。

（续表）

项目	分值	评价标准及检查方法	检查记录
手术安全核查	5	1. 严格执行患者安全核查制度，正确识别患者身份。 2. 严格查验患者身份及伦理关系，确保患者身份信息及有效证件的信息录入准确无误。 3. 确保每位患者指纹录入及证件审核的留档。 4. 术前评估与准备核查患者皮肤、过敏史、免疫八项等生化检查；检查仪器设备、物品耗材等准备情况，须完成各项术前准备方可实施手术。 5. 手术安全核查由手术医生主持，在手术开始前、患者离开手术间前由手术医生、实验室医生和手术室护士根据《手术安全核查表》内容逐项核查。离室前核查结束后，由三方签名确认。	1. 术前评估与核查不合格扣2分。 2. 手术安全核查不规范扣2分。 3. 未采用正确方法核对、识别患者扣2分。 4. 提问护士患者识别的方法，回答不正确扣1分。 5. 患者身份信息及有效信息录入不完整扣2分。

六、透析室护理质量评价标准

（一）透析室护理安全管理评价标准

透析室护理安全管理评价标准见表6-24。

表6-24 透析室护理安全管理评价标准

项目	分值	评价标准及检查方法	检查记录
患者十大安全目标	10	1. 熟练掌握患者十大安全目标。 2. 临床护理工作中落实十大安全目标。	1. 检查2名护士，不能熟练掌握患者十大安全目标，每人次扣1分。 2. 在临床护理工作中，无确切措施落实十大安全目标，扣3分。

（续表）

项目	分值	评价标准及检查方法	检查记录
查对管理	20	1. 医嘱查对。双人核对透析记录单、医嘱单。 2. 治疗室查对。①摆药时依据执行单信息核对药物名称、剂量、浓度、有效期、药品质量。②检查药液质量，观察有无药物配伍禁忌。 3. 配药时查对。依据执行单信息核对药物名称、剂量、浓度、用法、时间，加药后经第二人核对（如单人值班需再次核对），在执行单注明加药时间及加药者、核对者姓名。 4. 床旁查对。①"反问式"核查，确认患者姓名与治疗卡信息一致。清醒患者自述姓名；儿童、昏迷患者等，其家属陈述患者姓名。②核对患者身份信息卡，确认患者姓名等信息一致。③药品信息核对。 5. 操作后核对，再次核对执行单上患者姓名、药名、剂量、用法、时间，注明执行者及执行时间。	1. 未双人核对透析记录单、医嘱单扣5分。 2. 药物无查对扣10分。 3. 执行单无双人签名扣5分。 4. 未床旁查对每项扣3分。 5. 操作后未签名扣5分，未注明时间扣5分。
危急值管理	10	1. 建立临床危急值报告制度及流程。 2. 护士熟悉本部门危急值项目及内容，能够准确识别危急值。 3. 护士接获非书面危急值报告时应规范、完整、准确地记录患者识别信息、检查（验）结果、报告者的信息及接收时间。 4. 复述确认无误后及时向值班医生报告，并做好记录。	1. 无危急值报告制度及流程扣5分。 2. 护士回答不完整每条内容扣2分。 3. 护士未及时向医生报告危急值，本项不得分。 4. 危急值记录不规范、不完整，每处扣2分。

（续表）

项目	分值	评价标准及检查方法	检查记录
不良事件管理	20	1. 实行非处罚性护理安全（不良）事件报告制度，护士知晓护理不良事件上报途径及上报流程，有护理人员主动报告的激励机制。 2. 有多种途径便于护理人员报告护理安全（不良）事件。 3. 有护理安全（不良）事件统一报告网络，统一管理。 4. 发生或发现不良事件后，护士应第一时间通知主管医生和护士长，配合采取相应处理措施，最大限度地减少对患者的伤害程度，护士按照相关规定进行上报并有记录。出现迟报、漏报或瞒报，经查实应与科室综合目标及绩效考核挂钩。 5. 护理安全（不良）事件有成因分析和讨论。	1. 无不良事件上报制度扣2分；护士对上报不良事件的方法和流程，不知晓扣2分，不正确扣2分；未及时上报本项不得分。 2. 未建立多种上报途径扣2分。 3. 无护理安全不良事件统一报告网络，未统一管理，扣1分。 4. 无培训记录扣3分。 5. 未及时上报不良事件不得分。 6. 没有事件分析及讨论扣3分。
跌倒/坠床管理	20	1. 有防范患者跌倒/坠床的相关制度，并体现多部门合作。 2. 对住院患者进行跌倒/坠床风险评估，遇抢救等情况时可延长至入院6小时内完成，根据患者病情及用药变化进行动态评估，持续追踪有记录，患者病情发生变化，随时评估并记录。 3. 提供安全的医疗环境，保持地面清洁干燥，有防滑设备和防滑警示牌，走廊、洗手间装配扶手，患者可能使用的物品如眼镜、防滑拖鞋、床旁呼叫铃等置于其触手可及之处。	1. 无跌倒/坠床相关制度、流程扣2分。 2. 未对高危患者进行评估，扣3分。未根据患者病情及用药变化进行动态评估扣2分，评估不正确每项扣1分，无追踪记录扣1分。 3. 医疗环境不安全每处扣2分。 4. 护士采取防范措施不到位每项扣2分。 5. 未向患者告知风险及防范措施扣2分。患者不知晓防跌倒宣教扣3分。

（续表）

项目	分值	评价标准及检查方法	检查记录
跌倒/坠床管理	20	4. 采取措施防止跌倒/坠床，如警示标识、床栏、提醒、搀扶等。评估存在高度风险患者床旁悬挂"防跌倒/坠床"警示标识。 5. 加强安全教育，主动告知患者跌倒/坠床风险及防范措施。 6. 护士知晓患者发生跌倒/坠床的紧急处理预案和报告程序。 7. 对发生跌倒/坠床的案例有分析及改进措施。	6. 护士回答紧急处理预案、报告流程不全面扣3分。 7. 无跌倒/坠床分析、改进措施各扣3分。
药品安全管理	20	1. 根据科室情况可备用一定备用药品，备用药品保存一定基数，有备案表。 2. 根据药品种类、性质分别放置，定数量、定位置，标签清晰。 3. 建立登记本，班班交接并签名。 4. 抢救备用药品应摆放于抢救车（箱）内。 5. 需要低温保存的药品应置于冰箱中的冷藏层（2~8℃）。 6. 严格执行麻醉药品、精神药品、放射性药品、医疗用毒性药品及药品类易制毒化学品等特殊药品的使用管理制度，存放区域、标识和贮存方法符合规定。 7. 高浓度电解质、化疗药物等特殊药品有标识，贮存方法正确。 8. 对包装相似、听似、看似药品，一品多规或多剂型药物的存放应有明晰的"警示标识"。 9. 每月检查备用药品的有效期，做好记录，近效期药品有明显标识。	1. 备用药品保存未定基数、无备案表扣2分。 2. 药品未分别放置、标签不清晰扣2分。 3. 登记本未签名扣2分。 4. 抢救备用药品未摆放在抢救车（箱）内扣2分。 5. 需要低温保存的药品未置于冰箱中的冷藏层扣2分。 6. 毒、麻、精神类药物标识不清、储存不符合规定扣1分。 7. 高浓度电解质、化疗药物等特殊药品无标识扣1分。 8. 包装相似、听似、看似药品，一品多规或多剂型的药品无"警示标识"，每处扣2分。 9. 有关药品效期使用原则、标识及检查记录不符合要求每项扣5分。

（续表）

项目	分值	评价标准及检查方法	检查记录
药品安全管理	20	10. 对药品的取放有明确规定，遵循近效期先用原则。 11. 过期药品由护士长确认后，交药剂科统一销毁，各护理单元不得自行销毁。 12. 患者自带药品经申请、批准、签署同意书并开具医嘱后方可使用，护士按照药品说明书进行储存，写明床号、姓名，不得保管使用标志不清晰、过期、变质的药品。 13. 护士熟记透析常用抗凝剂的种类、作用机理与方法。	10. 过期药品处理方法不符合要求扣5分。 11. 有过期药品存放，本项不得分。 12. 患者自带药使用不规范扣2分。 13. 访问1名护士，未掌握透析常用抗凝剂相关知识，扣1分。

（二）透析室基础护理管理评价标准

透析室基础护理管理评价标准见表6-25。

表6-25 透析室基础护理管理评价标准

项目	分值	评价标准及检查方法	检查记录
制度落实管理	20	1. 有专科核心制度、工作指引、工作流程、护理常规等，制订紧急意外事件及危险因素的应急预案，并落实。 2. 制订各岗位相关职责、工作流程。 3. 制订各种仪器、设备操作流程及指引，护士能正确、安全使用各类仪器。 4. 护士长在护理部主任的领导下，结合本病区具体情况，制订本病区的工作计划，并组织实施、检查与总结。	1. 制度不健全扣5分，不落实扣5分。 2. 各岗位相关职责、工作流程不全扣2分。 3. 护士不能正确使用仪器设备扣2分。 4. 无本病区工作计划扣2分，未实施、检查、总结各扣2分。

（续表）

项目	分值	评价标准及检查方法	检查记录
制度落实管理	20	5.有差错、事故、纠纷投诉登记报告及分析制度。有防范护理差错事故的措施，对所发生的差错、事故及时上报，并做好登记、讨论、处理、反馈工作。 6.有护理质量检查标准、自查记录，对护理部、科护士长护理质控检查有记录，有质量持续改进措施，体现质量可追溯性。 7.护士长每月组织工休座谈会、护理技能及理论考试各1次，每周组织业务学习1次并有记录。	5.无差错事故、纠纷投诉登记、讨论、反馈各扣2分。 6.未及时提出改进措施扣5分。 7.无公休座谈会、考试试卷扣2分，每周学习记录不全扣2分。
布局设置环境质量	25	环境管理（15分）： 1.诊室整洁、安静、及时通风，保持空气清新、无异味。 2.病室门窗玻璃明亮，阳台、走廊地面清洁。 3.开水间整齐、清洁、不放杂物，地面干爽。 4.卫生间清洁无异味，地面干爽，有防滑。 5.消防设施完好，定点放置，定期检查，人人掌握使用方法。 6.家属管理有序。 7.禁止吸烟，注意用电安全。保洁员房间物品按要求放置。 8.各功能区，水处理间、库房、透析准备室、透析治疗室、候诊室、污物处理室等齐全，并有明显标识。 9.乙肝、丙肝患者分区分机隔离治疗。	1.诊室不清洁扣、未通风扣、有异味扣1分。 2.门窗、阳台、地面不干净扣1分。 3.开水间不整洁扣1分。 4.卫生间有异味、有水渍扣1分。 5.消防设施未处于备用状态每项扣10分，检查记录不符合要求每项扣5分。 6.家属多、乱扣1分。 7.有吸烟者扣10分，保洁员房间脏乱扣1分。 8.各功能分区无明显标识扣2分。 9.乙肝、丙肝患者未分区、未分机隔离治疗不得分。

（续表）

项目	分值	评价标准及检查方法	检查记录
布局设置环境质量	25	10.床单元：床铺整洁、干燥、平整，被服每班按时更换，特殊情况随时更换。枕头、被褥整洁；床下无杂物，拖鞋放置规范（其他物品不能有）；窗台无杂物，不能摆放患者物品、衣服等；床尾摇手、护栏等设施完好，定期检查，定位放置。	10.床铺有污渍，枕头、被褥不整洁扣2分；床下摆放杂乱，物品超过3种扣2分；床尾摇手、护栏损坏未修，使用后未归至原位扣2分。
		办公室、休息室、更衣室管理（5分）： 1.办公室、更衣室、休息室内有管理制度，人走灯灭，及时上锁。 2.办公室内禁止聊天、干私活、吃东西，保持清洁整齐，物品摆放有序，禁放私人用品及食物，班班清扫。 3.更衣室内工作服悬挂整齐，个人物品入橱，洗漱用品统一摆放、整齐有序，休息室被褥清洁、整齐、床下无杂物。	1.无管理制度扣1分，未关灯扣1分。 2.办公室物品摆放杂乱扣1分，聊天、干私活、吃东西扣1分。 3.更衣室衣物物品摆放杂乱扣1分，被褥不整洁扣1分。
		仓库管理（5分）： 1.认真落实仓库管理制度。 2.仓库物品标识清楚，摆放整齐有序，按需储存，无菌物品无过期。 3.仓库内无菌物品储存柜或架离地面20 cm及以上，距天花板50 cm以上，距墙壁5 cm以上放置。 4.储存柜内的无菌物品拆除外包装。	1.无仓库管理制度扣1分。 2.仓库物品摆放杂乱扣1分，有过期物品扣5分。 3.仓库内无菌物品未按规定摆放扣2分。 4.储存柜内的无菌物品未拆除外包装扣1分。
抢救车/箱管理	20	1.抢救车（抢救箱）定点放置，专人/专班管理。 2.抢救车分区合理，物品、药品分类放置，有示意图。 3.抢救车内药品、物品取用后及时（2小时内）补充，确保处于备用状态，近效期药品有标识，禁止过期。	1.未定点放置扣1分，无专人管理扣1分。 2.无示意图扣1分，物品、药品未分类放置扣1分。 3.近效期药品未做标识扣1分，有过期药品或物品扣5分，使用未记录扣1分，补充不及时扣1分。

(续表)

项目	分值	评价标准及检查方法	检查记录
抢救车/箱管理	20	4.抢救车每月全面检查一次并有记录。 5.采用封条管理时,应注明封存时间及两名核对者签名,班班交接时检查封条的完好性,每月由两名护士对抢救车全面检查一次并有记录,抢救车内药品或物品使用后,及时整理补充封存。 6.护士长每月检查一次抢救车的管理情况并有记录。	4.抢救车每月全面检查一次未有记录扣5分。 5.封条粘贴和标记不符合要求扣0.5分。 6.护士长未按时检查,扣2分。
6S管理	15	组织管理(10分): 1.科室成立"6S管理"小组,小组成员职责明确,并有记录。 2.科室有6S管理规定及实施细则,定期组织学习,各级护理人员知晓相关内容,有学习记录。	1.未建立"6S管理"小组扣1分。 2.没有学习记录,每项扣1分。
		水电管理(5分): 1.禁止医护人员及保洁员在科室清洗私人物品。 2.病区内严禁使用私人电器,如病情需要,应向保卫处备案。 3.病房微波炉定时开放,禁止用于做饭。 4.日间办公区域及病房尽量采用自然光,杜绝"白昼灯"和"长明灯"现象。病房按时熄灯。 5.开启空调执行26℃标准,关闭门窗,房间无人不得开启。 6.水电维修及时,无"跑冒滴漏"现象。	1.在科室清洗私人物品扣1分。 2.违规使用电器,不得分。 3.微波炉未上锁管理,扣3分。 4.有"白昼灯""长明灯"现象扣1分。 5.无人病房内空调开启,且未关门窗,扣1分。 6.水电维修不及时,出现长流水现象,扣2分。

（续表）

项目	分值	评价标准及检查方法	检查记录
冰箱管理	10	1.冰箱不存放非低温保存药品及私人用品。每日至少监测温度一次并有记录，保持温度2~8℃，发现温度异常及时维修。 2.冰箱内整齐洁净，分区明确，布局合理，药品标识清晰、基数正确。	1.冰箱内存放非低温保存物品及私人物品扣5分。 2.冰箱监测记录不符合要求每项扣1分。布局不合理、物品管理混乱，扣1分。
中医护理技术开展	10	1.根据患者病情实施中医护理技术，每项护理技术均有操作规程。 2.有中医传统护理技术实施登记本，内容详细，疗效评价，具体可查。 3.护士能熟练掌握常用的中医护理技术操作（国家下发18项和本科室开展项目），并能熟记相关技术操作的注意事项。	1.中医护理技术无操作规程扣2分。 2.有登记本未记录扣1分，记录项目不全扣1分。内容不详、无疗效评价每项扣1分。 3.抽查1项中医操作，护士不能熟练操作每人扣2分。提问有关技术操作的注意事项、适应证、禁忌证等，不能掌握扣2分，不熟练者每人扣1分。

（三）透析室消毒隔离评价标准

透析室消毒隔离评价标准见表6-26。

表6-26 透析室消毒隔离评价标准

项目	分值	评价标准及检查方法	检查记录
消毒隔离、感染控制监测	40	1.各护理操作严格按照无菌操作原则规程：无菌物品按照灭菌日期摆放，遵循近效期先用原则，定期检查，无过期失效。无菌物品开启时注明开启时间，保存方法符合要求并在有效期内使用。 2.血液透室结构和布局应循环境卫生学和感染控制的原则，做到布局合理、分区明确、标识清楚、功能流程合理，满足工作需要；区域划分应符合医疗机构相关感染控制要求。	现场查看治疗室、换药室、处置室、病室，提问医护人员消毒隔离知识掌握情况。 1.制度、规范，每缺1项扣5分。 2.分区设计不合理扣5分。 3.隔离措施防护不到位，扣5分。 4.无菌物品放置不符合规范和标准扣10分。 5.各种洗手设备及配套设施，每缺1项扣5分。

（续表）

项目	分值	评价标准及检查方法	检查记录
消毒隔离、感染控制监测	40	3. 患者进行血液透析治疗时应当严格限制非工作人员进入透析治疗室/区。 4. 以中心静脉导管或移植物作为血管通路的患者，血管通路的连接和断开均应进行无菌操作技术。 5. 进入患者组织、无菌器官的医疗器械、器具和物品达到灭菌水平。 6. 接触患者完整皮肤、黏膜的医疗器械、器具和物品达到消毒水平。 7. 各种用于注射、穿刺、采血等有创操作的医疗器具一人一用一灭菌。 8. 一次性使用的医疗器械、器具（包括注射器等）不得重复使用。 9. 传染性疾病患者必须隔离治疗，透析机必须固定使用，不得与正常患者交叉使用，同时不同传染病之间的透析机也不得交叉使用，治疗后机器应彻底消毒。 10. 每班次透析结束后，患者使用的床单、被套、枕套等物品应当一人一用一更换。 11. 每次透析结束后，应参照《医疗机构环境表面清洁与消毒管理规范》（WS/T 512—2016）对透析单元内所有的物品表面（如透析机外部、透析床/椅、小桌板等）及地面采用 500 mg/L 的含氯消毒剂或其他有效消毒剂进行擦拭消毒。对有血液、体液及分泌物污染的区域（地面、墙面），立即用 2 000 mg/L 浓度含氯消毒剂的一次性布巾擦拭或者使用可吸附的材料清除血迹后，再用	6. 工作人员洗手方法不正确每人次扣 5 分。 7. 无菌物品存放不符合要求扣 5 分。有过期物品扣 10 分。 8. 一次性无菌医疗用品使用及医疗垃圾分类处理情况违反规定扣 10 分。 9. 工作人员对消毒液使用相关知识回答不全扣 5 分。 10. 查看垃圾分类及交接记录，不符合规定要求每处扣 5 分。 11. 未达到评价标准每项扣 5 分。

（续表）

项目	分值	评价标准及检查方法	检查记录
消毒隔离、感染控制监测	40	500 mg/L 浓度的含氯消毒剂擦拭消毒，并做好消毒工作的记录。血液透析室（中心）环境、物体表面清洁与消毒，应遵循先清洁再消毒的原则根据环境、物体表面及其污染程度选择有效的清洁剂或消毒剂。 12.透析过程中如发生透析器破膜或传感器渗漏，应在透析结束时立即进行透析机消毒，传感器渗漏至根部时应更换透析机内部传感器，经处理后的透析机方可再次使用。 13.感染监测：①每月对透析室空气、物体、机器表面及部分医务人员手抽样进行病原微生物的培养监测，保留原始记录，建立登记表；②患者首次接受血液透析治疗前进行 HCV、HBV、梅毒、HIV 等传染病实验室检查，并建立个人档案，3个月复查，结果均阴性后，以后每6个月至少检查一次；③每年每台透析机应至少进行 1 次透析液的细菌和内毒素检测，每月进行 1 次透析用水和透析液的细菌检测，至少每 3 个月进行 1 次内毒素检测，保留原始记录。	
手卫生及职业安全防护	20	1.手卫生设备和设施配置有效、齐全、使用便捷。 2.严格按照手卫生指证进行洗手和（或）使用速干手消毒剂进行手消毒（两前三后）。 3.严格掌握戴手套和不戴手套的时机。	1.现场查看手卫生落实情况，不符合要求每项扣 5 分。 2.可能接触患者血液、体液时防护不到位，缺少一件扣 1 分。 3.皮肤发生破损时，未戴双层手套扣 2 分。

（续表）

项目	分值	评价标准及检查方法	检查记录
手卫生及职业安全防护	20	4. 手部没有肉眼可见污染时，宜用速干手消毒剂进行手卫生，但戴手套不能代替手卫生，戴手套前和脱手套后应进行手卫生。 5. 按照标准七步洗手法进行手卫生，时间不少于15秒。 6. 可能接触患者的血液、体液时，必须戴手套，操作完毕，脱去手套后立即洗手，必要时进行手消毒。 7. 可能发生血液、体液飞溅到医务人员面部时，医务人员应当戴手套和具有防渗透功能的口罩、防护眼镜。 8. 可能发生血液、体液大面积飞溅或者有可能污染医务人员的身体时，还应当穿戴具有防渗漏功能的隔离衣或围裙。 9. 医务人员手部皮肤发生破损，在进行有可能接触患者血液、体液的诊疗和护理操作时必须戴双层手套。 10. 使用后锐器应当直接放入耐刺、防渗漏的利器盒。	4. 锐器未放入锐器盒，发现一次，扣2分。
透析用水和透析液	30	1. 水处理系统的监测：①砂滤器反复冲洗1次/日；②碳罐自动冲洗2~3次/周，每日透析治疗前，透析用水水处理设备运转至少15分钟后采样，测1次总氯≤0.1 mg/L；③盐罐随时（每天）加盐达到饱和状态，每15天彻底冲洗盐罐一次。每天透析治疗前，放水至少60秒后检测并记录，水硬度应<17.1 mg/L（或<1 GPG）；④反渗机及分配水管路	1. 水处理系统监测未达到标准每项扣1~2分。

（续表）

项目	分值	评价标准及检查方法	检查记录
透析用水和透析液	30	每6个月消毒一次，消毒后由工程师进行残留测试，消毒过程由血液透析室及设备处分别记录在案；⑤透析用水尽可能为直供反渗水，如为贮水罐供水必须为密闭装置。贮水罐和管路应每15天消毒一次，消毒后必须进行残留测试。 2.水质监测：①每月进行透析用水细菌培养，结果≤100 CFU/ml，若细菌总数>150 CFU/ml，应给予干预；②每季度测定透析用水内毒素，结果≤0.25 EU/ml，若内毒素含量>0.125 EU/ml，应给予干预；③每年测定透析用水化学污染物，结果符合《中华人民共和国医药行业标准》。以上化验结果应登记并保留原始记录。 3.透析液质量监测：①每月进行透析液细菌培养，结果≤100 CFU/ml，若细菌总数>150 CFU/ml，应给予干预；②每季度测定透析液内毒素，结果≤0.25 EU/ml，若内毒素含量>0.125 EU/ml，应给予干预。	2.水质监测未达到标准每项扣1~2分。 3.透析液质量监测不符合要求每项扣2~3分。
医疗废物处理	10	1.生活、医疗垃圾分类收集处理。 2.特殊感染的垃圾用双层黄色垃圾袋严密封闭，标识清楚。 3.严格执行医疗垃圾转运交接登记手续。	医疗、生活垃圾处理不正确，标识不清，无登记，1次扣1分。

（四）透析室专项护理管理评价标准

透析室专项护理管理评价标准见表6-27。

表6-27 透析室专项护理管理评价标准

项目	分值	评价标准及检查方法	检查记录
动静脉内瘘管理	10	1.严格掌握内瘘的初次使用时间（术后8~12周），保证内瘘的成熟度。 2.有计划地正确使用内瘘，保证充足的血流量。 3.进行内瘘的穿刺过程中，严格执行无菌操作技术，避免局部感染。 4.有效识别内瘘的异常情况并及时处理。 5.穿刺前评估内瘘的功能情况。	1.对内瘘的初次使用时间不知道扣1分。 2.内瘘穿刺术未严格执行无菌操作扣2分。 3.护士对内瘘的异常情况识别及处理不熟悉扣1~3分。
血液透析留置导管管理	10	1.制订并落实留置导管护理操作规程。 2.引血前进行评估。 3.血液透析留置导管的相关护理操作过程中（开管、封管液的配制、封管、调整导管位置等）严格遵循无菌操作原则，确保操作安全。如为颈内静脉留置导管者建议患者戴口罩，避免咳嗽、扇风等动作。	1.未制订并落实留置导管护理操作规程扣1~2分。 2.血液透析留置导管的相关护理操作过程中未严格遵循无菌操作原则扣2~5分。
确保血液透析机器的安全运行	20	1.护士能熟练掌握血液透析机的性能及操作要领，能独立处理各种机器报警并协助技术员排查各种机器故障情况。 2.有血路管的固定及监护制度。 3.每治疗班次进行血液透析机的清洁与消毒，并在下一班治疗前进行机器的自检。确保机器运作正常后方可连接患者。 4.每月至少清洁透析机器旁路接头一次，保证机器正常有效地运作。 5.透析机监测，检查透析机化学消毒后消毒液残留。	1.护士不能熟练掌握血液透析机性能、报警处理各扣3分。 2.无血路管固定监护制度扣3分。 3.无每班机器消毒记录扣5分。 4.无消毒机器旁路接头记录扣5分。 5.无化学消毒液残留记录扣5分。

（续表）

项目	分值	评价标准及检查方法	检查记录
提高抗凝剂的用药安全	10	1. 护士对透析常用抗凝剂的种类、作用机理与方法熟悉。 2. 正确执行医嘱，合理使用抗凝剂，避免透析器及血管路凝血。 3. 密切观察患者的出血情况，遵医嘱减少或停用抗凝剂。 4. 指导患者观察透析期间自身出血情况，出血情况严重者及时回医院进行处理。	1. 护士对透析常用抗凝剂的种类、作用机理与方法不熟悉扣1~2分。 2. 护士未正确执行医嘱，未及时发现患者出血情况扣1~3分。 3. 患者透析期间对自身出血情况的观察了解不到位扣1~3分。
血液透析中紧急事件的处理能力	20	1. 制订、培训和落实《血液透析应急管理预案》。 2. 透析过程中，密切观察患者的病情，做好各项防范措施，严防患者因躁动等导致脱管或坠床。 3. 准确识别患者身体情况和情绪反应，加强巡视，及时监测血压等生命体征并记录，能预见性地进行有效防范，避免心血管疾病等紧急意外事件的发生。 4. 科室有突发事件应急预案，如火灾、停电、停氧、仪器故障等，针对预案每年有2次以上演练，对存在问题提出整改措施。	1. 无制订、演练、培训《血液透析应急管理预案》扣1~3分。 2. 护士对《血液透析应急管理预案》不熟悉扣1~2分。 3. 患者因躁动不安等原因导致脱管或坠床扣2~3分。 4. 突发事件应急预案与演练不符合要求1项扣5分。
合理使用和培训血液透析专业护士	10	1. 设立新入科护士培训档案、血液净化护士的岗位准入制度，新入科护士必须接受至少3个月的岗前培训，方可独立上岗。 2. 严格遵循《卫生厅护理工作规范》的要求，透析过程中每名护士同时管理的患者数为3~5名。	1. 无透析室新护士准入制度，扣2分。 2. 无专业护士培训计划扣1分，记录少1项扣1分。

（续表）

项目	分值	评价标准及检查方法	检查记录
		3.开展专业护士核心能力培训计划，有专科、三基三严培训计划，全面提高不同层级护士的工作能力并按计划实施，有记录可查。 4.设立护士业务学习档案，并每年定期组织进行理论和操作考核。	3.理论和操作考核缺少1项扣1分。
健康教育	20	1.有符合专业特点的多种形式的健康教育途径方便护士及患者学习。 2.根据患者需求提供个体化指导内容和方式，对指导效果进行评价。 3.指导透析患者内瘘手术前的准备、术后注意事项及内瘘的自我维护。 4.做好患者的中心静脉导管宣教，包括无隧道无涤纶套中心静脉导管、带隧道带涤纶套中心静脉导管。透析间期指导患者及家属学习导管的正确自我护理及发生脱落、出血时的紧急处理方法。 5.根据患者需求提供内瘘、置管、饮食、活动等相关知识，特殊检查治疗、用药的目的及注意事项，患者知晓相关内容。及时了解评估患者心理状态、家庭支持、内瘘功能、置管通畅度等，做好健康宣教。	现场查看专业健康教育资料，查看、访谈患者及家属。 1.未告知患者相关健康教育内容扣2分。 2.未指导患者内瘘术前准备和术后注意事项以及自我维护扣1~2分。 3.未指导患者及家属学习导管的正确自我护理及发生脱落、出血时的紧急处理方法扣1~3分。 4.健康教育资料不符合专业特点扣2分。 5.患者不知晓健康教育相关知识，每项扣2分，患者不满意扣1分。

七、放射科护理质量评价标准

放射科护理质量评价标准见表 6-28。

表 6-28　放射科护理质量评价标准

项目	分值	评价标准及检查方法	检查记录
护理质量与安全	10	1.科室建立护理质量与安全管理小组（科室质控分组与护理部质控组一致），实施护理质量管理工作。 2.各质控小组分工明确，职责清晰，有工作制度及组织架构图。 3.有护理质量检查标准、自查记录，有质量持续改进措施，体现质量可追溯性。 4.各质控小组每月对质控结果进行分析，形成质量分析汇总。 5.有科室分层级培训计划。护士长每月组织护理技能及理论考试各1次，每周组织业务学习1次并有记录。	1.未建立小组不得分；科室质控小组不全，扣2分。 2.无质控小组工作制度及职责扣1分；无组织架构图扣2分；组织架构图不正确扣1分。 3.小组质控不及时扣1分；自查记录不完善、不规范扣1分；自查内容与检查标准不相符扣1分。 4.无质量分析汇总扣1分。
制度和岗位职责	10	1.建立健全各项管理制度、护理常规、操作标准、健康教育等。 2.制订岗位说明书并落实分级护理岗位职责。 3.护理人员知晓本岗位职责要求。	1.制度不健全扣2分，不落实扣2分。 2.岗位职责不熟悉扣2分。 3.提问回答不熟练扣1分。
护士培训	10	1.制订科室年度培训计划。 2.制订年度培训计划内容有依据分析。 3.制订培训内容的时间具体到日，遇到特殊情况可以适当调整。 4.培训内容PPT上传317护系统。 5.培训考核试题上传317护系统。 6.培训内容有纸质版考核成绩单。 7.建立个人培训学习记录本。 8.根据对应层级要求，个人培训学习记录内容与培训内容一致。	1.无年度培训计划不得分。 2.年度培训计划内容无依据分析扣2分。 3.培训计划未具体到日，1次扣1分。 4.培训内容PPT未上传317护系统，一次扣1分。 5.培训考核试题未上传317护系统，一次扣1分。 6.培训内容无纸质版考核成绩单，一次扣1分。

（续表）

项目	分值	评价标准及检查方法	检查记录
		9.根据对应层级要求，提问培训内容能够熟练掌握。 10.科室对护理核心制度进行培训，有培训计划（可体现在业务培训中但不能替代业务培训）。 11.培训资料完善，需有PPT课件（标题页注明讲课时间及主讲人）、签到表（签到表有补签列，当时未参加现场培训可补签）、考核试卷（配标准答案）、考核成绩。考核试卷必须为核心制度培训内容。 12.要求科内所有护士参加培训，参与率为100%。科室人员掌握培训内容，知晓培训重点。	7.无个人培训学习记录本，每人次扣1分。 8.根据对应层级要求，个人培训学习记录内容与培训内容不一致，一次扣1分。 9.根据对应层级要求，提问培训内容，掌握不熟练一次扣1分。 10.根据对应层级要求，提问培训内容，回答不上来一次扣1分。
健康教育	5	1.科室有碘对比剂过敏应急预案。 2.科室有碘对比剂外渗处理措施和相关流程。	现场提问，回答不全每项扣1分。
查对	10	1.医嘱查对：双人核对检查单。 2.治疗室查对：①摆药时依据检查单信息核对药物名称、剂量、浓度、有效期、药品质量；②检查药液质量。 3.配药时查对：依据检查单信息核对药物名称、剂量、浓度、用法、时间，加药后经第二人核对（如单人值班需再次核对），核对后签名。 4.操作前查对：①"反问式"核查，确认患者姓名与检查单信息一致，清醒患者自述姓名，儿童、昏迷患者等，其家属陈述患者姓名；②药品信息核对。 5.操作后再次核对并签名。	1.核对检查单无扣2分。 2.药物无核对扣2分。 3.检查单无双人签名扣2分。 4.操作前查对漏1项扣2分。 5.操作后无签名扣2分。

（续表）

项目	分值	评价标准及检查方法	检查记录
静脉通路管理规范	5	1. 由护士进行静脉通路评估及输液工具选择。 2. 评估患者血管条件。 3. 根据静脉通路评估与选择的原则，进行个体化沟通。 4. 充分告知对比剂过敏和外渗风险，签署患者知情同意书。 5. 按留置针操作规范执行。 6. 检查完毕留观半小时拔除留置针。	1. 未评估血管扣5分。 2. 告知不全扣3分。 3. 未签知情同意书扣5分。 4. 未拔针扣2分。
提高碘对比剂的用药安全	5	1. 护士对常用碘对比剂的种类、作用机理与方法熟悉。 2. 正确合理使用对比剂，使用前预热到37℃，使用前后水化。 3. 密切观察患者用药时的反应，随时调整或停止高压注射。 4. 指导患者检查后对自身情况的观察，至少留观半小时，出现任何异常情况及时进行处理。	1. 护士对碘对比剂的种类、作用机理与方法不熟悉扣3~5分。 2. 护士未加热对比剂、未及时发现患者异常情况扣3~5分。 3. 患者检查期间对水化了解不到位扣3~5分。
药品管理	5	1. 抢救备用药品应摆放于抢救车（箱）内。 2. 每月检查备用药品的有效期，做好记录，近效期药品有明显标识。 3. 备用药要有基数和交接记录。 4. 对药品的取放有明确规定，遵循近效期先用原则。 5. 过期药品由护士长确认后，交药剂科统一销毁，各护理单元不得自行销毁。 6. 护士长定期检查签字。	实地查看治疗室、抢救车内药品管理。提问护士安全用药相关知识。 1. 有关药品效期使用原则、标识及检查记录，不符合要求每项扣5分。 2. 过期药品处理方法不符合要求不得分。 3. 存在过期药品，扣5分。 4. 备用药基数及交接记录不符合要求每项扣2分。

(续表)

项目	分值	评价标准及检查方法	检查记录
抢救车管理	10	1. 抢救车（抢救箱）定点放置，专人/专班管理。 2. 抢救车分区合理，物品、药品分类放置，有示意图。 3. 抢救车内药品、物品取用后及时（2小时内）补充，确保处于备用状态，近效期药品（六个月内）有标识，禁止过期。 4. 抢救车每月全面检查一次并有记录。 5. 采用封条管理时，应注明封存时间及两名核对者签名，班班交接时检查封条的完好性，每月由两名护士对抢救车全面检查一次并有记录，抢救车内药品或物品使用后，及时整理补充封存。 6. 护士长每月检查、签字。	实地检查抢救车、交接和使用记录。 1. 未定点放置扣2分，无专人管理扣5分，无布局图扣2分，无记录扣2分。 2. 封条粘贴和标记不符合要求扣3分。 3. 近效期药品未做标识扣2分，有过期药品或物品该项不得分，药品使用未记录扣2分，补充不及时扣2分。 4. 记录本登记不符合要求扣2分。 5. 核查本核查和登记不规范扣2分。
不良事件管理	10	1. 实行非处罚性护理安全（不良）事件报告制度，护士知晓护理不良事件上报途径及上报流程，有护理人员主动报告的激励机制。 2. 有多种途径便于护理人员报告护理安全（不良）事件。 3. 有护理安全（不良）事件统一报告网络，统一管理。 4. 有护理人员主动报告护理安全（不良）事件的教育和培训。 5. 发生或发现不良事件后，护士应第一时间通知科主任和护士长，配合采取相应处理措施，最大限度地减少对患者的伤害程度，护士按照相关规定进行上报并有记录。出现迟报、漏报或瞒报，经查实应与科室综合目标及绩效考核挂钩。	1. 无不良事件上报制度扣2分；护士对上报不良事件的方法和流程，不知晓扣2分，不正确扣2分；未及时上报本项不得分。 2. 未建立多种上报途径扣2分。 3. 无护理安全不良事件统一报告网络、未统一管理，扣1分。 4. 无培训记录扣3分。 5. 未及时上报不良事件不得分。

(续表)

项目	分值	评价标准及检查方法	检查记录
		6.护理安全（不良）事件有成因分析和讨论。	6.没有事件分析及讨论扣3分。
消毒隔离	30	1.有消毒隔离制度与相关规范要求。 2.清洁区、污染区分区合理、明确。 3.实施标准预防，根据疾病传播途径采取相应隔离措施。 4.手卫生设备和设施配置有效、齐全、使用便捷。有手卫生相关要求(手清洁、手消毒、外科洗手操作规程等)的宣教、图示。 5.护士严格执行手卫生规范，洗手方法正确。 6.无菌物品按照灭菌日期摆放，遵循近效期先用原则，定期检查，无过期失效。 7.无菌物品开启时注明开启时间，保存方法符合要求并在有效期内使用。 8.一次性无菌医疗用品不得重复使用，用后按医疗垃圾分类处理。 9.可重复使用的医疗用品定期更换，用后消毒灭菌，微生物检测符合要求。 10.工作人员掌握消毒液的浓度、配制方法与使用方法。按要求监测消毒液浓度。 11.生活、医疗垃圾分类收集处理。特殊感染的垃圾用双层黄色垃圾袋鹅颈结式包扎严密封闭，标识清楚，严格执行转运交接登记。	现场查看治疗室、换药室、病室，提问医护人员消毒隔离知识掌握情况。 1.制度、规范每缺1项扣2分。 2.分区设计不合理（非硬件设施导致）扣2分。 3.隔离措施防护不到位，扣2分。 4.工作人员洗手方法不正确每人次扣5分。 5.无菌物品存放不符合要求扣2分。有过期物品扣5分。 6.一次性无菌医疗用品使用及医疗垃圾分类处理情况违反规定扣2分。 7.工作人员对消毒液使用相关知识回答不全扣2分。 8.查看垃圾分类及交接记录，不符合规定要求每处扣2分。

（续表）

项目	分值	评价标准及检查方法	检查记录
确保高压注射器机器的安全运作	5	1. 护士能熟练掌握高压注射器的性能及操作要领，能独立处理各种机器报警并协助技术员排查各种机器故障情况。 2. 每治疗班次进行高压注射器的清洁与消毒，并在下一班治疗前进行机器的自检。确保机器运作正常。 3. 每天至少温水清洁高压注射器一次，保证机器正常有效地运作。	1. 机器无检修保养记录各扣3分。 2. 护士未熟练掌握高压注射器性能、报警处理各扣3分。 3. 无清洁和消毒记录扣3分。
护理物品仪器设备管理	5	1. 护理所有仪器设备有操作流程标牌，护理人员均能掌握，熟练应用。 2. 物品及仪器设备用后及时清洁、消毒，物归原处。 3. 护理人员了解科室物品及仪器设备的保养方法，定期检查、保养，保证性能良好，处于应急备用状态。 4. 护士长定期检查签字。	现场查看仪器设备，抽查仪器设备性能。抽考护理人员仪器设备操作。 1. 物品、仪器、设备未处于备用状态每处扣2分。 2. 仪器、设备未按照规范标识、保养、检查每项扣2分。 3. 抽考护士对仪器、设备的操作，1人次不合格扣2分。

第六节 专科小组护理质量评价标准

一、静脉治疗护理质量评价标准

静脉治疗护理质量评价标准见表6-29。

表6-29 静脉治疗护理质量评价标准

项目	分值	评价标准	存在问题及扣分细则
制度落实	5	有静脉导管安全管理制度、操作标准。	无静脉导管安全管理制度、操作标准扣1分。
		有制度、标准及规范的培训、考核记录。	1. 无培训扣0.5分。 2. 无考核记录扣0.5。

（续表）

项目	分值	评价标准	存在问题及扣分细则
制度落实	5	有静脉治疗及导管相关并发症应急措施。	无静脉治疗及导管相关并发症应急措施扣1分。
		护士知晓静脉治疗及导管相关并发症应急措施。	不知晓静脉治疗及导管相关并发症应急措施扣1分。
		制度、标准及规范有效落实，定期分析，进行持续质量改进。	无定期分析及持续质量改进扣1分。
静脉血管通路评估与选择	15	静脉通路评估：责任护士与医生共同评估患者治疗方案、疗程，药物性质，血管条件，禁忌证，患者导管维护条件，置管意愿及经济条件等。	1. 未评估患者治疗方案、输液疗程、药物性质扣2分。 2. 未评估患者血管条件扣1分。 3. 未与医生共同评估患者禁忌证扣1分。 4. 未评估患者导管维护条件、置管意愿扣1分。
		1. 静脉通路选择原则：根据《静脉治疗护理技术操作标准》（WS/T 433—2023）要求，在满足患者治疗需求的情况下，宜选择管径细管腔少的导管。 2. 钢针可用于单次给药，腐蚀性药物、刺激性药物不应使用一次性静脉输液钢针。 3. 静脉留置针宜用于短期静脉输液治疗，不宜持续静脉输注具有刺激性或发疱性的药物。 4. PICC、CVC、输液港可用于任何性质的药物输注，不应用于高压注射泵注射造影剂（耐高压导管除外）。	1. 使用钢针多次给药、输注腐蚀刺激性药物扣2分。 2. 静脉留置针持续静脉输注刺激性的药物扣2分。 3. 中心静脉导管选择使用不规范扣2分。 4. 置管患者及家属未签知情同意书扣2分。 5. 经外周静脉输注高危药物无风险告知签字扣2分。 6. 经外周静脉输注高危药物无保护措施扣2分。 7. 因血管通路选择不当致患者出现不良反应扣2分。

（续表）

项目	分值	评价标准	存在问题及扣分细则
环境、人员、药物配置要求	10	药物配置环境布局合理，符合规范。	1. 治疗室环境不洁扣1分。 2. 医疗垃圾未及时处理扣1分。
		肠外营养宜由经过培训的医务人员在层流室或超净台内进行配制。	配制环境不符合要求扣1分。
		抗肿瘤药物配制区域应为相对独立空间，宜在Ⅱ级或Ⅲ级垂直层流生物安全柜内配制，配制抗肿瘤药物应符合规范要求。	配制环境不符合要求扣1分。
		护士知晓抗肿瘤药物外溢的处理流程，抗肿瘤药物污染物品应丢弃在有毒性药物标识的容器中。	1. 护士不知晓处理流程扣0.5分。 2. 医疗垃圾处理不规范扣0.5分。
		导管使用、维护与拔除应由经过培训的医务人员完成。	中心静脉导管维护者未经过培训扣1分。
		护士配制药物时应执行无菌操作，严格手卫生。	护士未执行无菌操作扣1分。
		药物配制后执行双签字，覆盖瓶口贴，时间符合要求。	1. 未双签字扣1分。 2. 加药后未覆盖瓶口贴扣1分。
		根据药物种类，选择合适的输液器，输注药物符合配伍要求，输注顺序合理。	1. 输液器选择不合理、违反配伍禁忌扣0.5分。 2. 输注顺序不合理扣0.5分。
操作规范	50	严格执行血管通路操作技术规程。	1. 未严格执行无菌技术扣2分。 2. 操作技术不规范扣2分。
		血管通路使用过程中及时观察记录。	1. 输液过程中未主动巡视扣2分。 2. 未及时、有效观察液体输注情况扣1分。 3. 未及时、有效观察、处理相关不良反应扣1分。

（续表）

项目	分值	评价标准	存在问题及扣分细则
操作规范	50	导管维护时机：PICC、CVC导管应至少7天维护1次，输液港在治疗间歇期应至少每4周维护1次，连接输液港时应使用专用的无损伤针穿刺，持续输液时无损伤针应每7天更换1次；敷料选择恰当，更换时机正确，无菌透明敷料应至少每7天更换1次，无菌纱布敷料应至少每2天更换1次；穿刺部位发生渗液、渗血时应及时更换敷料；穿刺部位的敷料发生松动、污染等完整性受损时应立即更换。	1. 敷料选择不合适扣1分。 2. 预冲液使用不规范扣1分。 3. 给药前后未使用生理盐水脉冲式冲洗导管扣1分。 4. 输注药物前未回抽血，确定导管在管腔内，扣1分。 5. 使用输液港时无损伤针未及时更换扣2分。 6. 无菌纱布敷料未及时更换扣2分。 7. 穿刺部位渗血、渗液时未及时更换扣2分。 8. 敷料松动、污染、完整性受损时未立即更换扣2分。
		更换输液接头及冲封管：输液接头一周更换一次；正确使用酒精棉片进行消毒。使用至少为导管容积加附加装置容积2倍的冲管液量进行脉冲式冲管，用1.2倍以上的封管液正压封管。输液港用100 U/ml 肝素盐水，PICC、CVC及留置针可用10 U/ml 肝素盐水进行封管（应单针单剂使用）。	1. 更换输液接头违反无菌原则扣2分。 2. 安尔碘消毒或酒精棉片使用不规范扣2分。 3. 脉冲式冲管方法不正确扣2分。 4. 正压封管方法不正确扣2分。 5. 未使用单针单剂冲封管液，多人共用扣2分。
		去除贴膜方法正确。	1. 未采用0°或180°去除旧敷料扣1分。 2. 未用拇指轻压穿刺点扣1分。 3. 去除敷料时导管脱出扣2分。

（续表）

项目	分值	评价标准	存在问题及扣分细则
操作规范	50	导管固定方法正确。	1. 贴膜张力放置扣1分。 2. 未塑形或塑形不规范扣1分。 3. 导管未"U"或"C"形固定扣2分。 4. 未高举平台法固定扣2分。 5. 导管压迫穿刺血管扣1分。 6. 穿刺点被覆盖扣1分。 7. 留置针接头未高于导管尖端扣1分。 8. Y型接口未朝外扣1分。
		导管拔除：外周静脉留置针宜72~96小时拔除；PICC留置时间不宜超过1年或参照说明书；静脉导管拔除后应检查导管的完整性，PICC、CVC还应保持穿刺点密闭24小时。	1. 导管使用时未及时评估，尽早拔除扣1分。 2. 导管留置超过使用时间限制扣2分。 3. PICC、CVC拔除后未保持穿刺点密闭24小时扣2分。 4. 导管拔除后未检查导管完整性扣1分。
		护理文书：及时、准确、规范记录相关护理文书、病程。	1. 护理文书记录不及时、不规范扣1分。 2. 实际参数与护理记录、病程不符扣1分。
健康宣教	10	科室备有患者及家属可获取的健康教育资料。	无静脉治疗相关健康宣教材料扣1分。
		护士熟悉患者药物治疗及导管使用情况，为患者实施个体化健康教育。	1. 护士不知晓患者药物治疗及导管使用情况扣1分。 2. 护士对药物治疗及导管使用情况掌握不全扣1分。
		护士对带管出院患者进行相关出院指导并发放健康教育手册。	1. 未对带管出院患者宣教扣1分。 2. 对带管出院患者宣教内容不全扣1分。 3. 未发放宣教手册扣1分。

（续表）

项目	分值	评价标准	存在问题及扣分细则
健康宣教	10	患者或陪人知晓输注药物的名称、作用及不良反应。	1. 患者或陪人不知晓静脉输注药物的名称、作用及不良反应扣1分。 2. 患者或陪人对于静脉输注药物的作用及不良反应掌握不全扣1分。
		患者或陪人知晓留置管道的注意事项。	患者或陪人不知晓留置管道的注意事项扣1分。
		患者或陪护者遵从并执行健康教育内容。	患者或陪人对健康宣教内容依从性差扣1分。
持续质量改进	10	科室有静疗质控员，知晓并履行质量与安全管理职责。	1. 无静疗质控员扣1分。 2. 有质控员，但未履职扣1分。
		科室成员知晓科室静脉输液治疗质量监测的主要指标（住院患者2级及以上静脉炎发生率，患儿外周静脉输液药物渗出发生率）及质量问题和改进情况。	1. 不知晓静脉治疗质量监测的指标扣1分。 2. 不知晓静脉治疗质量问题和改进情况扣1分。
		每月按要求完成质控，每季度进行相关原因统计与分析。	1. 每月质控次数不达标、不及时扣1分。 2. 每季度原因统计与分析不完整扣1分。
		对各类导管、输液治疗相关并发症发生情况有分析及改进。	1. 对相关并发症发生情况无分析扣1分。 2. 对相关并发症发生情况无改进扣1分。
		制订切实可行的改进措施，建立科室标准化操作流程，突出全过程管理。	1. 改进措施无效扣1分。 2. 未建立科室标准化操作流程或应急预案扣1分。

二、VTE 护理质量评价标准

VTE 护理质量评价标准见表 6-30。

表 6-30　VTE 护理质量评价标准

项目	分值	评价标准及检查方法	检查记录
评估工具及方法	15	1. 知晓 VTE 评估工具。 2. 掌握 VTE 风险分级。 3. 掌握评分方法，回答全面。 4. 现场查看评估结果正确。	现场评估及访谈护士 2 名 1. 评估工具不清楚扣 2 分。 2. 风险分级不准确扣 2 分。 3. 评估方法回答不全扣 1 分。 4. 评估结果不准确扣 2 分。
评估时机频次	10	1. 入院 2 小时内、术后 6 小时内完成 VTE 评估并记录。 2. 遇抢救等情况可延长至入院 6 小时内完成。 3. 患者有特殊情况和病情发生变化时随时评估。 4. 极低危、低危患者每周评估一次。 5. 中危、高危患者每 3 天评估一次。	现场查看评估单。 1. 评估时机不准确扣 1 分。 2. 发生病情变化时未及时评估扣 1 分。 3. 评估频次不准确扣 1 分。
标识	10	1. 高危患者床头悬挂警示牌。 2. 高危患者病历贴高危标识。 3. 发生静脉血栓肢体禁止佩戴输液、抽血、测血压标识带。	1. 未悬挂警示标识扣 1 分。 2. 病历未贴标识扣 1 分。 3. 发生血栓者未佩戴标识带扣 2 分。
预防措施	30	1. 掌握 VTE 症状体征、辅助检查。 2. 掌握 VTE 基本预防措施。 3. 掌握 VTE 健康宣教。 4. 踝泵运动示范正确。 5. 掌握 VTE 物理预防措施，操作流程熟练。 6. 掌握 VTE 药物预防措施，药物不良反应观察到位。 7. 预防 VTE 措施落实到位。 8. 严格执行交接班。 9. VTE 高危患者悬挂床尾知情同意书，家属确认签字。	现场进行预防措施评估，检查护士预防措施掌握及落实情况。 1.VTE 相关知识掌握不熟练扣 2 分。 2. 基本预防措施回答不全扣 1 分。 3. 健康宣教不到位扣 1 分。 4. 踝泵运动落实不到位扣 1 分。 5. 物理预防措施未掌握扣 1 分。 6. 护士不知晓药物不良反应扣 1 分。 7. 预防措施落实未到位扣 1 分。 8. 交接班不严格扣 2 分。 9. 家属未签署知情同意书扣 2 分。

(续表)

项目	分值	评价标准及检查方法	检查记录
健康宣教落实	20	1. 患者及家属知晓预防血栓意义。 2. 患者及家属知晓 VTE 预防措施及出血等不良反应症状。 3. 患者或家属知晓主动、被动活动方法，踝泵运动。	现场询问患者及家属 5 名。 1. 患者及家属不知晓预防血栓意义扣 1 分。 2. 患者及家属不知晓 VTE 的预防措施扣 1 分。 3. 患者及家属不知晓 VTE 相关知识扣 1 分。
制度落实	15	1. 科室有 VTE 防范管理制度。 2. 科室有 VTE 诊疗与护理规范。 3. 科室成立 VTE 质量控制小组，职责明确。 4. 每月对患者进行及时规范查检。 5. 科室内有 VTE 宣教材料。 6. 科室对 VTE 有理论和操作培训记录，每季度一次。 7. 科室对发生的院内 VTE 进行个案分析，有整改措施和记录。 8. VTE 发生后有上报流程，发生院内 VTE 应及时处理并填写上报表上报护理部。 9. 科室有 VTE 随访制度并建立随访档案。	查看相关资料 1. 缺少防范管理制度扣 1 分。 2. 缺少诊疗与护理规范扣 1 分。 3. 科室缺少质控小组扣 1 分。 4. 查检不及时不规范扣 2 分。 5. 缺少宣教材料扣 1 分。 6. 缺少培训及记录扣 1 分。 7. 院内发生的 VTE 缺少个案分析及整改措施扣 2 分。 8. 护士不知晓上报流程扣 1 分。 9. 无随访制度扣 1 分。 10. 无随访记录及随访不及时扣 2 分。

三、压力性损伤护理质量评价标准

压力性损伤护理质量评价标准见表 6-31。

表 6-31 压力性损伤护理质量评价标准

项目	分值	评价标准及检查方法	检查记录
评估	12	1. 患者入院、手术前后、转入时，护士及时评估压力性损伤风险（8 小时内完成）。	现场评估及访谈护士。 1. 未及时评估、评估内容不完善每项扣 0.5 分。

(续表)

项目	分值	评价标准及检查方法	检查记录
评估	12	2.能正确应用Braden评分,掌握评分内容。 3.护士知晓压力性损伤分期(《压力性损伤临床防治国际指南2019》),能正确评估患者的皮肤情况,及时发现高危患者,做好预防。 4.患者有特殊情况和病情发生变化时随时对高危患者进行压疮风险评估,并根据病情变化进行动态评估,高度风险患者每48小时评估记录1次,中度风险每周评估记录2次,轻度风险患者每周评估记录1次,患者病情发生变化,随时评估记录。 5.压力性损伤评估准确(部位、大小、分期、潜行及伤口情况)。	2.不能准确应用Braden评分,扣0.5分。 3.不知晓压力性损伤分期扣0.5分,未及时发现高危患者扣0.5分。 4.患者有病情变化未及时准确评估扣0.5分。 5.评估位置、大小、分期、潜行及伤口情况不准确每项扣0.5分。
患者安全管理	36	1.高危患者悬挂"预防压力性损伤"警示标识。 2.准确评估,描述医院外、内发生的压力性损伤;记录及时、正确、规范,与实际情况相符合。 3.Braden评分≤12分难免压力性损伤,24小时内上报难免压力性损伤表。 4.院外带入的压力性损伤,24小时内完成上报。 5.院内发生的压力性损伤,填写压力性损伤上报表,做好记录。 6.发生压力性损伤者对患者及家属进行告知和教育。 7.患者及家属掌握宣教内容。	现场进行安全管理评估。 1.未悬挂警示标识扣0.5分。 2.未准确评估、描述、记录各扣0.5分。 3.Braden评分≤12分时,未上报或上报不及时扣0.5分。 4.院外带入压力性损伤未及时上报扣0.5分。 5.院内发生的压力性损伤未上报或未记录,各扣0.5分。 6.未告知患者及家属扣0.5分。 7.患者及家属未掌握宣教内容各扣0.5分。

（续表）

项目	分值	评价标准及检查方法	检查记录
预防措施	40	1. 制订护理计划，落实护理措施。 2. 护理措施可行、正确、到位。 3. 患者卧位正确，定时翻身或转换支撑点。 4. 病床单位及患者衣裤清洁、平整、干燥、无皱褶。 5. 正确使用防护用具。 6. 患者皮肤清洁，护理得当。 7. 有营养支持的指导措施及记录。 8. 正确选择及使用压力性损伤敷料，换药方式正确。 9. 给予减压器具（如枕头、足垫等），极度消瘦、严重水肿、高位截瘫、全身多处压力性损伤患者应用气垫床。 10. 半卧位患者，体位舒适、不下滑，有局部有效减压措施。 11. 执行符合病情的翻身计划，并维持有效的减压状态。 12. 约束患者的受约束处皮肤有保护性措施。 13. 避免各类管道的压迫。 14. 大小便失禁患者有处理措施并记录，处理无效或严重失禁相关性皮炎患者请专科护士会诊。 15. 严格做好交接班。 16. 熟知压力性损伤风险评估与报告制度及应急预案。 17. 患者家属知晓压力性损伤的风险与程度。 18. 患者家属知晓压力性损伤的防范要点（翻身、减压、敷料、营养、防潮湿等）。	现场进行预防措施评估，随机抽查医护人员压力性损伤风险评估与报告制度及应急预案。 1. 未制订护理计划、未落实护理措施各扣0.5分。 2. 护理措施不可行扣0.5分。 3. 患者卧位不正确扣1分，未定时翻身或转换支撑点扣0.5分。 4. 床单元及患者衣裤不清洁各扣0.5分。 5. 防护用具使用不正确扣0.5分。 6. 患者皮肤不清洁、护理不得当扣0.5分。 7. 缺少营养支持的指导措施及记录各扣0.5分。 8. 未正确使用敷料扣1分。 9. 未正确使用减压器具扣1分。 10. 患者体位不舒适扣0.5分，无局部减压措施扣0.5分。 11. 缺乏翻身计划扣1分。 12. 约束患者受约束处缺少保护扣0.5分。 13. 管路压迫未妥善处理扣1分。 14. 大小便失禁患者无处理措施扣0.5分，严重失禁相关性皮炎患者或处理无效时未请会诊各扣1分。 15. 交接班不严格扣2分。 16. 不清楚压力性损伤风险评估报告制度及应急预案者扣1分。 17. 患者家属不知晓风险程度扣0.5分。

（续表）

项目	分值	评价标准及检查方法	检查记录
预防措施	40	19. 病区压力性损伤小组联络员、护士长定期检查护理措施是否落实到位，加以指导。 20. 遇疑难病例及时请压力性损伤小组会诊，指导护理。	18. 患者家属不知晓防范要点扣0.5分。 19. 护士长未定期检查指导扣0.5分。 20. 疑难病例未请专科小组会诊扣0.5分。
科室档案及质量改进	12	1. 有压力性损伤风险评估与报告制度、处理流程，护士知晓压力性损伤上报流程。 2. 有压力性损伤诊疗与护理规范。 3. 科室成立压力性损伤质量控制小组，有职责，分工明确，科室一级质控具有连续性。 4. 伤口处理有连续性记录。 5. 科室对压力性损伤有理论和操作培训记录，每季度一次；护士掌握压力性损伤技术操作规范。 6. 科室对发生的院内压力性损伤进行个案分析，有整改措施和记录。	检查相关资料。 1. 缺少风险评估与报告制度扣0.5分，抽查2名护理人员，不知晓上报流程扣0.5分。 2. 缺少诊疗与护理规范各扣0.5分。 3. 科室缺少质控小组扣0.5分，无职责，分工不明确各扣0.5分，科室一级质控缺少连续性扣0.5分。 4. 伤口处理缺乏连续性记录扣1分。 5. 培训记录不全扣0.5分，抽查2名护理人员，未掌握理论及操作各扣0.5分。 6. 院内发生的压力性损伤缺少个案分析及整改措施扣0.5分。

四、疼痛护理质量评价标准

疼痛护理质量评价标准见表6-32。

表6-32 疼痛护理质量评价标准

项目	分值	评价标准及检查方法	检查记录
评估工具及方法	15	1. 知晓疼痛评估工具。 2. 掌握疼痛分级。 3. 掌握评分方法。 4. 评估结果准确。	现场评估及访谈护士。 1. 评估工具不清楚扣2分。 2. 疼痛分级回答不准确扣1分。 3. 评估方法回答不全扣1分。 4. 评估结果不准确扣2分。

（续表）

项目	分值	评价标准及检查方法	检查记录
评估时机频次	15	1. 入院2小时内完成疼痛评估并记录。 2. 患者出现疼痛变化随时动态评估。 3. 轻度疼痛每日评估1次。 4. 中度疼痛每日评估2次。 5. 重度疼痛每班评估1次。 6. 皮下或肌肉注射用药30分钟，静脉给药15分钟，口服给药1小时，贴剂4小时后（或遵说明书）进行评估，遵循"评估—干预—再评估"的动态过程。止痛泵每日评估1次。	现场查看评估单。 1. 评估时机不准确扣1分。 2. 疼痛评估单有漏项扣1分。 3. 发生病情变化时未及时评估扣1分。 4. 评估频次不准确扣1分。
记录	10	1. 护程记录真实、可靠、连续、规范，有动态病情观察，体现对疼痛的评估和处理。 2. 中重度疼痛记录在疼痛记录单上，记录及时准确。	现场查看护程和疼痛记录单。 1. 护程记录不规范扣1分。 2. 疼痛记录单记录不及时、不全扣1分。
标识	10	疼痛患者一览表使用疼痛标示牌。	未放置疼痛标识扣1分。
健康宣教落实	15	1. 患者及家属了解疼痛评估的意义。 2. 患者及家属了解止痛药的使用方法。 3. 患者或家属了解止痛药使用后的不良反应及注意事项。	现场询问患者及家属。 1. 患者及家属不了解预防疼痛评估意义扣1分。 2. 患者及家属不了解止痛药的使用方法扣1分。 3. 患者及家属不了解止痛药使用后的不良反应及注意事项扣1分。
护理措施	20	1. 掌握三阶梯止痛原则。 2. 掌握疼痛健康宣教。 3. 掌握疼痛的非药物疗法。 4. 掌握疼痛评估流程，操作流程熟练。 5. 掌握止痛药物不良反应观察到位。	现场检查护士掌握及落实情况。 1. 三阶梯止痛原则掌握不熟练扣1分。 2. 疼痛健康宣教回答不全扣1分。 3. 疼痛的非药物疗法掌握不熟练扣1分。 4. 止痛药物不良反应未掌握扣1分。

（续表）

项目	分值	评价标准及检查方法	检查记录
随访	5	1. 科室建立疼痛随访机制。 2. 为患者建立档案，进行健康教育及出院指导。 3. 开展电话随访并记录。 4. 有患者随访满意度调查。	查看相关资料。 1. 未建立疼痛出院随访扣2分机制。 2. 随访记录不全扣1分。 3. 无满意度扣1分。
制度落实	10	1. 科室有疼痛防范管理制度。 2. 科室有疼痛诊疗与护理规范。 3. 科室有疼痛质控员，职责明确，每周至少一次自查记录。 4. 科室内有疼痛宣教材料。 5. 科室有疼痛培训并有记录，每季度一次。	查看相关资料。 1. 缺少防范管理制度扣1分。 2. 缺少诊疗与护理规范扣1分。 3. 科室缺少职责和自查记录各扣1分。 4. 缺少宣教材料扣1分。 5. 缺少培训及课件扣1分。

五、护理应急能力评价标准

护理应急能力评价标准见表6-33。

表6-33 护理应急能力评价标准

项目	分值	评价标准及检查方法	检查记录
急救仪器的使用	8	抢救车： 1. 熟悉抢救车药品、物品放置位置。 2. 急求药品物品完好备用。 3. 抢救车上锁，干净整洁。	抽查4件物品、4种药品取用，1样未取到扣1分。
	15	除颤仪： 1. 能识别除颤仪各功能键。 2. 能独立完成仪器测试。 3. 能演示除颤步骤。 4. 定期充电、维护有记录。	1. 1个功能键不能说出扣1分。 2. 少1个测试步骤扣1分。 3. 少1个除颤步骤扣1分，未清场扣2分。 4. 显示未充电状态、无维护记录扣1分。
	10	简易呼吸器： 1. 球囊部件完整，加压面罩可用状态。 2. 熟练安装。	1. 球囊部件少1件扣1分，未在功能状态扣1分。 2. 安装错误扣1分。

（续表）

项目	分值	评价标准及检查方法	检查记录
急救仪器的使用	10	3.演示各阀门功能检测步骤。 4.能演示加压面罩充气调节。 5.能说出单纯呼吸复苏的频率，每6秒一次，10次/分，每次挤出球囊的潮气量约500~600 ml。	3.少1个各阀门功能检测步骤扣1分。 4.加压面罩充气调节错误扣1分。 5.使用方法及频率不符合要求每项扣1分。
	6	口咽通气道： 1.说出使用指征（仅限于没有咳嗽和呕吐反射昏迷患者）。 2.熟练进行长度选择(口角到耳垂)。 3.能演示置入方法（使用压舌板将舌向前推开，口咽通气道弓背向下插入或弓背向上插入口中，当通气管的顶端触及硬腭的后方时将管子旋转180°后置入或用直接置入法）。	1.指征错误扣1分。 2.长度选择错误扣1分。 3.演示方法错误扣1分。
	6	微泵： 1.熟练调节所需数据。 2.定期充电、维护有记录。	1.不能熟练调出所需数据扣1分。 2.显示未充电状态、无维护记录扣1分。
	10	负压吸引器： 1.墙式负压吸引器安装熟练。 2.能说出脚踏式负压吸引器各键功能。 3.熟练掌握墙式负压吸引器的检测及压力调试；熟练掌握脚踏式负压吸引器的检测及压力调试。	1.安装不符合要求扣1分。 2.不能说出脚踏式负压吸引器各键功能扣1分。 3.负压检测及压力调试错误每项扣1分。
	25	床边监护仪： 1.心电监护 （1）熟练正确选择导联粘贴电极片的部位，左臂电极（左锁骨中线锁骨下或左上肢连接躯干的部位）、右臂电极（右锁骨中线锁骨下或右上肢连接躯干的部位）、左腿电极(左锁骨中线第六、七肋间或左髋部)。	1.心电监护 抽查1名护士，采用实物操作与提问结合的方式。 （1）选择导联粘贴电极片的部位错误扣1分，不熟练扣0.5分。

（续表）

项目	分值	评价标准及检查方法	检查记录
急救仪器的使用	25	（2）熟练正确选择合适的导联，最常用的是Ⅱ导联。 （3）熟练正确调整波形振幅。 （4）熟练正确调整波形的清晰度。 （5）熟练正确选择波速，心电监护波形走速为25 mm/s。 （6）熟练正确调节音量。 （7）能熟练掌握脉率来源，电极片导出数值或指脉氧饱和度导出数值2处。 2. 指脉氧饱和度监测 （1）熟练正确选择合适的测量部位，最常用食指，选用甲床条件好的手指，根据选用探头不同，可以选择耳垂、鼻尖等部位。 （2）熟练正确放置探头，红外线光源对准指甲，指套松紧适宜。 （3）知晓观察波形的注意事项，波幅很小，说明读数可信度很低。 （4）知晓每小时更换监测部位。 3. 无创血压监测 （1）熟练正确放置血压袖带，按照要求对好标记（标记对准肱动脉搏动处），把袖带绑在肘关节上2~3 cm处，松紧度以能容纳1指为宜。 （2）熟练正确选择测量模式，手动（MANNUAL）、自动（AUTO）和快速测定（STAT）。 （3）测量血压的肢体与患者心脏置于同一水平位。 （4）知晓测压不可靠或时间延长的几种情况：患者移动、发抖或者痉挛；	（2）选择导联错误扣1分，不熟练扣0.5分。 （3）调整波形振幅错误扣1分，不熟练扣0.5分。 （4）调整波形的清晰度错误扣1分，不熟练扣0.5分。 （5）选择波速错误扣1分，不熟练扣0.5分。 （6）音量调节错误扣1分，不熟练扣0.5分。 （7）脉率来源不知晓扣1分，不能快速准确指出脉率显示的数值（2处）扣1分。 2. 指脉氧饱和度监测 抽查1名护士，采用实物操作与提问结合的方式。 （1）选择测量部位错误扣1分，不熟练扣0.5分。 （2）放置探头错误扣1分，不熟练扣0.5分。 （3）不知晓观察波形注意事项扣1分。 （4）不知晓每小时更换监测部位扣1分。 3. 无创血压监测 抽查1名护士，采用实物操作与提问结合的方式。 （1）放置血压袖带位置错误扣1分，不熟练扣0.5分。 （2）选择测量模式错误扣1分，不熟练扣0.5分。 （3）测量血压的肢体与患者心脏未置于同一水平位扣1分。

（续表）

项目	分值	评价标准及检查方法	检查记录
急救仪器的使用	25	心律失常，极快或极慢的心率；血压迅速变化；严重休克或者体温过低；肥胖或水肿。 4. 设置报警范围 （1）熟练正确进行心率报警设置，正常值根据患者的实际心率上下30%作为上下限，同时下限不得低于40次/分，上限不得高于140次/分。 （2）熟练正确进行血压报警设置，血压根据医嘱要求或按照标准血压设置。 （3）熟练正确进行指氧饱和度报警设置，不低于94%（除外COPD、ARDS及一般肺部感染的患者）。 （4）熟练正确进行呼吸频率报警设置，上限不高于30次/分，下限不低于8次/分。 （5）熟练正确进行音量报警设置，根据科室制度，建议白班≥7，夜班≥3。 （6）熟练正确调出监护仪趋势回顾（趋势图、趋势表、报警事件回顾）。 （7）抽查科室使用监护仪，报警处于开放状态。 5. 患者/家属教育的落实 （1）患者或家属知晓电极片可能会导致皮肤过敏，如有发痒发红，须告知医护人员。 （2）患者或家属知晓不要随意取下监测导线，以免造成监测中断。 （3）患者或家属知晓不要在监护仪附近使用手机或充电。 （4）患者或家属知晓不要在监护仪上放置物品，不能打湿仪器。	（4）不知晓测压不可靠或时间延长的几种情况扣1分。 4. 设置报警范围 抽查1名护士，采用实物操作与提问结合的方式。床边查看2名患者床边监护仪，设置报警范围、监护仪数据回顾。 （1）心率报警设置错误扣1分，不熟练扣0.5分。 （2）血压报警设置错误扣1分，不熟练扣0.5分。 （3）指氧饱和度报警设置错误扣1分，不熟练扣0.5分。 （4）呼吸频率报警设置错误扣1分，不熟练扣0.5分。 （5）音量报警设置错误扣1分，不熟练扣0.5分。 （6）调出监护仪趋势回顾错误扣1分，不熟练扣0.5分。 （7）抽查科室在使用的监护仪，报警未处于开放状态扣1分。 5. 患者/家属教育的落实 床边查看1名患者或家属教育落实情况。 （1）患者或家属不知晓电极片可能会导致皮肤过敏，扣1分。 （2）患者或家属不知晓不要随意取下监测导线，扣1分。 （3）患者或家属不知晓不要在监护仪附近使用手机或充电扣1分。 （4）患者或家属不知晓不要在监护仪上放置物品、不能打湿仪器，扣1分。

(续表)

项目	分值	评价标准及检查方法	检查记录
病情与知识点	10	病情相关： 1. 对所管患者病情变化有预见性，能说出可能发生的并发症。 2. 能说出并发症的处理原则及先后顺序。	1. 不能说出患者病情可能发生的并发症扣1分。 2. 不能说出并发症的处理原则及先后顺序扣1分。
	10	通用知识： 1. 说出抢救车内四种药物的作用、单支剂量及使用的注意事项。 2. 能识别致命的心律失常（心室颤动、无脉性室性心动过速、心搏骤停、无脉性心电活动）。 3. 能识别常见的心律（窦性心律、房性期前收缩、心房扑动、心房颤动、室性心动过速等）。 4. 能说出专科应急预案（选一个）。 5. 演示心肺复苏术。	1. 1种药物错误扣1分。 2. 1个致命心律错误扣1分。 3. 1个常见心律错误扣1分。 4. 1个专科应急预案错误扣1分。 5. 1个CPR演示步骤错误扣0.5分。

六、营养规范化治疗护理评价标准

营养规范化治疗护理评价标准见表6-34。

表6-34 营养规范化治疗护理评价标准

项目	分值	评价标准及检查方法	检查记录
营养风险评估	12	1. 患者入院24小时内进行营养风险筛查。 2. 营养风险筛查工具与专科疾病相符（如NRS2002、Nutric评分等）。 3. 无营养风险患者每周评估一次。 4. 有营养风险患者请营养科会诊。 5. 评估结果准确。 6. 体温单上每周准确记录体重。	至少查看1名患者，并给予指导。 1. 患者入院24小时内未进行营养风险筛查扣2分。 2. 营养风险筛查工具与专科疾病不相符扣2分。 3. 无营养风险患者未每周评估一次扣2分。 4. 有营养风险患者未记录扣2分。 5. 评估结果不准确扣2分。 6. 体温单上未每周准确记录体重扣2分。

（续表）

项目		分值	评价标准及检查方法	检查记录
肠内营养	营养制剂储存	12	1. 肠内营养液专区存放。 2. 肠内营养液放置区域标识醒目。 3. 未开封的营养液避光、密闭、室温保存。 4. 营养液开启后注明开启日期、时间。 5. 营养液开启后在 2~8℃冰箱内冷藏。 6. 营养液开启后，瓶装的 8 小时内用完、袋装的 24 小时内用完。	现场查看是否符合要求。 1. 肠内营养液未专区存放扣 2 分。 2. 肠内营养液放置区域标识不醒目扣 2 分。 3. 未开封的营养液未避光、密闭、室温保存扣 2 分。 4. 营养液开启后未注明开启日期、时间扣 2 分。 5. 营养液开启后未在 2~8℃冰箱冷藏扣 2 分。 6. 营养液开启后未瓶装 8 小时内用完、袋装 24 小时内用完扣 2 分。
	肠内营养评估	12	1. 患者符合肠内营养适应证。 2. 误吸高风险患者建议采用幽门后喂养。 3. 每次行肠内营养前，确定管路位置。 4. 每班评估营养液的输注速度、浓度、量等是否与病情相符。 5. 带人工气道患者行肠内营养时，每班评估有无返流、误吸。 6. 带人工气道患者气囊压力为 25~30 cm H_2O，每 4 小时监测一次气囊压力。	现场访谈 1 名护士。 1. 患者不符合肠内营养适应证扣 2 分。 2. 误吸高风险患者喂养方式不合理扣 2 分。 3. 每次行肠内营养前，未确定管路位置扣 2 分。 4. 每班评估营养液的输注速度、浓度、量等与病情不相符扣 2 分。 5. 带人工气道患者行肠内营养时，每班未评估有无返流、误吸，扣 2 分。 6. 带人工气道患者气囊压力调节不准确、监测频次不准确，扣 2 分。
	输注方式	8	1. 根据患者病情及营养需求选择合适的输注方式。 2. 连续滴注时，应使用专用的输注管道及肠内营养输注泵。 3. 连续滴注时，速度从 20 ml/h 开始，不超过 125 ml/h。 4. 分次注入时，每次不宜超过 200 ml，每天 6~8 次。	现场访谈 1 名护士。 1. 输注方式不符合患者病情及营养需求扣 2 分。 2. 连续滴注时，未使用专用的输注管道及肠内营养输注泵扣 5 分。 3. 连续滴注时，速度调节不合适扣 2 分。 4. 分次注入时，每次输注量不合适、每天输注频次不合适扣 2 分。

（续表）

项目		分值	评价标准及检查方法	检查记录
肠内营养	卧位	6	1. 喂养过程中，如无禁忌证，床头抬高30°~45°。 2. 管饲结束后保持半卧位30~60分钟。 3. 喂养过程中尽量避免吸痰、叩背等容易引起误吸的操作。	现场查看是否符合要求。 1. 喂养过程中，如无禁忌证，床头抬高角度不合适扣2分。 2. 管饲结束后保持半卧位时间不合适扣2分。 3. 喂养过程中进行容易引起误吸的操作扣2分。
	操作流程	4	1. 科室开展营养规范化治疗相关培训，有记录。 2. 按照标准化肠内营养流程进行操作。	现场查看是否符合要求。 1. 科室未开展营养规范化治疗相关培训、未有记录扣2分。 2. 未按照标准化肠内营养流程进行操作扣2分。
	管道维护及评估	8	1. 肠内营养过程中，至少每4小时脉冲式冲管一次。 2. 每次中断输注或管饲给药前后用20~30 ml温水冲管道。 3. 每班评估管道位置、是否通畅、固定是否规范等。 4. 长期带管患者定期更换。	现场查看是否符合要求。 1. 肠内营养连续输注过程中，未每4小时脉冲式冲管一次扣2分。 2. 每次中断输注或管饲给药前后未用20~30 ml温水冲管道扣2分。 3. 每班未评估管道位置、是否通畅、固定是否规范等扣2分。 4. 长期带管患者未定期更换扣2分。
	口服营养液	6	1. 口服肠内营养制剂适用于患者病情。 2. 患者知晓营养制剂的使用方法及注意事项。 3. 患者知晓营养制剂使用过程中的常见并发症。	访谈1名患者。 1. 口服肠内营养制剂不适用于患者病情扣2分。 2. 患者不知晓营养制剂的使用方法及注意事项扣2分。 3. 患者不知晓营养制剂使用过程中的常见并发症扣2分。
护士掌握相关知识		14	1. 知晓患者体重变化。 2. 知晓肠内营养的适应证及禁忌证。	现场访谈1名护士。 1. 不知晓患者体重变化扣2分。 2. 不知晓肠内营养的适应证及禁忌证扣2分。

（续表）

项目	分值	评价标准及检查方法	检查记录
护士掌握相关知识	14	3. 知晓所负责患者肠内营养制剂的选择。 4. 知晓所负责患者营养需求量并评价能量供给是否达标。 5. 知晓肠内营养常见并发症及预防措施。 6. 知晓肠内营养不耐受评估方法、表现及处理措施。 7. 知晓肠外营养适应证、常见并发症及预防处理措施。	3. 不知晓所负责患者肠内营养制剂的选择扣2分。 4. 不知晓所负责患者营养需求量、未评价能量供给是否达标扣2分。 5. 不知晓肠内营养常见并发症及预防措施扣2分。 6. 不知晓肠内营养不耐受评估方法、表现及处理措施扣2分。 7. 不知晓肠外营养适应证、常见并发症及预防处理措施扣2分。
肠外营养	8	1. 严格执行无菌操作，全胃肠外营养配置环境合理。 2. 选择合适的肠外营养输注途径。 3. 肠外营养输注前，评估导管回血及通畅情况。 4. 肠外营养输注速度适宜、配置规范、在有效期内使用。	现场查看是否符合要求。 1. 未严格执行无菌操作、全胃肠外营养配置环境不合理扣2分。 2. 未选择合适的肠外营养输注途径扣2分。 3. 肠外营养输注前，未评估导管回血及通畅情况扣2分。 4. 肠外营养输注速度不适宜、配置不规范、未在有效期内使用扣2分。
并发症的处理	6	1. 出现并发症应及时向医生汇报并处理。 2. 护士及时记录并发症及处理过程。	查看护理记录。 1. 出现并发症未及时向医生汇报并处理扣3分。 2. 护士未及时记录并发症及处理过程扣3分。
健康教育	4	1. 科室有营养健康教育资料：文件册、宣传页或宣传视频。 2. 开展住院患者疾病营养指导、膳食应用指导及出院营养指导。	查阅科室有无记录。 1. 科室没有营养健康教育资料扣2分。 2 未开展住院患者疾病营养指导、膳食应用指导及出院营养指导扣2分。

七、文化建设护理评价标准

文化建设护理评价标准见表6-35。

表6-35 文化建设护理评价标准

项目	分值	评价标准及检查方法	检查记录
仪表规范	5	1.护士形象良好,微笑服务,淡妆上岗、自然大方;严禁门诊、病房等公共场所当众化妆。 2.指甲干净,严禁涂有色指甲油、美甲或留长指甲。 3.可佩戴项链,但不外露出护士服;可佩戴耳钉,但不得有夸张、卡通元素,不得佩戴耳环、耳线等晃动耳饰,不得佩戴戒指、手镯、手链等饰品。 4.护士对患者及来宾要做到5米有注目,3米有微笑,1米有问候。 5.口罩按照院感要求佩戴,严禁露出口鼻,污染的口罩及时更换。 6.佩戴眼镜者,镜片干净明亮,镜框以深色为主,严禁贴有各种装饰。 7.不得在病房(包括走廊、护士站、医生办等)大声呼叫及大声喧哗。	1.护士面无表情、态度生硬、未做到微笑服务,扣2分;对患者及来宾未做到问候,扣2分。 2.护士未戴口罩扣5分;未按照院感要求佩戴,露出口鼻者扣2分。 3.涂有色指甲油或留长指甲扣2分;佩戴项链外露,佩戴有夸张、卡通元素的耳钉,佩戴耳环、耳线等晃动耳饰,佩戴戒指、手镯等饰品,扣2分;镜框贴有装饰扣2分。 4.在门诊、病房等公共场所当众化妆扣2分。 5.在病房(包括走廊、护士站、医生办等)大声呼叫及大声喧哗扣2分。
	5	1.护士服装庄重得体、整洁大方合体,衣扣完整,整齐扣好,服装(衣领、袖口等)干净无污渍。 2.不得披衣、敞怀、挽袖、卷裤腿。 3.护士不得穿护士服去餐厅就餐、出医院大门。	1.护士服不合体扣2分;衣扣不完整扣2分;衣领、袖口等有污渍扣2分。 2.如有披衣、敞怀、挽袖、卷裤腿者,1例扣2分。 3.在职工餐厅发现1例着护士服就餐者,扣5分。 4.着护士服出医院大门扣5分。
	3	1.着工作服时应按规定佩戴颜色、标示统一的胸卡。胸卡应佩戴在工作服左胸明显位置,正面向外,不得涂改和遮挡,不能反戴或插在衣兜里。胸牌表面保持干净,不可粘	1.着护士工作服时,未按规定佩戴颜色、标示统一的胸卡扣2分;胸卡上贴任何装饰品扣2分。

（续表）

项目	分值	评价标准及检查方法	检查记录
仪表规范		贴任何装饰品。胸卡如有遗失或损坏，应立即补办或维修。 2. 护士服口袋内可放1支签字笔、PDA、带保护壳胶布、记录小本，最多4样物品，不放任何杂物，严禁放手机。不得放各种无菌物品如棉棒、头皮针、无保护壳胶布、药品等。 3. 每年5月1日全院护士统一更换夏季护士服，10月1日统一更换冬季护士服。 4. 短款羽绒服为外出服。按照院感要求，严禁着短款羽绒服进行临床各项护理操作，以免造成交叉感染。	2. 发现护士带手机上班，一人扣3分。 3. 护士服口袋内除4样规定物品外，多放杂物的扣2分，放无菌物品、无保护壳胶布扣2分。 4. 未按5月1日统一更换夏季护士服、10月1日统一更换冬季护士服者扣2分。 5. 着短款羽绒服进行临床各项护理操作，扣2分。
	3	1. 护士鞋着医院统一发放的白色鞋，严禁洞洞鞋等。 2. 袜子统一为白色或肤色袜子，严禁黑色和颜色鲜艳的各色袜子。 3. 裤子长度合适，不露脚踝、不拖地。	1. 护士鞋不是医院统一发放的白色鞋扣2分。 2. 穿颜色鲜艳、黑色的袜子扣2分。 3. 裤子露脚踝、拖地扣1分。
	2	1. 耳边头发一律梳理到耳后，使发不垂肩，刘海不过眉。 2. 对碎发、蓬松发用夹子做好规整，夹子为统一黑色细夹，严禁五颜六色、夸张、卡通式样。头发颜色严禁绿、灰等个性色；同病区护士佩戴统一的蓝色发网。 3. 男护士必须戴蓝色无纺布帽子，头发不可漏出帽边。	1. 耳边露碎头发、垂肩、刘海过眉扣2分。 2. 头发上戴五颜六色、夸张、卡通式样发卡扣2分。 3. 头发颜色不合规，如绿、灰等个性色扣2分。 4. 同病区护士未佩戴统一的蓝色发网扣2分。 5. 男护士未戴蓝色无纺布帽子或头发漏出帽边扣2分。
	2	保洁员仪表规范：服装整洁、干净、无污垢，文明用语，微笑服务，服从护士长管理，不与患者争执。	1项不符合要求扣2分。

（续表）

项目	分值	评价标准及检查方法	检查记录
行为规范	3	站姿要求：头正颈直、两眼平视、下颌微收、收腹挺胸，两肩自然下垂、两腿直立、身心上提。	站姿不符合要求，形象不雅，耸肩驼背者扣2分。
	3	行姿要求：行走时双眼平视前方，收腹挺胸，两臂自然摆动，双脚在一条直线上行走，步态轻稳，弹足有力。两人同行擦肩而过应保持10 cm距离，防止相互碰撞。	行姿不符合要求，形象不雅，勾肩搭背者扣2分。
	3	坐姿要求：入座时身体背向座位，距座位边缘约半步，一脚轻轻后撤，感知座位的距离、腰背挺直微前倾，落座时坐满座位的2/3左右，坐稳后轻轻调整坐姿。	坐姿不符合要求，形象不雅，跷腿坐、两人同坐一个椅子等扣2分。
	3	进出病房要求：进入病房时，用手轻轻敲门，听到答允或无应答静等2秒后，推门进入。走出病房时，缓慢关闭病房门，做到开门轻、关门轻。	1. 进入病房时，未轻敲门，扣2分。 2. 走出病房时，未缓慢关闭病房门，未做到开门轻、关门轻扣2分。
	3	推治疗车要求：推车时双手扶住车缘把手两侧，躯干略向前倾，进病房时先停车，用手轻轻开门，再把车推至患者床前。	1. 姿势不符合要求每项扣2分。 2. 出现车撞门行为扣2分。 3. 推车过响扣2分。
	2	端盘姿势要求：取自然站立姿势，双肘托住盘底边缘1/3处，拇指与食指夹持盘体，其他3指自然分开托住盘底，肘关节成90°，使盘边距躯体3~5 cm，要保持盘的平稳。	1. 姿势不符合要求每项扣2分。 2. 治疗操作时，未端治疗盘、把治疗盘放在床上或患者身上，扣2分。

（续表）

项目	分值	评价标准及检查方法	检查记录
语言规范	3	迎或送患者用语要求：尊重患者，患者入院或在护士站咨询病情时，护士要起立，热情接待，给患者及家属必要的解说和帮助。出院时要送到病区门口，用送别语与患者道别，如：请按时服药，请定期到门诊复查，祝您早日康复，再见等；注意对不同患者使用适宜的称呼。	1. 不尊重患者，在患者入院或在护士站咨询病情时，护士不起立热情接待者扣2分。 2. 直呼患者床号扣2分。
	15	1. 接听电话、呼叫铃用语要求：电话铃、呼叫铃响三声之内，不管什么班次必须接起电话。不得以不是自己班次就置之不理，任铃声长响。 2. 接电话要求首先介绍："您好，这里是XX科室，我是护士XX，请问您找谁？" "您好，这里是XX科室，我是护士XX，对不起，YY不在，请问有什么事需要我转告吗？" 使用普通话，语音清晰，语气亲切友善，语速平稳。挂上电话前，一定要询问对方："您好，还有没有其他的事情？" 确定清楚后再说"好的，再见"，待对方挂机后，再轻巧地挂上话机。 3. 接呼叫铃要求首先询问"你好老师/大爷/阿姨等，请问是需要换瓶吗？" 或夜间询问"你好老师/大爷/阿姨等，请问需要什么帮助吗？"严禁直呼床号，态度生硬问话，如"喂，X床，怎么啦？"。 4. 不得在护士站使用呼叫铃告知患者与病情相关或涉及患者隐私的所有问题。	1. 电话铃、呼叫铃响超过三声，护士站护士置之不理，任铃声长响扣2分。 2. 接电话未首先介绍"你好，这里是XX科室，我是护士XX，请问您找谁？"者扣2分。 3. 接呼叫铃未首先询问"你好老师/大爷/阿姨等，请问是需要换瓶吗？" 或夜间询问"你好老师/大爷/阿姨等，请问需要什么帮助吗？" 直呼床号，态度生硬问话，如"喂，X床，怎么啦？"，扣2分。 4. 在护士站使用呼叫铃告知患者与病情相关或涉及患者隐私的所有问题，或通知患者抽血等事宜扣2分。

（续表）

项目	分值	评价标准及检查方法	检查记录
语言规范	15	5. 坚持首接负责制，及时解决患者及家属提出的问题，解决不了可以寻求护士长帮助，不得以"不知道""找大夫去"推诿。 6. 以人为本，注意保护患者的隐私；不在公共环境讨论患者病情。	5. 未坚持首接负责制，以"不知道""找大夫去"推诿扣2分。 6. 在病区、电梯、门诊等交谈患者隐私者，扣2分。
体现"五个主动、六个一句、十个一点"服务理念	5	工作中护理人员充分体现"五个主动、六个一句、十个一点"服务理念，主动帮助、关爱患者。 1."五个主动"即主动关心、帮助、体贴患者；主动耐心安慰患者；主动热情接诊；主动巡视病房；主动相送出院患者。 2."六个一句"即入院时多介绍一句；操作时多说明一句；晨间护理时多问候一句；手术前多解释一句；手术后多安慰一句；出院时多关照一句。 3."十个一点"即微笑多一点；仪表美一点；语言甜一点；观察细一点；操作稳一点；爱心多一点；照顾全一点；要求严一点；效率高一点；服务诚一点。	1. 未做到"五个主动"，每项扣0.5分。 2. 未做到"六个一句"，每项扣0.5分。 3. 未做到"十个一点"，每项扣0.5分。
科室培训及质量改进	10	1. 科室成立文化建设护理质量控制小组，架构合理，分工明确，运转正常，并且每个月均有质控记录及相关改进措施，字迹清晰，叙述清楚无简化。 2. 科室内组织对全科护士的人文护理，有培训记录，每季度一次。护士掌握人文护理培训内容。	查看相关资料。 1. 科室缺少质控小组扣2分。 2. 每个月均有质控记录及相关改进措施，缺项扣2分，与质控评价标准不符扣2分，字迹不清晰、叙述不清楚、有简化，扣2分。 3. 人文护理培训没有记录、无签到或签到人数不足扣2分。

（续表）

项目	分值	评价标准及检查方法	检查记录
科室培训及质量改进	10	3. 每位护士要掌握人文护理服务规范，包括仪表规范、行为规范、语言规范，以及里面包含的内容。 4. 护士长带领科室护士积极开展人文护理服务，每季度有新措施，有具体举措可查看，每位护士应知晓本科室所开展人文护理服务具体内容。 5. 全面推广科室专科特色中医养生茶，每天冲泡，注明养生茶饮介绍。	4. 提问1~2名护士近期人文护理培训内容，回答不全扣2分。 5. 提问1~2名护士人文护理服务规范以及里面包含的内容，回答不全扣2分。 6. 每个科室少于2项人文举措，或无具体举措、无法查看的，少1项扣5分。 7. 提问1~2名护士本科室所开展的人文护理服务具体内容，不知晓扣5分，知晓少1项扣3分。 8. 中医养生茶缺少介绍扣3分，未做到每天冲泡扣2分。
6+2S检查办公区域	8	1. 办公室物品实行定置管理。 2. 文件资料摆放合理、存储有序。 3. 文件盒（夹）标识规范。 4. 办公区储物室（间）、档案室、复印室和资料室内物品实行定置管理。	1. 办公室物品未定置管理，扣2分。 2. 文件资料未摆放合理、存储有序，扣2分。 3. 文件盒（夹）标识不规范，扣2分。 4. 办公区储物室（间）、档案室、复印室和资料室内物品未实行定置管理，扣2分。
6+2S检查病区公共区域	8	1. 环境清洁卫生。 2. 垃圾分类收集，及时清理。 3. 管路和管线规范、清洁。 4. 储物室（间）环境整洁，物品合理分类，标识清楚，摆放有序，温湿度控制措施有效落实。	1. 未做到环境清洁卫生，扣2分。 2. 垃圾未分类收集，未及时清理，扣2分。 3. 管路和管线未规范管理，扣2分。 4. 储物室（间）环境未做到整洁，物品合理分类，标识清楚，摆放有序，温湿度控制措施有效落实，扣2分。

（续表）

项目	分值	评价标准及检查方法	检查记录
6+2S 检查节约	5	1. 科室有节约管理制度或方案。 2. 现场有节约的行为表现。 3. 各辖区内有相关节约宣传标识或知识资料。	1. 人长时间离开关闭电脑，违者扣1分。 2. 屋空关闭空调、照明灯，违者扣1分。 3. 开空调要关闭门窗（正常通风例外）违者扣1分。 4. 辖区内无浪费水现象，违者扣1分。 5. 无浪费卫生耗材现象，违者扣1分。 6. 无浪费办公耗材现象，违者扣1分。 7. 无浪费"气"（氧气、氮气、压缩气体等）的现象，违者扣1分。 8. 无相关资料扣1分。
6+2S 检查安全	9	1. 建立健全科室质量与安全管理体系，落实责任制。 2. 卫生符合院感标准。 3. 有岗位安全生产操作规程，保障自身安全。 4. 有严格的危化品管理。	1. 无质量与安全小组扣1分。 2. 各项管理规章制度未得到有效落实，无管理痕迹，记录不全，扣1分。 3. 医疗垃圾及生活垃圾处理不符合要求每处扣1分。 4. 医疗垃圾交接记录、现场消毒记录不符合要求每处扣1分。 5. 工作人员防护措施不符合规范要求每处扣1分。 6. 医疗化学废物处理不符合要求每处扣1分。 7. 储物间（室）严禁存放危化品，1处不符合要求扣5分。